シミュレイション内科

血液疾患を探る

編著

別所 正美
埼玉医科大学 教授

金倉 譲
大阪大学大学院 教授

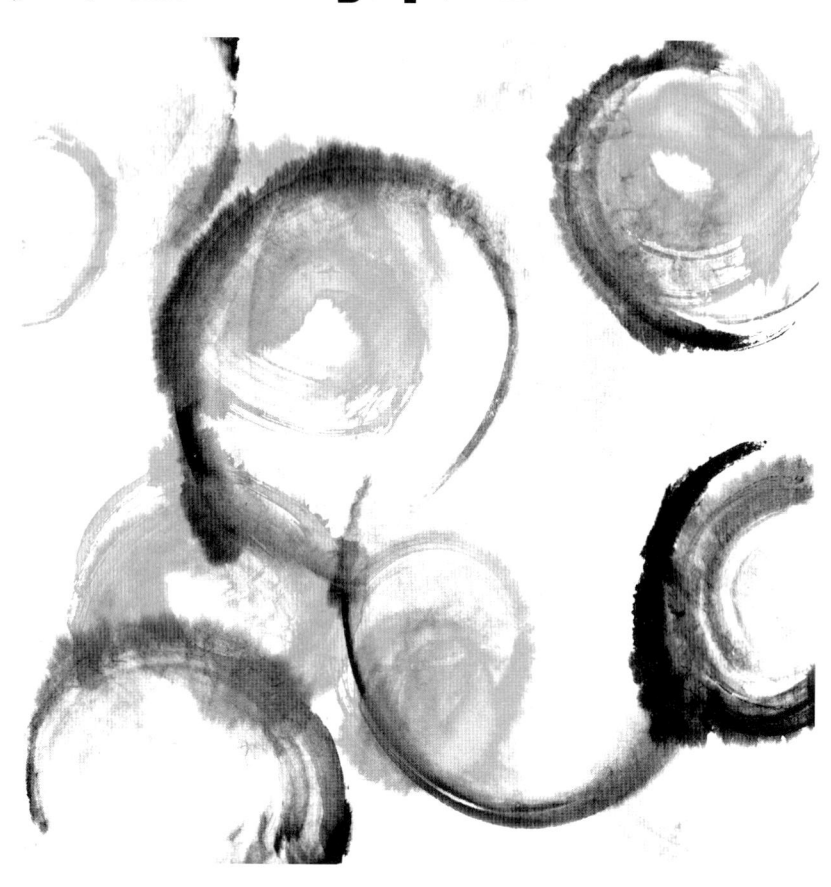

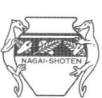
永井書店

●執筆者一覧●

《編　集》

別所　正美	埼玉医科大学第一内科学教室　教授	
金倉　　譲	大阪大学大学院医学系研究科血液・腫瘍内科学研究部　教授	

《執筆者》（執筆順）

松村　　到	大阪大学大学院医学系研究科血液・腫瘍内科学研究部　講師
金倉　　譲	大阪大学大学院医学系研究科血液・腫瘍内科学研究部　教授
別所　正美	埼玉医科大学第一内科学教室　教授
高松　純樹	名古屋大学医学部附属病院輸血部　教授
大野　竜三	愛知県がんセンター　病院長
岡本真一郎	慶應義塾大学医学部血液内科　助教授
長藤　宏司	九州大学大学院医学研究院病態修復内科学（第一内科）
原田　実根	九州大学大学院医学研究院病態修復内科学（第一内科）　教授
溝口　秀昭	東京女子医科大学血液内科学教室　教授
松田　　晃	埼玉医科大学第一内科学教室　助教授
脇本　直樹	埼玉医科大学第一内科学教室
中尾　眞二	金沢大学大学院医学系研究科細胞移植学（第三内科）　教授
待井　隆志	那智勝浦町立温泉病院　院長
木崎　昌弘	慶應義塾大学医学部内科学教室　講師
直江　知樹	名古屋大学医学部臨床感染統御学教室　教授
堀田　知光	東海大学医学部血液腫瘍リウマチ内科学教室　教授
菅原　浩之	大阪大学大学院医学系研究科血液・腫瘍内科学研究部
森　　　清	順天堂大学医学部血液内科学教室
押味　和夫	順天堂大学医学部血液内科学教室　教授
河野　道生	山口大学大学院医学研究科・生体シグナル解析医学講座　教授
福島　卓也	長崎大学医学部原研内科学教室
朝長万左男	長崎大学医学部原研内科学教室　教授
八木　秀男	奈良県立医科大学第二内科学教室
藤村　吉博	奈良県立医科大学輸血部　教授
松本　雅則	奈良県立医科大学輸血部
田中　一郎	奈良県立医科大学小児科学教室　講師
吉岡　　章	奈良県立医科大学小児科学教室　教授
河　　敬世	大阪府立母子保健総合医療センター小児科

序　文

　内科学のなかでも血液学は近年，急速な進歩を遂げた分野である．細胞の増殖・分化・死などの細胞現象も，血液細胞をモデルとした研究によりその機構の解明が進み，他の領域にも大きなインパクトを与えてきた．また，血液学は，造血因子に代表されるように基礎研究がいち早く臨床応用されている分野であり，診断や治療に関しても常に新しい知識を習得するとともに，たえずそのブラッシュアップが求められる．しかし，日々の診療に携わる内科医がすべての領域に精通することは容易でない．

　本書は，血液疾患に関する総論と疾患編の2部構成であるが，特に，患者の訴えや症状から病態を把握し，検査をオーダーし，その結果からどのように病期を診断し，治療していくかについての解説に力点が置かれている．日常診療で"なぜ？"と思うことについて，症例に関する問題を考えることにより容易に血液疾患の鑑別診断，病因，ならびに最新の治療法を学ぶことが可能である．さらに，レベルアップをめざす人のためには専門的な最新の考え方も紹介されており，内科認定医（あるいは専門医）や血液専門医試験に合格するのに必要十分な知識を習得することができる．

　また，本書は，医師が患者に病気を説明する際に必要となる種々の知識（治療の必要性，有効性，目安，病気の予後，インフォームドコンセントなど）についても分かりやすく記載されている．

　本書は血液学の大筋を基礎から臨床まで手軽に把握できるとともに，総合内科医，研修医や血液専門医をめざす医師が短期間で臨床の現場を体験できるように企画されている．多くの内科医が本書を読んでいただき，今後の医療の現場で血液疾患の診断・治療に役立てていただくことを期待している．

2002年11月

別　所　正　美
金　倉　　　譲

目　次

総　論

1　造血のしくみ　3
松村　到／金倉　譲

- はじめに　3
- 造血細胞の発生　3
- 多能性造血幹細胞とは　4
- 造血細胞の増殖・分化・成熟と造血因子　5
- 赤血球系細胞の産生機構　5
- 白血球系細胞の産生機構　6
- 巨核系細胞の産生機構　7
- さいごに　8

2　血液細胞および凝固・線溶系の動態と機能　9
松村　到／金倉　譲

- 赤血球の動態と機能　9
- 白血球の動態と機能　10
  1. 好中球の機能　10
  2. 好酸球の機能　10
  3. 好塩基球の機能　10
  4. 単球の機能　11
  5. リンパ球の機能　11
- 血小板の動態と機能および凝固・線溶系　11

3　貧血の鑑別法　15
別所　正美

- はじめに　15
- 貧血の診断―どのような症状や身体所見から貧血を疑うか　15
  1. 黄疸　16
  2. 舌炎　16
  3. 出血傾向　16
  4. 脾腫　16
- 貧血の鑑別診断の進め方　16
  1. 小球性貧血の鑑別診断　17
  2. 大球性貧血の鑑別診断　17
  3. 正球性貧血の鑑別診断　18
- おわりに　18

4　輸血製剤の種類・適応・副作用　20
高松　純樹

- はじめに　20
- 血液製剤療法の原則　20
- 輸血用血液製剤の種類と適応　20
  1. 赤血球製剤　20
  2. 血小板製剤の適応　22
  3. 新鮮凍結血漿製剤の適応　23
  4. 血漿分画製剤　27

5　造血器腫瘍の薬物療法と支持療法　33
大野　竜三

- 薬物療法の理念　33
  1. 完全寛解導入療法　33
  2. 寛解後療法　33
  3. 多剤併用療法　33
- 造血器腫瘍に使用されるおもな薬物療法剤　33
  1. 代謝拮抗剤　33
  2. 抗がん抗生物質　34
  3. アルキル化剤　34
  4. 植物アルカロイド　35
  5. ステロイドホルモン剤　35
  6. その他の抗白血病剤　35
- 造血器腫瘍の薬物療法　35
  1. 急性骨髄性白血病（AML）の薬物療法　35
  2. 急性リンパ性白血病（ALL）の薬物療法　35
  3. 急性前骨髄球性白血病（APL）の分化誘導療法　36
  4. 慢性骨髄性白血病（CML）の薬物療法　36
  5. 悪性リンパ腫の薬物療法　36
  6. 多発性骨髄腫の薬物療法　36
- 支持療法　37

6　骨髄バンクの現状　38
岡本真一郎

- はじめに　38
- 骨髄バンクとは　38
- 骨髄バンクの現状　39
  1. ドナー登録　39
  2. 移植件数　40
- 骨髄バンクの国際協力　41
- 非血縁者ドナーからの同種末梢血幹細胞採取　41
- 臍帯血バンクとの連携　42
- おわりに　43

7　造血幹細胞移植の原理と実際　44
長藤　宏司／原田　実根

- はじめに　44
- 同種BMT　44
  1. 原理　44
  2. 移植片拒絶　44
  3. 移植片対宿主病　45
  4. 同種BMTの実際　45
  5. 適応　45
  6. 移植成績　46
- 自家BMT　46
  1. 移植前治療　46
  2. 適応とその実際　46
  3. 成績　46
- 自己PBSCT　47
- 同種PBSCT　47
- 臍帯血幹細胞移植　47
- 骨髄非破壊的前治療による同種造血幹細胞移植術　48
- 各種造血幹細胞移植術の比較　48

8 血液疾患におけるインフォームドコンセント 50	3. がん告知の前提	52
溝口 秀昭	4. 告知の3段階	52
はじめに 50	臨床治験とIC	53
がんの告知 51	遺伝子検査，遺伝子解析研究とIC	53
1. 個人的な経験 51	おわりに	53
2. がん告知がさらに進められた状況の変化 51		

疾患編

1 原疾患を究明せよ！ 57	レベルアップをめざす方へ	69
松田 晃		
【問題編】 57	**3 正常の赤血球寿命を知っていますか？ 70**	
症例呈示 57	脇本 直樹	
設 問 57	【問題編】	70
【解説編】 58	症例呈示	70
小球性貧血について 58	設 問	70
鑑別診断のための重要ポイント 58	【解説編】	71
1. 鉄の代謝 58	鑑別診断のための重要ポイント	71
2. 鉄の吸収に影響を及ぼす因子 58	1. 赤血球寿命と溶血	71
鉄欠乏性貧血について 59	2. 免疫性溶血性貧血の分類	71
1. 疾患概念 59	自己免疫性溶血性貧血について	72
2. 病 因 59	1. 疾患概念	72
3. 症 候 59	2. 病 因	72
4. 診 断 59	3. 症 候	73
5. 治 療 59	4. 診 断	73
6. 予 後 60	5. 治 療	73
7. 患者指導について 60	6. 予 後	73
慢性炎症による貧血 60	7. 寒冷凝集素症と発作性寒冷血色素尿症	73
鉄芽球性貧血 60	8. Evans症候群	73
サラセミア 61	9. 患者の生活指導	74
無トランスフェリン血症 61	問題の解説および解答	74
問題の解説および解答 61	レベルアップをめざす方へ	74
レベルアップをめざす方へ 62		
	4 無形成発作って何？ 75	
2 本当に悪性？ 64	脇本 直樹	
松田 晃	【問題編】	75
【問題編】 64	症例呈示	75
症例呈示 64	設 問	76
設 問 65	【解説編】	76
【解説編】 65	溶血性貧血について	76
大球性貧血について 65	鑑別診断のための重要ポイント	76
鑑別診断のための重要ポイント 65	1. 先天性溶血性貧血と赤血球形態	76
1. 巨赤芽球性貧血について 65	2. 先天性溶血性貧血の分類	76
2. ビタミンB_{12}の吸収 65	遺伝性球状赤血球症について	76
3. 葉酸の吸収 66	1. 疾患概念	76
悪性貧血について 67	2. 病 因	78
1. 疾患概念 67	3. 症 候	79
2. 病 因 67	4. 診 断	79
3. 症 候 67	5. 治 療	79
4. 診 断 67	6. 予 後	79
5. 治 療 67	7. 溶血発作と無形成発作	79
6. 予 後 68	8. 患者の生活指導	79
7. 患者指導について 68	問題の解説および解答	79
赤白血病 68	レベルアップをめざす方へ	80
骨髄異形成症候群 68		
問題の解説および解答 68		
悪性貧血の歴史 69		

5　エリスロポエチンの恩恵　81
別所　正美

【問題編】　81
症例呈示　81
設　問　81
【解説編】　82
二次性貧血について　82
　1. 疾患概念　82
　2. 鑑別診断のための重要なポイント　82
腎性貧血について　82
　1. 疾患概念　82
　2. 腎性貧血の成因と病態　82
　3. 腎性貧血の診断　82
　4. 腎性貧血の治療　83
問題の解説および解答　84
レベルアップをめざす方へ　84

6　移植は必要ですか？　86
中尾　真二

【問題編】　86
症例呈示　86
設　問　86
【解説編】　87
汎血球減少について　87
　1. 鑑別診断のための重要ポイント　87
　2. 骨髄の細胞密度の評価　87
　3. 細胞形態による低形成性骨髄の鑑別診断　87
　4. 生化学検査とフローサイトメトリー　88
　5. 境界領域の骨髄不全　88
再生不良性貧血について　88
　1. 疾患概念　88
　2. 病　因　88
　3. 症　候　88
　4. 診　断　89
　5. 治　療　89
　6. 予　後　90
問題の解説および解答　90
レベルアップをめざす方へ　90

7　血液疾患？免疫疾患？　92
中尾　真二

【問題編】　92
症例呈示　92
設　問　93
【解説編】　93
骨髄中の赤芽球の増加を伴わない貧血について　93
　鑑別診断のための重要ポイント　93
赤芽球癆について　94
　1. 疾患概念　94
　2. 病　因　94
　3. 症　候　94
　4. 検査成績　94
　5. 診　断　94
　6. 治　療　95
　7. 予　後　95
問題の解説および解答　95
レベルアップをめざす方へ　95

8　補体の功罪　96
待井　隆志

【問題編】　96
症例呈示　96
設　問　96
【解説編】　97
補体の功罪について　97
発作性夜間血色素尿症について　97
　1. 疾患概念と病因　97
　2. 症　状　98
　3. 検　査　98
　4. 診　断　99
　5. 治　療　99
　6. 予　後　99
問題の解説および解答　99
レベルアップをめざす方へ　99

9　移植 or 化学療法　101
大野　竜三

【問題編】　101
症例呈示　101
設　問　101
【解説編】　102
急性骨髄性白血病の治療の選択について　102
　1. 治療の原則　102
　2. この時点で造血幹細胞移植選択すべきか化学療法を選択すべきか　102
問題の解説および解答　103
レベルアップをめざす方へ　103

10　DIC必発，すぐ専門医へ！　105
木崎　昌弘

【問題編】　105
症例呈示　105
設　問　105
【解説編】　106
汎血球減少症へのアプローチ　106
汎血球減少症の鑑別診断の進め方　106
出血症状へのアプローチ　107
急性前骨髄球性白血病について　108
　1. 病因と疾患概念　108
　2. 臨床像　109
　3. 診　断　109
　4. 治　療　109
　5. 治療成績，予後　110
問題の解説および解答　110
レベルアップをめざす方へ　110

11　再発のリスク　112
直江　知樹

【問題編】　112
症例呈示　112
設　問　112
【解説編】　113
急性リンパ性白血病について　113
　1. 疾患概念　113
　2. 病　因　113

3. 症　　候	114
4. 診　　断	114
5. 治　　療	115
6. 予　　後	115
患者の生活指導について	116
問題の解説および解答	116
レベルアップをめざす方へ	116

12　ATLA抗体陽性，どの程度危険？　117
直江　知樹

【問題編】	117
症 例 呈 示	117
設　　問	117
【解説編】	118
成人T細胞性白血病/リンパ腫について	118
1. 疾患概念	118
2. 病　　因	118
3. 症　　候	118
4. 診　　断	119
5. 治　　療	119
6. 予　　後	120
HTLV-1関連疾患	120
患者の生活指導について	120
問題の解答および解説	120

13　高齢者の貧血には要注意　121
堀田　知光

【問題編】	121
症 例 呈 示	121
設　　問	121
【解説編】	122
高齢者における汎血球減少症について	122
鑑別診断のための重要ポイント	122
1. 汎血球減少症とは	122
2. 汎血球減少をきたす疾患とその原因	122
骨髄異形成症候群について	122
1. 疾患概念	122
2. 病　　因	122
3. 症　　候	123
4. 診　　断	123
5. 治　　療	123
6. 予　　後	124
7. インフォームドコンセントについて	124
問題の解説および解答	124
レベルアップをめざす方へ	124

14　予後をなんと説明しますか？　126
菅原　浩之/金倉　譲

【問題編】	126
症 例 呈 示	126
設　　問	126
【解説編】	127
非ホジキンリンパ腫について	127
1. 疾患概念	127
2. 病　　因	127
3. 症　　候	128
4. 診　　断	128

5. 治　　療	129
6. 予　　後	129
7. インフォームドコンセントについて	130
問題の解説および解答	130
レベルアップをめざす方へ	130

15　単なる寝汗？　131
菅原　浩之/金倉　譲

【問題編】	131
症 例 呈 示	131
設　　問	131
【解説編】	132
リンパ節腫大	132
リンパ節腫大の鑑別診断について	132
リンパ節生検	133
ホジキン病について	133
1. 疾患概念	133
2. 病　　因	133
3. 症　　候	133
4. 診　　断	133
5. 治　　療	134
6. 予　　後	134
7. インフォームドコンセント	134
問題の解説および解答	135
レベルアップをめざす方へ	135

16　いつから治療するの？　136
森　清/押味　和夫

【問題編】	136
症 例 呈 示	136
設　　問	136
【解説編】	137
慢性型B細胞性白血病（総論）	137
疾患概念（慢性リンパ性白血病）	139
1. 病　　因	139
2. 症　　候	139
3. 診　　断	139
4. 治　　療	140
5. 類縁疾患	141
患者の生活指導，その他（インフォームドコンセント）	142
問題の解説および解答	142
レベルアップをめざす方へ	142

17　ふつうの目眩？　143
河野　道生

【問題編】	143
症 例 呈 示	143
設　　問	144
【解説編】	144
原発性マクログロブリン血症について	144
鑑別診断のための重要ポイント	144
1. 正色素性貧血	144
2. 骨髄占拠性病変，高蛋白血症と過粘稠度症候群	144
マクログロブリン血症について	145
1. 疾患概念	145
2. 病　　因	145
3. 症　　候	145

4. 診　　断	146
5. 治　　療	146
6. 予　　後	146
問題の解説および解答	146
レベルアップをめざす方へ	147

18　見逃すな！その腰痛　148
福島　卓也／朝長万左男

【問題編】	148
症 例 呈 示	148
設　　問	148
【解説編】	149
疾患の概説	149
病　　因	149
症　　候	149
診　　断	150
1. 末梢血液像	150
2. 骨髄所見	150
3. 血清所見	150
4. 尿 所 見	151
5. 骨 病 変	151
治　　療	151
1. 適　　応	151
2. 化学療法	151
3. インターフェロン療法	151
4. 造血幹細胞移植	151
5. 合併症の治療	151
予　　後	152
その他の疾患（類縁疾患）	152
インフォームドコンセントについて	152
問題の解説および解答	152
レベルアップをめざす方へ	153

19　急がなくても大丈夫　154
松村　到／金倉　譲

【問題編】	154
症 例 呈 示	154
設　　問	154
【解説編】	155
白血球増多症鑑別のポイント	155
1. 増加している白血球の系統と分化段階の把握	156
2. 骨髄系細胞増多症の鑑別	156
3. リンパ系細胞増多症の鑑別	156
CML	156
1. 病因と疾患概念	156
2. 症　　候	157
3. 診　　断	157
4. 臨床経過	157
5. 治　　療	157
6. 予　　後	159
7. インフォームドコンセントについて	159
問題の解説および解答	159
白血球増多症の外来での対処の仕方	159
レベルアップ・血液専門医をめざす方へ	159

20　ストレス？タバコの吸いすぎ？　161
松村　到／金倉　譲

【問題編】	161
症 例 呈 示	161
設　　問	161
【解説編】	162
赤血球増多症について	162
1. 鑑別診断のための重要ポイント	162
2. 相対的赤血球増加症と絶対的赤血球増加症	163
3. 相対的赤血球増加症の鑑別	163
4. 絶対的赤血球増加症の鑑別	163
真性多血症	163
1. 疾患概念	163
2. 症　　候	163
3. 診　　断	163
4. 治　　療	163
5. 予　　後	164
二次性赤血球増加症	164
ストレス多血症	164
問題の解説および解答	164
専門医でなくとも外来診療が可能か？	164
レベルアップをめざす方へ	165

21　どこで血をつくってるの？　166
松村　到／金倉　譲

【問題編】	166
症 例 呈 示	166
設　　問	167
【解説編】	167
骨髄線維症について	167
鑑別診断のためのポイント	167
骨髄線維症とは	168
慢性特発性骨髄線維症	168
1. 病因・病態	168
2. 症　　候	169
3. 診　　断	169
4. 治　　療	169
5. 予　　後	169
問題の解説および解答	169
専門医でなくとも外来診療が可能か？	169
レベルアップをめざす方へ	170

22　脳梗塞にならない？　171
松村　到／金倉　譲

【問題編】	171
症 例 呈 示	171
設　　問	171
【解説編】	172
血小板増多症について	172
鑑別診断のためのポイント	172
本態性血小板血症	172
1. 疾患概念	173
2. 病　　因	173
3. 症　　候	173
4. 診　　断	173
5. 治　　療	174
6. 予　　後	174

二次性血小板増多症	174
問題の解説および解答	175
専門医でなくとも外来診療が可能か？	175
レベルアップ・血液専門医をめざす方へ	175

23　何が原因？この血小板減少症　176
八木　秀男／藤村　吉博

【問題編】	176
症例呈示	176
設問	176
【解説編】	177
血小板減少症について	177
播種性（汎発性）血管内凝固症候群について	177
1．疾患概念	177
2．病因	177
3．症候	178
4．診断	179
5．治療	179
6．予後	180
問題の解説および解答	180
レベルアップをめざす方へ	180

24　病態をちゃんと理解しましょう　182
藤村　吉博

【問題編】	182
症例呈示	182
設問	183
【解説編】	183
血小板減少症について	183
血栓性血小板減少性紫斑病と溶血性尿毒症症候群について	183
1．疾患概念	183
2．病因	184
3．症候	185
4．診断	185
5．治療	185
6．予後	186
問題の解説および解答	186
レベルアップをめざす方へ	187

25　なぜ，血小板がこわれるの？　188
松本　雅則／藤村　吉博

【問題編】	188
症例呈示	188
設問	188
【解説編】	189
血小板減少症について	189
1．血小板産生の減少	189
2．血小板破壊の亢進	189
3．血小板の分布異常	189
4．血小板の喪失または希釈	189
特発性血小板減少性紫斑病について	190
1．疾患概念	190
2．病因	190
3．症候	190
4．診断	190
5．治療	190

6．予後	192
7．患者の生活指導	192
問題の解説および解答	192
レベルアップをめざす方へ	192

26　紫斑と関節痛，いつか覚えた記憶はあるけれど　193
藤村　吉博

【問題編】	193
症例呈示	193
設問	194
【解説編】	194
紫斑病について	194
鑑別診断のための重要ポイント	194
1．問診と身体所見	194
2．紫斑のスクリーニング検査	195
Schönlein-Henoch紫斑病について	195
1．疾患概念	195
2．病因	196
3．症候	196
4．診断	196
5．治療	196
6．予後	196
問題の解説および解答	196
レベルアップをめざす方へ	197

27　どんな抗体ができるか知っていますか？　198
松本　雅則／藤村　吉博

【問題編】	198
症例呈示	198
設問	198
【解説編】	199
抗リン脂質抗体について	199
抗リン脂質抗体症候群について	200
1．疾患概念	200
2．病因・分類	200
3．症状	200
4．診断	200
5．治療	201
6．予後	201
7．患者の生活指導	201
問題の解説および解答	201
レベルアップをめざす方へ	202

28　深部出血って知ってますか？　203
田中　一郎／吉岡　章

【問題編】	203
症例呈示	203
設問	203
【解説編】	204
先天性凝固障害症について	204
鑑別疾患のための重要ポイント	204
1．スクリーニングのための凝血学的検査	204
2．確定診断のための凝血学的検査	204
血友病について	204
1．疾患概念	204
2．病因	205
3．症候	205

4. 診　　断	205
5. 治　　療	205
6. インヒビター保有例の治療	206
7. 予　　後	207
8. 患者の生活指導	207
その他の類縁疾患	207
問題の解説と解答	207
レベルアップをめざす方へ	207

29　ちゃんと検査できますか？　209
田中　一郎 / 吉岡　章

【問題編】	209
症例呈示	209
設　　問	209
【解説編】	210
先天性一次止血障害症について	210
鑑別疾患のための重要ポイント	210
1. スクリーニングのための止血検査	210
2. 確定診断のための止血検査	210
von Willebrand病について	211
1. 疾患概念	211
2. 病　　因	211
3. 病　　態	211
4. 症　　候	211
5. 診　　断	211
6. 治　　療	212
7. VWFインヒビターの治療	212
8. 予　　後	213
9. 患者の生活指導	213
その他の類縁疾患	213
問題の解説および解答	213
レベルアップをめざす方へ	213

30　悪性リンパ腫と間違うな！　215
河　敬世

【問題編】	215
症例呈示	215
設　　問	215
【解説編】	216
リンパ節腫脹について	216
伝染性単核球症	216
1. 病因・疫学	216
2. 病態生理	217
3. 症　　状	217
4. 診　　断	217
5. 治　　療	217
問題の解説および解答	218
レベルアップをめざす方へ	218

31　発熱と汎血球減少症，原因は？　219
河　敬世

【問題編】	219
症例呈示	219
設　　問	220
【解説編】	220
発熱と血球減少について	220
血球貪食症候群について	220
1. 疾患概念	220
2. HPSの分類	220
3. 病因，病態	221
4. 診　　断	221
5. 治　　療	221
問題の解説および解答	222
どこまでが専門知識？	222
レベルアップをめざす方へ	223

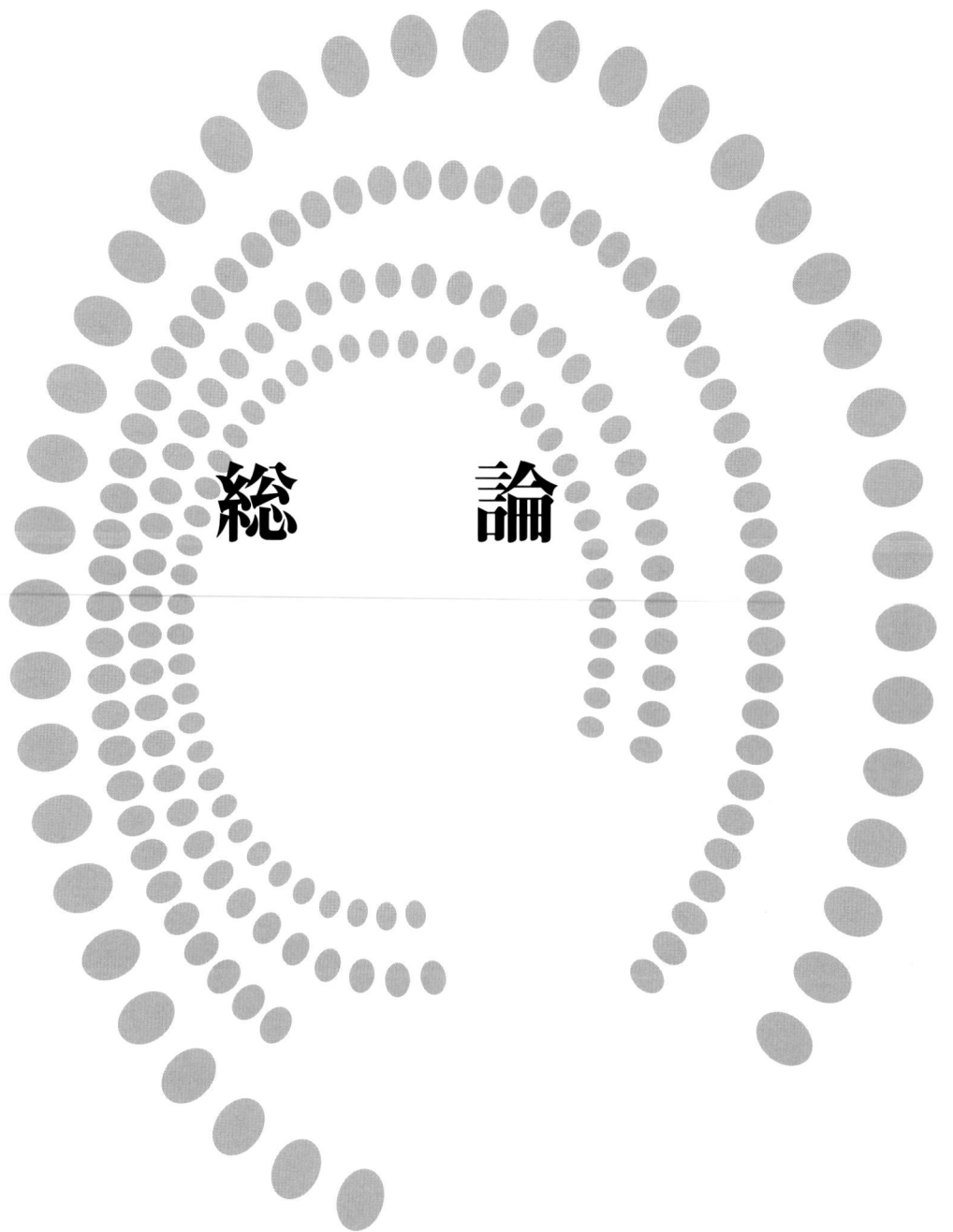

総論

1. 造血のしくみ● 3
2. 血液細胞および凝固・線溶系の動態と機能● 9
3. 貧血の鑑別法●15
4. 輸血製剤の種類・適応・副作用●20
5. 造血器腫瘍の薬物療法と支持療法●33
6. 骨髄バンクの現状●38
7. 造血幹細胞移植の原理と実際●44
8. 血液疾患におけるインフォームドコンセント●50

総 論

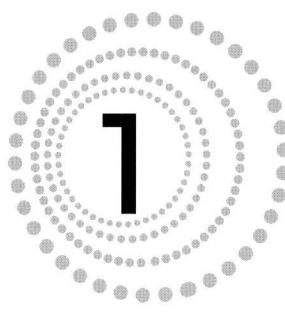

造血のしくみ

はじめに

ヒトの生体内に存在する血液細胞は大きく3系統に分類される．酸素運搬を行う赤血球系細胞，感染防御の担い手である白血球系細胞，血液凝固に関わる血小板を産生する巨核球系細胞である．それぞれの系統の血液細胞は形態的にも機能的にもまったく異なった特徴を有するが，これらの血液細胞はすべて造血幹細胞から産生される．成熟した血液細胞は最終的に末梢血中に流入してくるがその寿命は短く，ヒトの生体内では日々老朽化した血液細胞の破壊が行われている．この消費を補うために健常成人では赤血球を約 $2×10^{11}$ 個，白血球を約 $1×10^{11}$ 個，血小板を約 $2×10^{11}$ 個と膨大な数の血液細胞が日々産生され，造血の恒常性が維持されている．

本稿では造血システムを構成する血液細胞について解説するとともに造血制御機構についても概説したい．

造血細胞の発生

受精卵からの個体の発生過程における最初の造血は腹側中胚葉に由来する胚の体外に存在する卵黄嚢において起こる（図1）[1]．ヒトでは胎生25日頃より卵黄嚢壁内に血島と呼ばれる造血巣が認められる．この造血を一次造血（primitive hematopoiesis）と呼び，この時期には赤血球以外の血液細胞はほとんどみられない．また，産生される赤血球は脱核せず発現しているグロビン遺伝子も成体型赤血球でみられるものとは異なっている．

この一次造血にひき続いて，成体型の造血（二次造血, definitive hematopoiesis）の起源となる真の造血幹細胞が大動脈臓側中胚葉（paraaortic splanchnopleural mesoderm：P-Sp）領域で発生する．現在，卵黄嚢やP-Sp領域に出現してくる造血幹細胞は，側板中胚葉に由来する血液細胞と血管内皮細胞のいずれにも分化しうる共通の前駆細胞，ヘマンジオブラストから発生

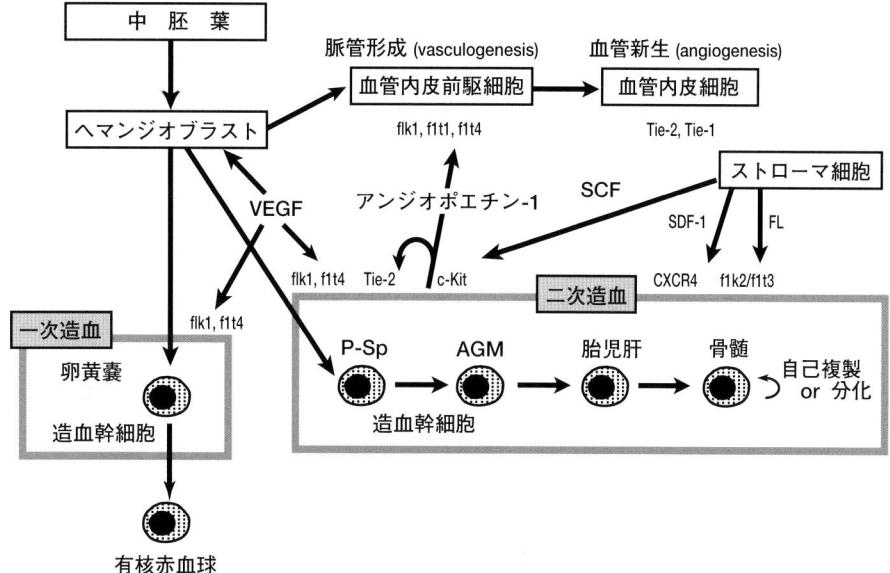

図1 造血細胞の発生（Suda Tら, 2000[1]）

すると想定されている．P-Sp領域は後にAGM領域（Aorta-Gonads-Mesonephros，大動脈-生殖巣-中腎の発生する胚領域）と呼ばれる組織に発達する．AGM領域では造血幹細胞の増幅は起こっていると推測されるが，血液細胞の分化・成熟は認められない．造血幹細胞はその後，AGM領域から胎児肝臓へ移動し，胎児肝臓において赤血球系，白血球系，血小板系の3系統の造血が開始される．ヒトにおいては，胎児肝臓における造血は妊娠40日頃より始まり，妊娠3〜6カ月においては肝臓が主要な造血器となる．妊娠後期には造血幹細胞は肝臓より骨髄へ移動し，出生以降の造血のほとんどは骨髄において行われる．

多能性造血幹細胞とは

生体内には種々の系統の血液細胞が存在するが，すべての血液細胞は多能性造血幹細胞（pluripotent hematopoietic stem cell：PHSC）に由来する（図1，図2）[2)3)]．PHSCはおもに骨髄に存在し，最も重要な特徴は自己複製（self-renewal）能と多分化能（multi-potentiality）という2つの機能を同時に兼ね備えていることである．つまり，PHSCは個体が生存する間，自己複製能によって自己と同じ性格，能力を有するPHSCを産生し，PHSCとしての細胞集団を維持する能力と，多分化能によって必要に応じて各種の系統の血球を産生し，生体内に血液細胞を補充する能力をもった細胞である．PHSCはこれら2つの機能により個体が生存する間すべての系統の血液細胞を枯渇することなく供給し続ける．このPHSCの増殖・維持・分化の制御には骨髄の支持細胞であるストローマ細胞とその周囲の細胞外マトリックスからなる骨髄微小環境や各種の造血因子の作用が深く関わっている．

通常の造血状態においては骨髄中のPHSCのほとんどは細胞周期の休止期（G0）にあり，一部のPHSCのみが細胞分裂を起こす．その際，自己複製と分化のいずれかを特定の確立で選択すると推測されるが，この確率が固定されたもの（stochastic model）であるのか，造血因子などの作用によって変動するもの（deterministic model）であるのかは現在明確な結論は得られていない．また，厳密な意味での自己複製が

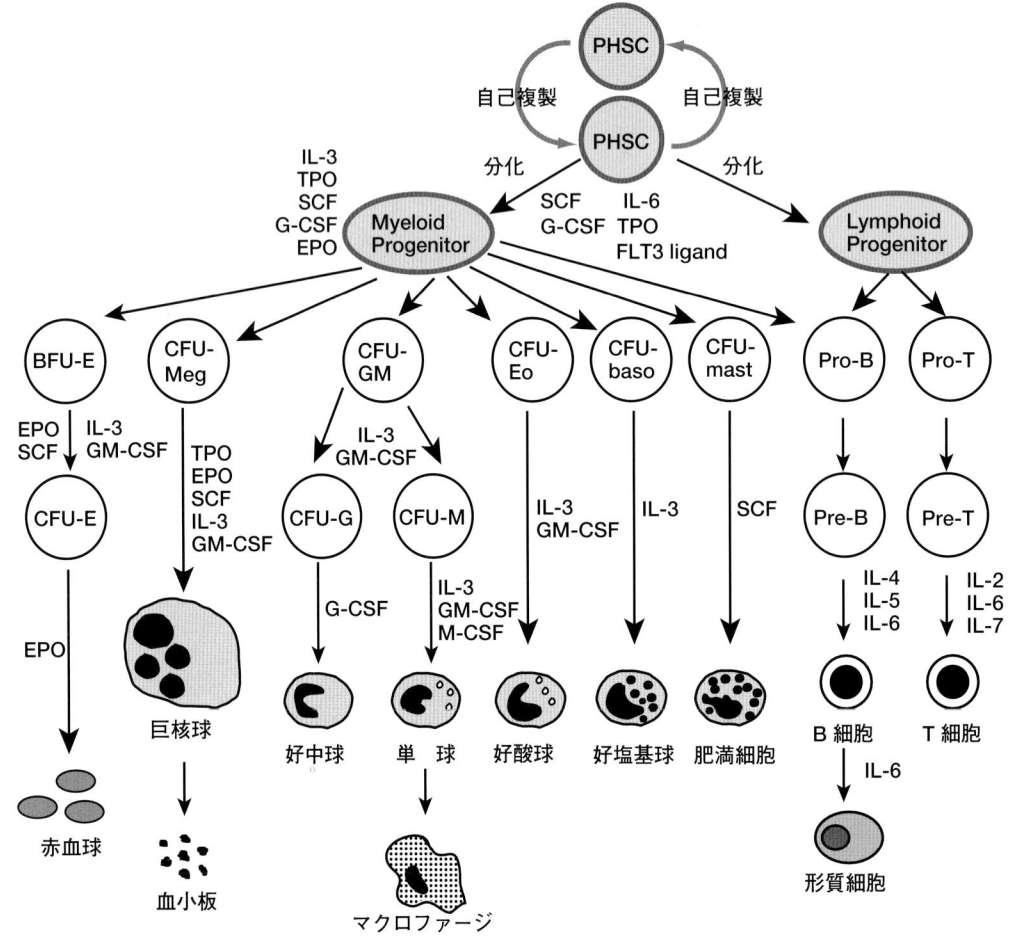

図2　血液細胞の発生過程とサイトカインの役割（須田年生，1992[2)]）

行われているかについても異論のあるところである．

近年，頻繁に造血幹細胞移植術が行われているが，その際，ヒトの造血を再構築するには一般に0.5〜3.0×10^6/kg程度のCD34+の造血幹細胞が必要と考えられている．

造血細胞の増殖・分化・成熟と造血因子

造血幹細胞から成熟細胞へと分化・成熟する過程には階層性（hierarchy）が存在する（図2）．PHSCの段階から分化が選択されると，厳密な意味での自己複製能が失われる．それと同時に多能性を失い各血球系列の中での増殖・成熟が運命づけられた（commitmentされた）単能性前駆細胞となり，最終的な血液細胞へと成熟していく．この成熟過程の中では一般に未分化な造血幹/前駆細胞ほど増殖能が高い．

PHSCから最終的な成熟段階の血液細胞に至るまでの発生過程では，図2に示すように各種の造血因子がそれぞれの系統，成熟段階に応じて適切に協調して作用することが必須である．これらの造血因子は標的とする細胞の分化段階，細胞周期の時期によって便宜上 early acting factors（G0期のPHSCに作用するIL-6，SCFなど），intermediate-acting lineage-nonspecific factors（細胞周期に入ったPHSCに作用するIL-3，GM-CSFなど），late-acting lineage specific factors（系統の決定された前駆細胞に作用するEPO［赤芽球系］，M-CSF［マクロファージ/単球系］，IL-5［好酸球系］など）に大別される．しかし，実際には造血因子の作用は多様であり，厳密な区別は困難であることが少なくない．

赤血球系細胞の産生機構

赤血球系の前駆細胞は赤芽球バースト形成細胞（BFU-E）と赤芽球コロニー形成細胞（CFU-E）の2段階の細胞に分類される（図3）．BFU-Eのほうが未分化で，BFU-Eはその後CFU-Eとなり，CFU-Eに

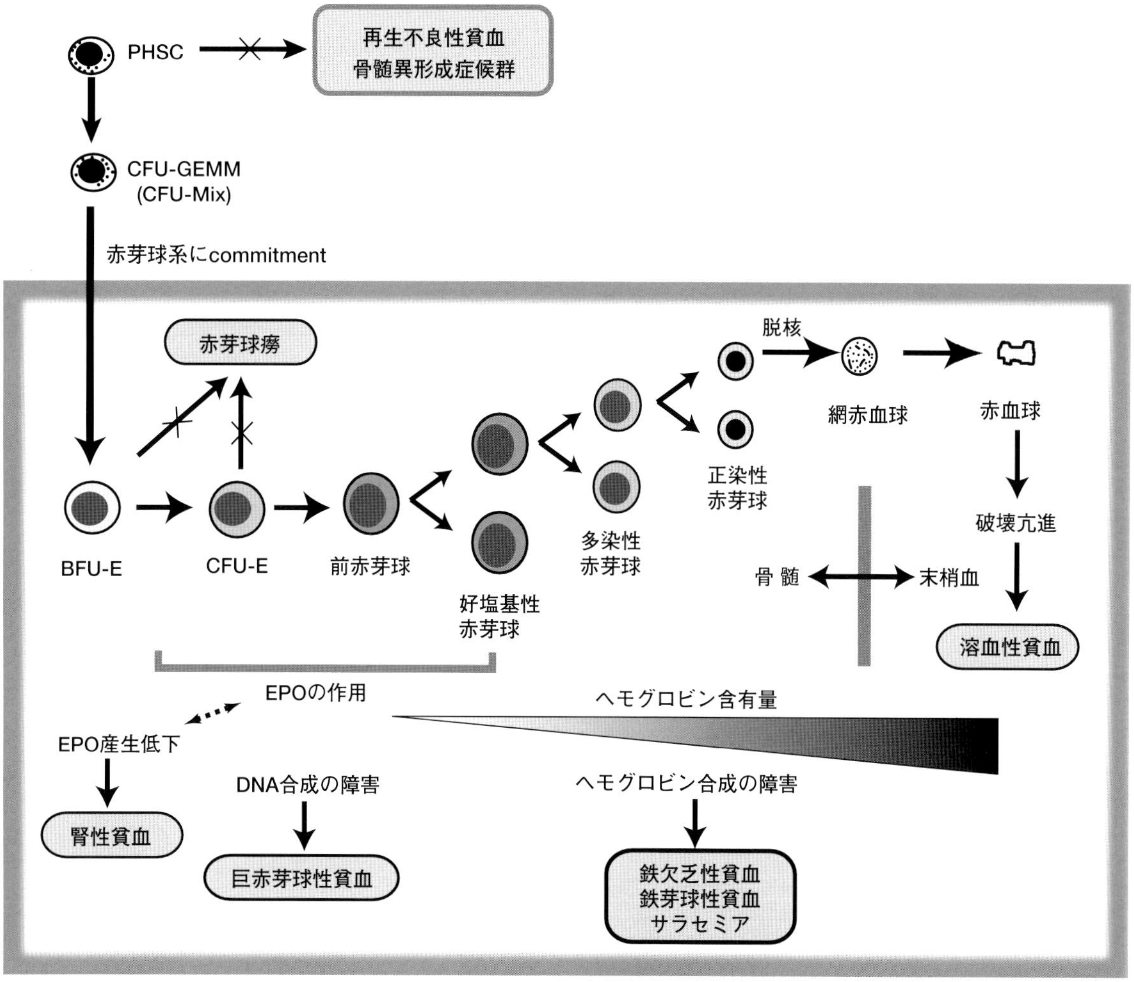

図3　赤血球の産生

EPOが作用し前赤芽球となる．前赤芽球は形態的に赤血球系と認識できる最も幼弱な血球であり，4日間に3〜5回分裂し8〜32個の赤血球となる．未熟な赤芽球はRNAを多量に含むため好塩基性に染色されるが，ヘモグロビンの合成とともに多染性から正染性赤芽球へと変化する．この間に赤芽球の直径は25 μmから9 μmに減少する．赤芽球の成熟過程においては健常人でも約10％の赤芽球が破壊されており無効造血と呼ばれる．その後，正染性赤芽球は脱核し網赤血球となり，網赤血球は約24時間の後に成熟赤血球となる．健常人の赤血球寿命は約120日であり，老化した赤血球は膜表面の変化が目印となり，網内系のマクロファージによって貪食される．

赤血球造血において最も重要な造血因子はEPOである．EPOあるいはEPO受容体を破壊したマウスは，胎生13日目に胎児肝での赤血球造血が起こらず貧血のため死亡する．このマウスでは一次造血はほぼ正常に行われ，胎児肝にはBFU-E，CFU-Eが正常に存在する．これらの結果から，EPO/EPO受容体系は一次造血には深く関与せず，二次造血においても造血幹細胞から赤血球系への系統の決定には関与しないことが明らかになった．また，EPOが二次造血においてもCFU-Eに作用し，その増殖と細胞生存を支持する必須の造血因子であることが証明された．EPOは主に腎臓の尿細管周囲の間質細胞によって産生される．貧血により腎組織が低酸素状態に陥ると酸素センサーが働きEPOの産生が増加し，貧血状態が改善するとEPOの産生は正常化する．このように赤血球造血のホメオスタシスはEPOの血中濃度が調節されることにより維持されている．また，腎不全ではEPOの産生低下に起因する腎性貧血が認められるが，この際の貧血にはEPOが有効であり臨床応用されている．

それ以外の貧血をきたす各種疾患においては，赤血球産生の過程が図3に示すように種々の段階で障害されている．

 ## 白血球系細胞の産生機構

単球系前駆細胞（CFU-M）と顆粒球系前駆細胞（CFU-G）は共通の前駆細胞である顆粒球・単球系前駆細胞（CFU-GM）から発生する（図2）．単球系前駆細胞はM-CSFの作用を受けて単芽球へと分化し，顆粒球系前駆細胞はG-CSFの作用を受けて骨髄芽球へと分化する．骨髄芽球は形態的に同定できる最も幼

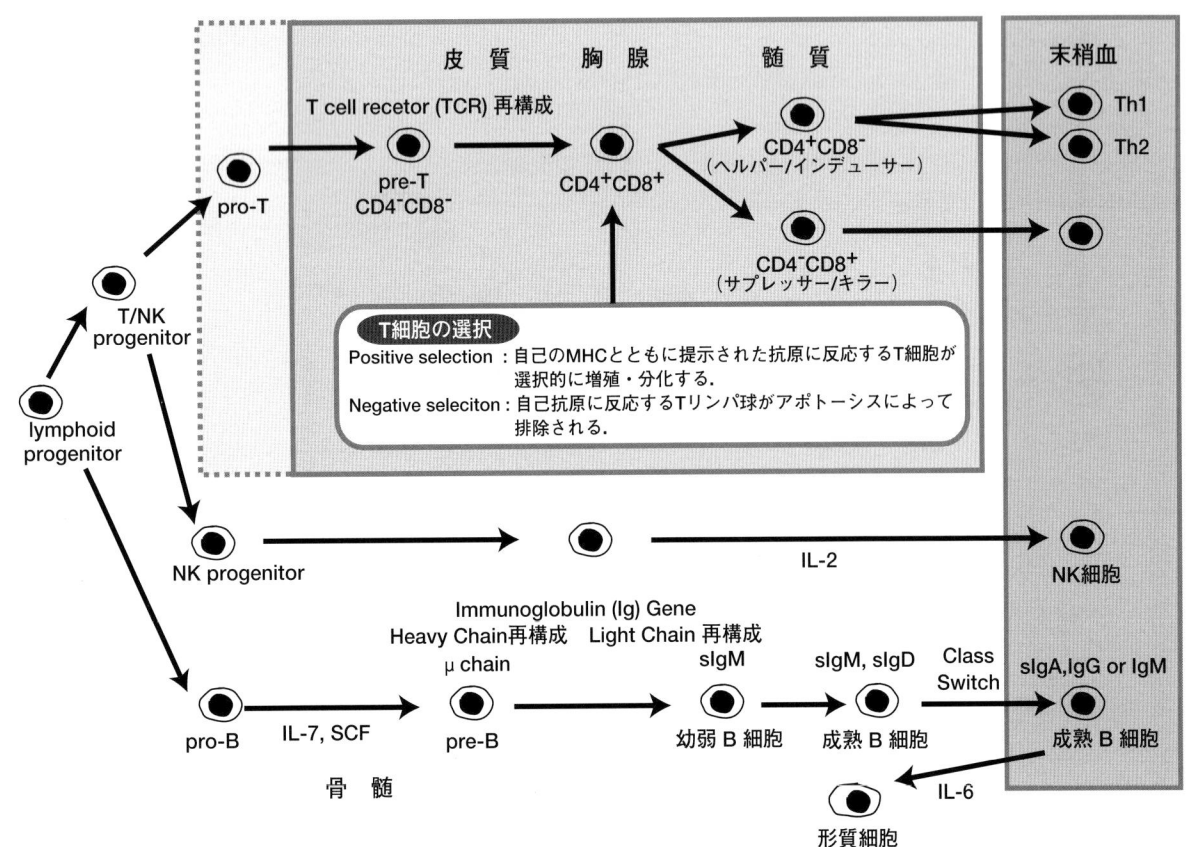

図4　リンパ球の産生

弱な顆粒球系細胞であり，その後，前骨髄球，骨髄球，後骨髄球，桿状球，分節球へと分化する．この過程において骨髄球までは細胞の分裂能が維持されており細胞は増殖しながら分化するが，後骨髄球以降の細胞は分裂能を喪失しており成熟するのみである．通常の造血系においては，骨髄と末梢血の間には骨髄・末梢血関門があり，桿状球以降の顆粒球のみが末梢血に流出する．しかし，各種白血病，癌の骨髄転移，重篤な感染症などにおいては幼弱な顆粒球系細胞の末梢血への出現が認められる．末梢血中に流入した顆粒球は平均6.7時間で末梢血から消失し，毛細血管の壁を通過して組織へと移動し，炎症組織において細菌を貪食する．

顆粒球系細胞の発生に最も重要な造血因子はG-CSFであり，G-CSF受容体を破壊したマウスでは末梢血中の顆粒球数が約90％減少することが報告されている．また，G-CSFは顆粒球系細胞の増殖・生存を制御するのみでなく，顆粒球の遊走能や貪食能などの機能も増強することが報告されている．

リンパ系前駆細胞はT/NK前駆細胞またはB細胞の前駆細胞に分化する（図4）．T/NK前駆細胞は胸腺へ移動しpro-T細胞からpre-T細胞へと分化するかNK前駆細胞となる．pre-T細胞はT細胞抗原受容体（TCR）の再構成を行い，CD4とCD8を細胞表面に発現する．この$CD4^+CD8^+$（double-positive）Tリンパ球の分化段階において，自己抗原に反応するTリンパ球がアポトーシスと呼ばれる細胞死によって排除され（negative selection），自己抗原に対するトレランスが獲得される．また，自己のMHCと共に提示された抗原に反応するT細胞が選択的に増殖・分化する過程（positive selection）も含まれており，これらのプロセスの異常は自己免疫疾患などの発症に深く関わると考えられている．その後，$CD4^+CD8^+$Tリンパ球は$CD4^+CD8^-$または$CD4^-CD8^+$のsingle-positiveの成熟Tリンパ球となり，末梢血中に流入する．$CD4^+$

$CD8^-$の多くはヘルパー／インデューサー能を持ち，細胞性免疫の最も重要な担い手である．また，CD4分子はAIDSの原因ウイルスであるHIVの受容体であり，$CD4^+$Tリンパ球が著減することがAIDSの免疫不全の本質である．

一方，Bリンパ球の前駆細胞は骨髄内にとどまり，ストローマ細胞から産生されるIL-7，SCFなどの存在下でpro-B細胞からpre-B細胞へと分化する．この間に免疫グロブリン重鎖遺伝子の再構成が起こり，引き続き軽鎖遺伝子の再構成が起こる．両者の再構成が終了すると免疫グロブリン分子の産生が可能となり，細胞表面にIgMをもつ幼弱B細胞となる．次いで，一部の成熟B細胞では重鎖遺伝子がクラススイッチを起こし，細胞表面免疫グロブリンがIgMからIgG，IgAへと変化する．成熟Bリンパ球は末梢血中やリンパ節などの末梢リンパ組織に存在するが，IL-6などの作用により抗体産生細胞である形質細胞に分化し，骨髄へもどる．

 ## 巨核系細胞の産生機構

血小板産生を行う巨核球系の前駆細胞はCFU-Megである．生体内においてCFU-Megから有効に血小板が産生されるにはCFU-Megが増殖するステップとCFU-Megが成熟するステップが必要である（図5）．後者の成熟過程では巨核球に特徴的な細胞分裂を伴わないDNA合成（endomitosis）が繰り返され，多倍体化した成熟巨核球が産生される．その後，成熟巨核球からproplateletと呼ばれる細胞質突起が形成され，最終的にproplateletが断片化し血小板が産生される．産生された血小板の生体内における寿命は約7日である．

TPOは上述した2つのステップのいずれにおいても最も重要な造血因子であり，TPOあるいはTPO受容体遺伝子を破壊したマウスでは血小板数が約85％減

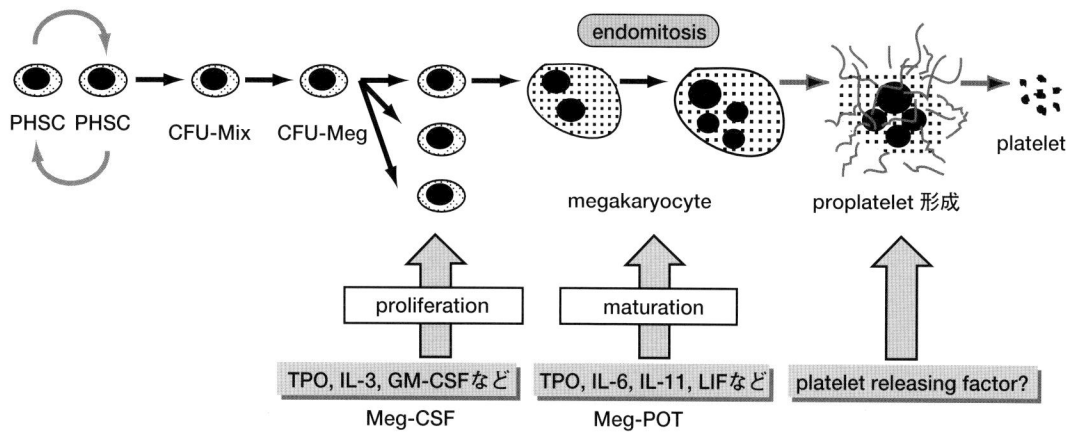

図5　巨核球の増殖・成熟と血小板産生

少する．TPOはおもに肝臓において血小板数に左右されず常に一定量産生され，血清中のTPOは血小板表面，骨髄巨核球表面のTPO受容体に結合し分解される．この結果，血清中のTPO濃度は血小板減少症では高値，血小板増多症では低値となり血小板産生のホメオスタシスが保たれる．また，IL-3, GM-CSFはCFU-Megの増殖を促進し，IL-6, IL-11, LIFは巨核球の成熟を促進することが知られているが，これらの造血因子はin vivoに投与してもTPOほどの強い血小板増加作用を示さない．

●文　　献●
1）Suda T, et al：Hematopoiesis and angiogenesis. Int J Hematol 71：99, 2000
2）須田年生：実験医学バイオサイエンスシリーズ　7，血液幹細胞の運命，羊土社，東京，1992
3）金倉　譲：造血幹細胞の性状．日本内科学会雑誌　87：1451-1456, 1998

さいごに

近年，造血システムを構成する個々の造血細胞の機能や造血因子による造血制御機構の詳細に明らかにされてきた．その結果，幹細胞移植術が可能となり，EPO, G-CSFなどの造血因子が臨床応用されるようになった．今後，造血制御機構の研究がさらに進展し，造血器疾患の治療法が進歩することが期待される．

［松村　到／金倉　譲］

総論

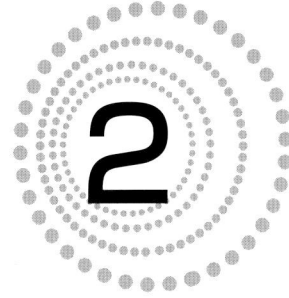

2 血液細胞および凝固・線溶系の動態と機能

 赤血球の動態と機能

　健常人の赤血球寿命は約120日である．老化赤血球は網内系のマクロファージによって貪食され，その補充のため成人では1日に約 2×10^{11} 個の赤血球（血液量で30〜40ml）が産生される．赤血球造血は予備能が高く，溶血性貧血などでは通常時の6〜8倍まで増加することが可能である．

　赤血球の最も重要な機能は酸素の運搬である．この機能は赤血球に蓄えられているヘモグロビンによって担われている．ヘモグロビンは分子量約6.5万の分子で4本のグロビン鎖から成り，その1本ずつにヘム (heme) 1分子が結合している．ヘムは Fe^{2+} を含んでおり，各 Fe^{2+} は1個の酸素分子と結合する．一般に，正常人の動脈血100mlは20mlの酸素を運搬することが可能である．ヘモグロビンが酸素と結合するにはヘムの鉄が2価であることが必要であり，メトヘモグロビンと呼ばれる3価のヘモグロビンは酸素結合能がない．正常状態ではメトヘモグロビンは1％以下であるが，これが抗結核剤PASなどの投与や各種の酸化剤などの中毒により1％以上に増加した状態をメトヘモグロビン血症と呼ぶ．赤血球中のヘモグロビンは酸素分圧に応じて酸素親和性が変化し，肺で酸素と結合し，動脈血中で酸素を運搬し，末梢組織に酸素を供給する（図1）．この際，ヘモグロビンの酸素解離曲線はpH低下，2,3-DPG上昇，温度上昇などにより右に移動し，逆の場合は左に移動する．この結果，ヘモグロビンは肺胞でより多くの酸素と結合し，末梢組織でより多くの酸素を放出するようになる．この現象をBohr効果と呼ぶ．

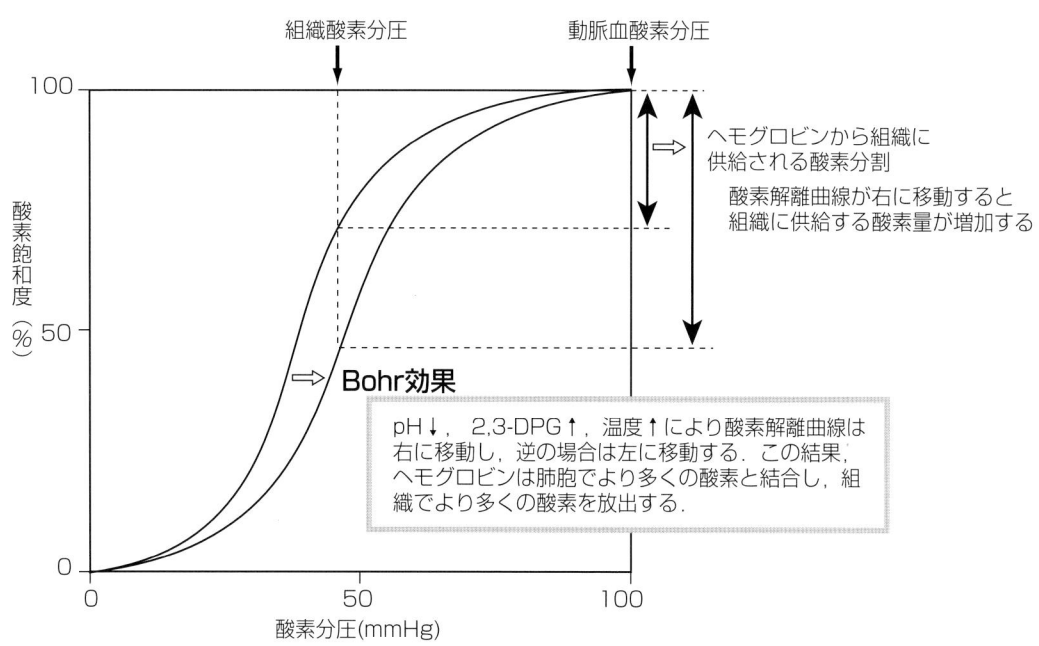

図1　ヘモグロビンの酸素解離曲線と組織への酸素供給

白血球の動態と機能

1. 好中球の機能

　骨髄で分化・成熟した好中球は直径10〜15μmの大きさとなり末梢血液中に流入する．血管内の好中球は，循環血中の好中球（循環プール）と毛細血管内に閉じ込められている好中球および末梢血管の内皮細胞にゆるく接着している好中球（辺縁プール）から成り立ち，これら2つのプールに含まれる好中球数はほぼ等しく，両者は容易に移行する．これら血管内の好中球は，炎症があれば炎症局所に動員されるが，炎症がなければ平均6.7時間で組織へ移動し，組織内に4〜5日存在した後，アポトーシスに陥る．

　好中球のおもな機能は感染防御であり，これは，遊走，貪食，殺菌の3つの過程から構成される（図2）．好中球が一定方向に移動することを走化性と呼ぶが，これは走化性因子の作用による．一般に，炎症局所では炎症性サイトカインIL-1やTNF-αが産生され，炎症局所の血管内皮細胞上には接着分子であるICAM-1やE-およびP-セレクチンが強く発現されている．一方，IL-8などの炎症性サイトカインで刺激された好中球は，β2インテグリンが活性化されて血管内皮上のICAM-1と接着するようになる．血管内皮細胞に接着した好中球は，その後，血管内皮細胞間を貫通して血管外に遊出し，走化性因子の濃度勾配を感知して炎症局所に遊走する．細菌表面に免疫グロブリンや補体が結合することをオプソニン化と呼ぶが，好中球は細菌表面がオプソニン化された細菌をより効率よく貪食する．その後，好中球は，NADPHオキシダーゼを介する酸化的機構とミエロペルオキシダーゼやリゾチームなどによる非酸化的機構の両者を介して殺菌機能を発揮する．

2. 好酸球の機能

　好酸球は直径13〜20μmの大きさで，遊走能があり，弱いながらも貪食能も有している．好酸球は好酸球性ペルオキシダーゼを顆粒内にもち，酸素依存性に殺菌作用を示す．また，好酸球内には寄生虫に対して直接殺菌作用を示すmajor basic protein (MBP) やeosinophil cationic protein (ECP) などの蛋白が含まれており，好酸球はこれらの蛋白を活性酸素と同時に放出することにより寄生虫を殺す．さらに，好酸球は細胞表面にIgG，IgA，IgEに対する受容体と補体に対する受容体を有しており，抗体依存性に寄生虫を殺すこともできる．一方，好酸球には免疫反応を抑制する作用がある．活性化した好酸球からはプロスタグランジンが放出され，好塩基球の脱顆粒を抑制する．その他にも，ヒスタミナーゼがヒスタミンを分解しMBPがヘパリンを不活化するなど，好酸球顆粒内の成分は種々の炎症惹起物質の機能を抑える．

3. 好塩基球の機能

　好塩基球は直径10〜15μmの大きさで，遊走能はあまりなく，貪食能も有さない．好塩基球はその顆粒内にヘパリンやヒスタミンを含有している．好塩基球はIgEに対する高親和性受容体を有しており，IgEが結合すると細胞内顆粒の脱顆粒が起こり，即時型（I型）アレルギーや炎症反応を引き起こす．好塩基球はこのIgE受容体依存性の反応以外にも，補体分解産物，種々の薬剤，寒冷刺激なども脱顆粒を引き起こす．

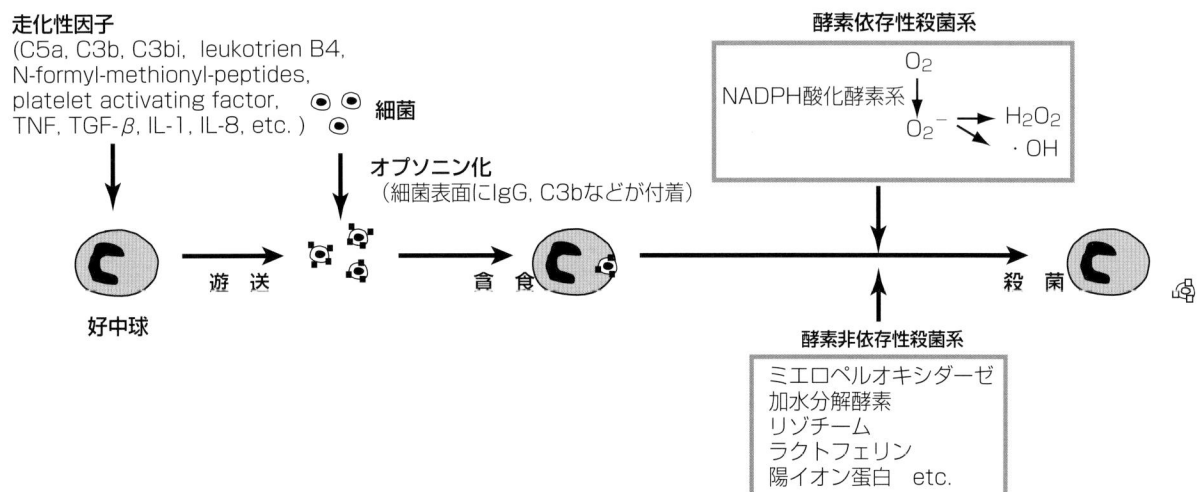

図2　好中球の機能

4. 単球の機能

単球は直径13〜22μmの大型の細胞で細胞質内に微細なアズール顆粒を有している．血中の単球はきわめて活発な遊走能，貪食能を有しており，組織へ移行し，その組織に適応したマクロファージ（肺胞マクロファージや肝Kupper細胞など）となり，数カ月生存する．

炎症巣が出現した場合には，その部位に遊走し，体内に侵入した異物（抗原）を貪食処理する．そして，単球/マクロファージは，細胞膜上のクラスII主要組織適合遺伝子複合体（major histocompatibility complex, MHC）を介して貪食した抗原の情報をヘルパーT細胞に提示する（図3）．この単球/マクロファージの抗原提示能が損なわれると，リンパ球による抗体産生機能が低下する．また，単球/マクロファージは，G-CSF，IL-1，TNF-αなどの多くのサイトカインの分泌も行う．

5. リンパ球の機能

リンパ球にはTリンパ球，Bリンパ球，NK細胞の3種類がある（図3）．血中に流出したT，Bリンパ球はいずれも組織へ流入し，その後リンパ管，リンパ節を経てふたたび血中に還る（リンパ球の再循環）．リンパ球の寿命は数日間から数年，さらに数十年に至るものまできわめて幅が広い．

Tリンパ球にはCD4$^+$CD8$^-$のヘルパーT細胞とCD4$^-$CD8$^+$のサプレッサーT細胞がある．ヘルパーT細胞は，T細胞受容体を介して樹状細胞やマクロファージ上のMHCクラスIIに結合している抗原ペプチドを認識し，活性化される．活性化されたヘルパーT細胞は，IL-2やIFNγなどを産生し，細胞性免疫を増強するTh1細胞かIL-4，IL-5，IL-6，IL-10などを産生し，液性免疫を亢進させるTh2細胞のいずれかに分化する．AIDSにおいては，HIVウイルスがこのCD4$^+$CD8$^-$のヘルパーT細胞に感染し細胞死を誘導することにより，後天性の免疫不全症を引き起こす．一方，サプレッサーT細胞は，T細胞受容体を介してMHCクラスIに結合している抗原ペプチドを認識し細胞傷害作用を示す．Bリンパ球は免疫グロブリン遺伝子の再構成，クラススイッチにより多様な抗原刺激に対応する免疫グロブリン（抗体）を産生して液性免疫を担当する．NK細胞はギムザ染色ではLGL（large granular lymphocyte）の形態を示し，細胞表面上にCD16，CD56分子を発現する．健常人では末梢血単核球の5〜10％を占め，MHCの拘束を受けずに先天性免疫や自然免疫を受け持つ．さらに，癌細胞の傷害やウイルス感染細胞，移植片の排除などの機能を担う．

血小板の動態と機能および凝固・線溶系

産生された血小板は血中を7〜10日間循環し，脾臓のマクロファージによって破壊される．普段は血小板の約3分の1は脾臓にプールされている．

血液凝固は，血小板粘着，血小板凝集，血液凝固，線溶系の活性化という4段階から構成され，そのなかで血小板が中心的な役割を果たす．通常状態では血管内皮は陰性に帯電し，プロスタサイクリン（PGI2）を産生し，血小板凝集を阻害している．ところが，血管

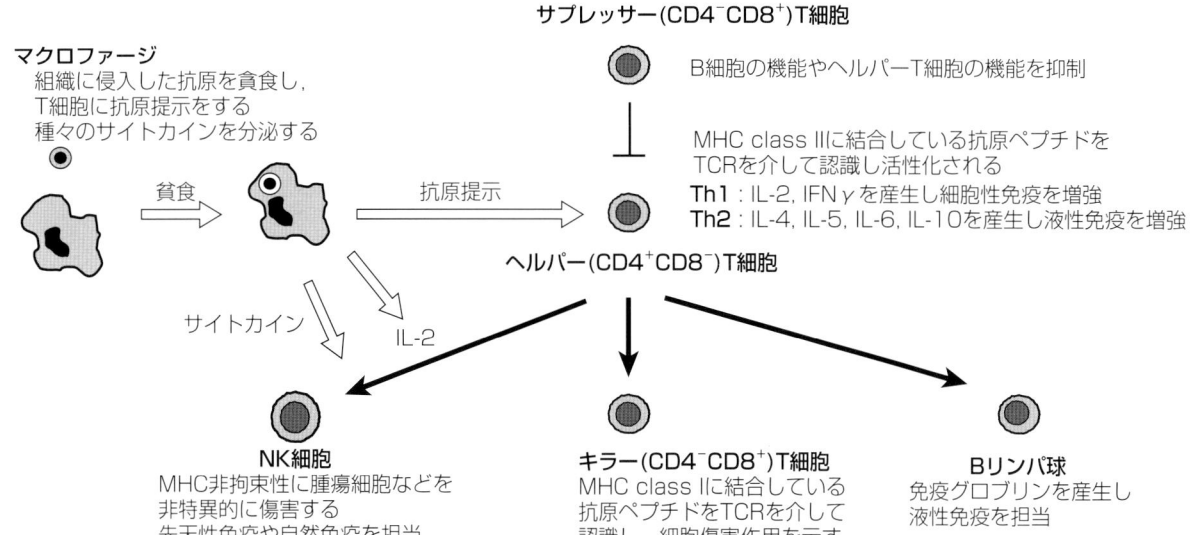

図3 マクロファージ・リンパ球の機能

内皮が損傷しコラーゲンが露出すると血小板はvon Willebrand因子（vWF）を介して血管内皮に粘着する（図4）．この際，血小板とvWFとの結合は血小板膜糖蛋白GPIb/IXを介して行われる（図5）．粘着した血小板は円盤状から偽足を有した扁平形に形態変化を起こし，血小板内部ではホスホリパーゼが活性化され，トロンボキサンA2（TXA2）の産生，プロテインキナーゼCの活性化，細胞内Ca^{2+}濃度の増加が起こる．また，血小板内で産生されたTXA2は強力な血小板凝集惹起作用を有するが，血小板外へ拡散し，TXA2受容体を介してさらに血小板を活性化し，血小板活性化のポジテイブフィードバック機構を担う．このように活性化された血小板からはADP，セロトニンなどが放出される．ADPの刺激を受けた他の血小板では膜糖蛋白GPIIb/IIIaが活性化されフィブリノゲンと結合し，フィブリノゲンを架橋として血小板同士が凝集する（一次止血栓）．

また，血液が異物面である血管内皮下組織に接触すると凝固系が活性化される．その際，凝固反応が効率よく進むにはリン脂質の存在が必要であるが，活性化された血小板では陰性荷電を有するリン脂質（phosphatidylserine, PS）が露出し，血液凝固の場を提供する．

血液凝固は，凝固因子群が連鎖的に反応して最終的にフィブリンを形成する反応である（図6）．フィブリンは前駆体フィブリノゲンより産生されるが，この変換を行うのはトロンビンである．トロンビンは活性化第X（Xa）因子によりプロトロンビン（凝固第II因子）より生成される．この第X因子を活性化する経路として外因系と内因系の2つの経路が知られている．外因系は，血液に組織液が混入した際に，血液"外"の組織液中に存在する組織因子（凝固第III因子，組織トロンボプラスチン，tissue factor, TF）の働きで始まるカスケードである．つまり，凝固第VII因子が，Ca^{2+}存在下で組織因子と結合し活性化され，凝固第IX因子，第X因子をそれぞれ活性型に変換する．内因系は血液が異物面と接触することにより活性化されるが，その際，必要な因子すべてが血液"内"に存在するため内

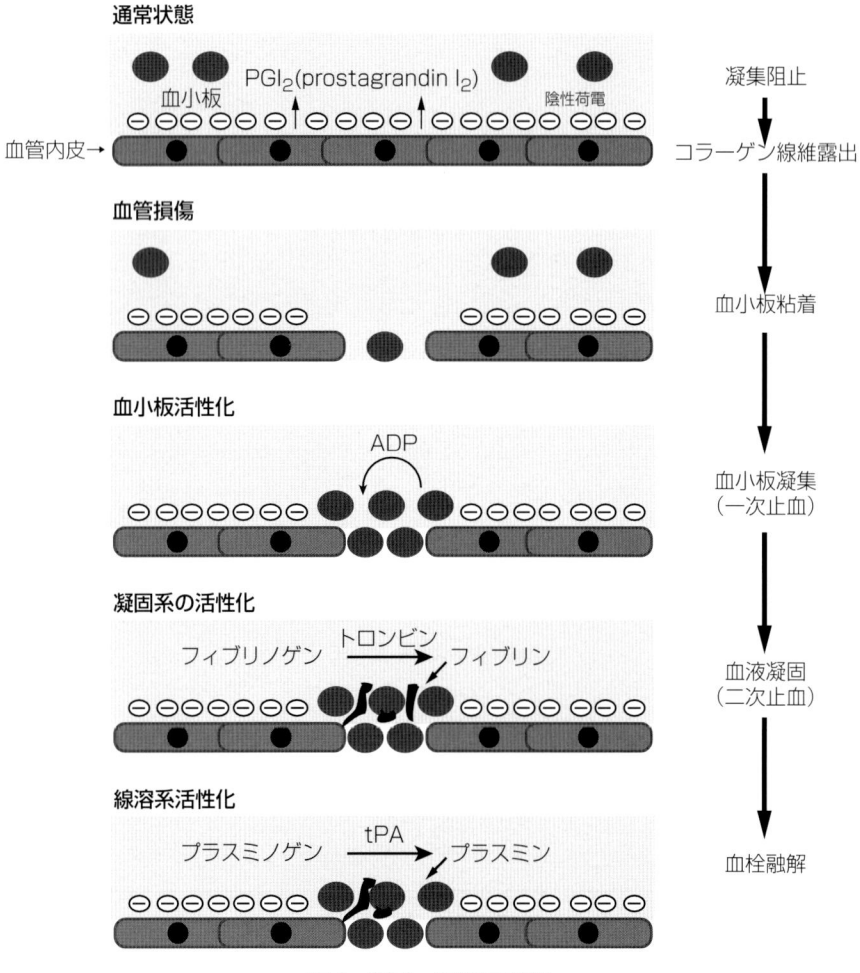

図4　凝固・線溶系の動態

総論2. 血液細胞および凝固・線溶系の動態と機能　13

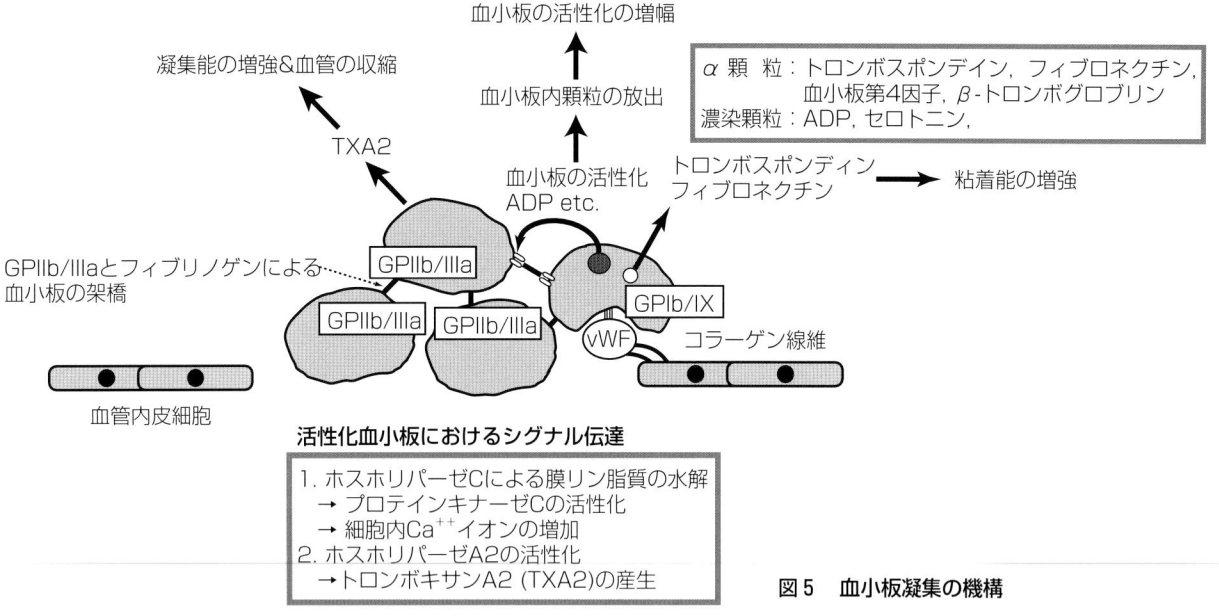

図5　血小板凝集の機構

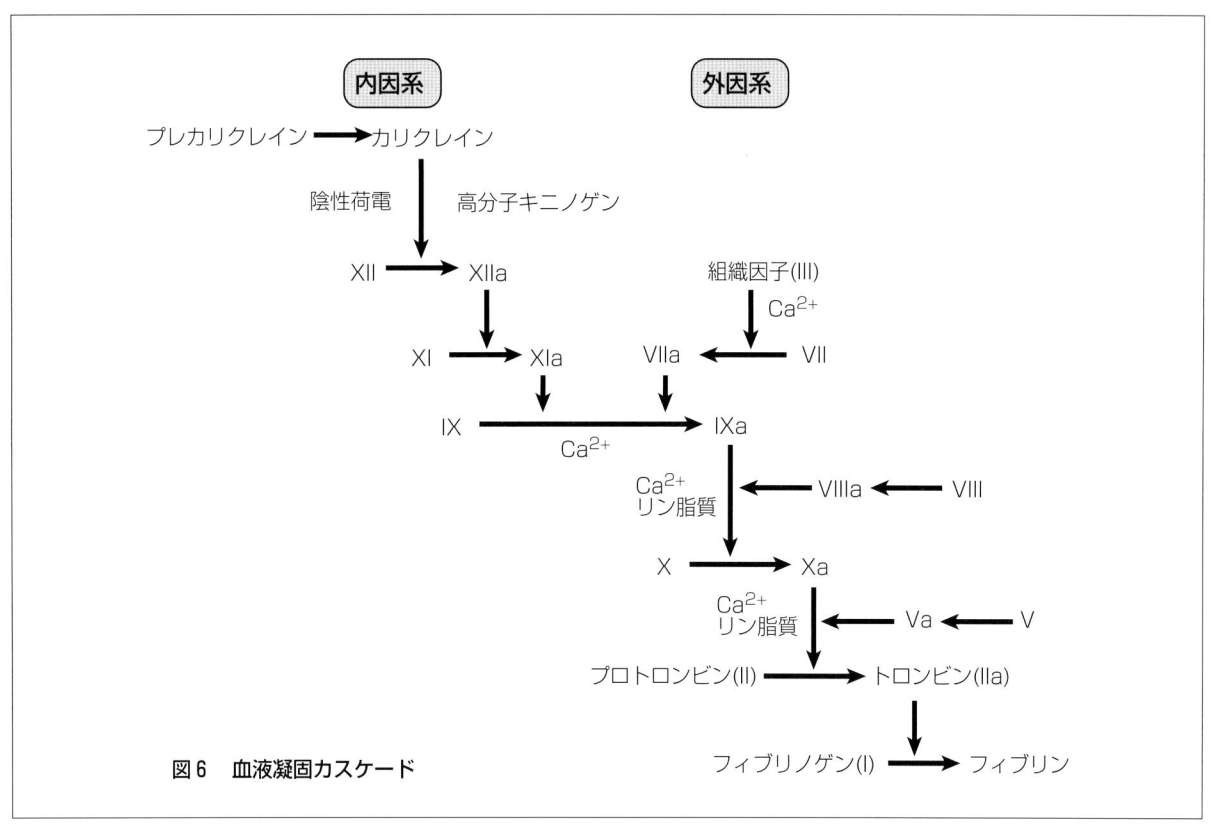

図6　血液凝固カスケード

因系と呼ばれる．内因系は凝固第XII，XI因子，プレカリクレイン，高分子キニノゲンの4分子が異物面と接触することにより第XI因子を活性化する．そして活性化された第XI (XIa) 因子はCa^{2+}存在下で第IX因子，続いて第X因子を活性化する．外因系，内因系のカスケードは第IX因子のところで重複する．つまり，第IX因子の活性化は，外因性の第VIIa-組織因子の複合体と内因系の第XIa因子の両者による．外因系に関与する第VII因子や外因系，内因系の両者に関わる第VIII，IX因子の欠損症では重篤な出血症状が認められる．一方，内因系のみに関わる第XII因子，第XI因子，プレカリクレイン，高分子キニノゲンの欠損症では試験管内での凝固時間は延長しているが，出血症状は認められない．このため，生体内では内因系の止血機能

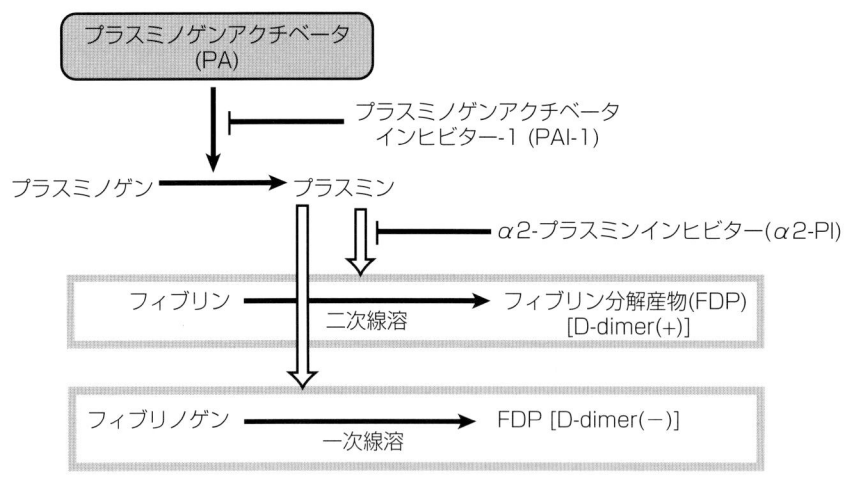

図7 線溶系の活性制御機構

はそれほど重要ではないと考えられている．これらのカスケードによって活性化された第X因子は，第V因子と協調してCa^{2+}存在下でプロトロンビンをトロンビンに変換する．トロンビンは，活性化された血小板表面上で効率よくフィブリノゲンからフィブリンを生成し，一次止血栓をさらに強化する（二次止血栓）．

フィブリンが形成されると，線溶系が同時に活性化され，フィブリンの融解反応が惹起され，最終的に創傷が治癒する頃には凝血塊は消失する．線溶反応の中心となるのはプラスミンであるが，プラスミンはその前駆物質プラスミノゲンからプラスミノゲンアクチベータ（PA）の作用により生成される（図7）．プラスミンはフィブリン，フィブリノゲンを分解するが，フィブリンを分解することを二次線溶，フィブリノゲンを分解することを一次線溶と呼ぶ．その際，共にフィブリン分解産物（FDP）が産生されるが，二次線溶の際にはD-dimerが形成されるが，一次線溶の場合にはD-dimerは産生されず，両者の鑑別に用いられている．PAには血管内皮細胞で産生される組織タイプPA（tissue-type PA, t-PA）と腎細胞などで産生されるウロキナーゼタイプPA（urokinase-type PA, u-PA）の2種類があるが，フィブリンの溶解はおもに前者によって行われる．また，プラスミンの機能は$\alpha 2$-プラスミンインヒビター（$\alpha 2$-PI），PAの機能はプラスミノゲンアクチベータインヒビター-1（PAI-1）によって抑制されている．

［松村　到／金倉　譲］

総論

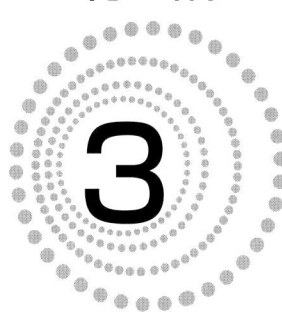

貧血の鑑別法

はじめに

貧血は日常診療で最もありふれた症候のひとつであるが，その原因には，鉄欠乏から造血器腫瘍にいたるまで幅広い疾患が含まれている．したがって，臨床医は貧血の症候を的確に把握し，その原因を正しく鑑別し，必要に応じて適切な専門医へタイミングよくコンサルトすることが求められる．ここでは，第一線の臨床医が貧血を診断し，鑑別診断を行う際のポイントについて概説したい．

貧血の診断—どのような症状や身体所見から貧血を疑うか（表1，2）

疑うことが診断に至る第一歩であるのは貧血の場合も例外でない．それではどのような訴えや身体所見があれば貧血を疑うべきなのであろうか．一般に慢性の貧血では，表1に示すように，酸素欠乏による症状と，これを代償しようとする生体の反応に基づく症状がみられる．このなかでも，息切れ，呼吸困難，動悸，易疲労感などの訴えが比較的多く認められる．これらの

表1　慢性の貧血に見られる症状

1．組織の酸素欠乏に基づく症状
（1）中枢神経系：頭痛，**めまい**，耳鳴り，失神発作
（2）筋骨格系：倦怠感，**易疲労感**，間歇性跛行
（3）循環器系：狭心症，心不全
2．代償作用による症状
（1）循環器系：**動悸**，頻脈
（2）呼吸器系：**息切れ**，呼吸困難
（3）末梢血管系：**顔色不良**

・太字の症状は比較的頻度が高い．循環・呼吸器系症状は労作時に症状が現れやすい．

表2　症状および身体所見から疑われる貧血の原因（血液疾患を中心に）

症状・所見	疑われる原因
黄疸	溶血性貧血，巨赤芽球性貧血，肝疾患
舌炎	鉄欠乏性貧血，ビタミンB_{12}欠乏性貧血
嚥下困難	鉄欠乏性貧血
くも状血管腫，手掌紅斑	肝疾患に伴う貧血
匙状爪	鉄欠乏性貧血
点状出血，紫斑	急性白血病，再生不良性貧血，骨髄異形成症候群
脾腫	遺伝性球状赤血球症，骨髄線維症，肝疾患
腰痛	多発性骨髄腫
褐色尿，血尿	発作性夜間血色素尿症，発作性寒冷血色素尿症
血便	鉄欠乏性貧血，出血性貧血
過多月経	急性白血病，鉄欠乏性貧血
発熱	急性白血病，再生不良性貧血，骨髄異形成症候群
神経症状	ビタミンB_{12}欠乏性貧血
意識障害	血栓性血小板減少性紫斑病

症状は，心・肺疾患，肝疾患，平衡感覚器系疾患などを疑わせやすいが，貧血に基づく症状であることが以外と多いことに注意すべきである．また，これらは体動時や労作時に現れやすいのが特徴であり，問診の際に注意して聞いてみる必要がある．

身体所見から貧血の有無をチェックする場合には眼瞼結膜の赤みの状態を観察するのが一般的であるが，手掌，爪床，口腔粘膜の色調や，手掌や爪床を圧迫した時の赤みの変化を観察するのも参考になる．

症状や身体所見から，貧血の原因疾患が推定される場合（表2）がある．以下に代表的なものについて血液疾患を中心に述べる．

1．黄　疸

貧血に加えて黄疸がある場合には溶血性貧血や巨赤芽球性貧血が疑われる．この場合の黄疸は間接ビリルビンの増加に基づくものであり，明るい黄色調を呈しているのが特徴である．また，肝胆道系疾患における直接ビリルビンの増加による場合と異なり，ビリルビンの皮膚への沈着が少ないために皮膚の黄染の度合いも軽く，また痒みがないことも特徴である．

2．舌　炎

鉄欠乏性貧血やビタミンB₁₂欠乏の場合には，舌乳頭の萎縮，舌全体の発赤疼痛がみられる．ビタミンB₁₂欠乏によるものはHunter舌炎とよばれ，舌は牛肉のステーキにたとえられる外観を呈する．鉄欠乏性貧血では，進行すると口腔粘膜の萎縮が咽頭や喉頭にも及び，嚥下困難をきたすようになる（Plummer-Vinson症候群）．

3．出血傾向

貧血と同時に四肢や体幹部に点状出血や紫斑をみた場合には，急性白血病や再生不良性貧血などが疑われる．過多月経は，急性白血病などに伴う出血傾向の一症状として認められる場合と，子宮筋腫などの婦人科疾患によって生じる場合がある．後者の場合には鉄欠乏性貧血を伴うことが多い．

4．脾　腫

脾腫は貧血の原因を推定するうえで重要な所見である．骨髄線維症では臍下に達する巨大な脾腫が見られるが，溶血性貧血では肋骨弓下2，3横指程度の腫大が多い．

貧血の鑑別診断の進め方

症状や身体所見から貧血を疑ったら，血算一式（complete blood cell count, CBC）を行い，貧血の存在を確認する（図1）．この際，貧血と同時に白血球数や血液像あるいは血小板数にも異常が見られた場合には，骨髄穿刺や骨髄生検など骨髄検査の適応について考慮する．一方，異常が赤血球系のみに限られている場合には赤血球数，ヘモグロビン濃度，ヘマトクリット値から平均赤血球容積（mean corpuscular volume, MCV）を計算し，MCVの値によって小球性貧血

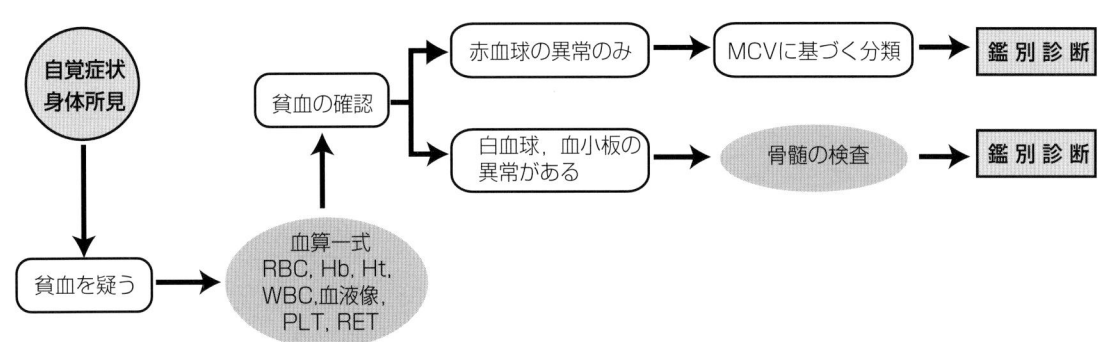

図1　貧血の診断の流れ

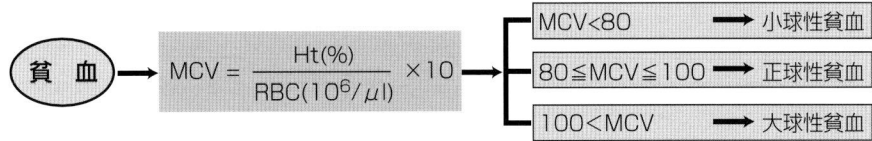

図2　MCV（mean corpuscular volume，平均赤血球容積）に基づいた貧血の分類

(MCV＜80fl),正球性貧血(80≦MCV≦100),大球性貧血(MCV＞100fl)の三つに分類し(図2),その結果にしたがって鑑別診断を進める.

1. 小球性貧血の鑑別診断(図3)

小球性貧血の大部分は鉄欠乏性貧血であるが,診断は血清フェリチンの低下によって可能である.この際,血清鉄が低下していること,総鉄結合能が正常～高値であることが確認できれば診断はより確実となる.鉄欠乏性貧血の診断が確定したら,その原因についても検索を進める.特に,男性や閉経後の女性で鉄欠乏性貧血をみた場合には,悪性腫瘍による慢性的な出血が原因である可能性を常に念頭におく必要がある.

小球性貧血で血清フェリチンが低下していない場合には精査が必要である.血清鉄の低下を伴う場合には,慢性疾患に伴う貧血(anemia of chronic disorders)が疑われるので,感染症,悪性腫瘍,炎症性疾患などの基礎疾患(表3)の有無について検査を進める.血清鉄の低下がない場合には骨髄穿刺を行い,鉄染色標本上で環状鉄芽球の増加を認めれば鉄芽球性貧血と診断できる.サラセミアでは末梢血塗抹標本で特徴的な標的赤血球を認める.ヘモグロビン分析,DNA解析などによって診断を確定する.

2. 大球性貧血の鑑別診断(図4)

大球性貧血をみた場合には,ビタミンB_{12}あるいは葉酸の欠乏の有無をまず最初に調べる.これらの疾患では骨髄に巨赤芽球がみられるのが特徴である(巨赤芽球性貧血).ビタミンB_{12}欠乏の代表的疾患である悪性貧血では,Hunter舌炎,連合脊髄変性症による四肢の知覚障害,腱反射の低下などの神経症状がみられ,内因子抗体や壁細胞抗体などの自己抗体が陽性と

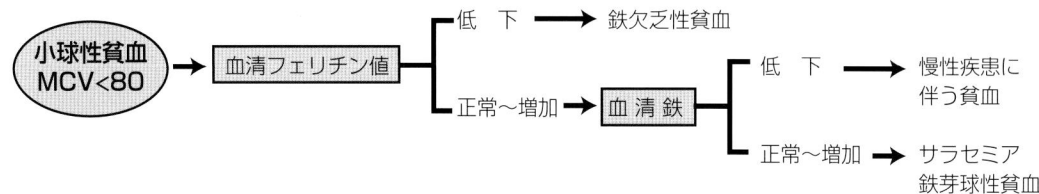

図3 小球性貧血の鑑別診断

表3 二次性貧血の分類

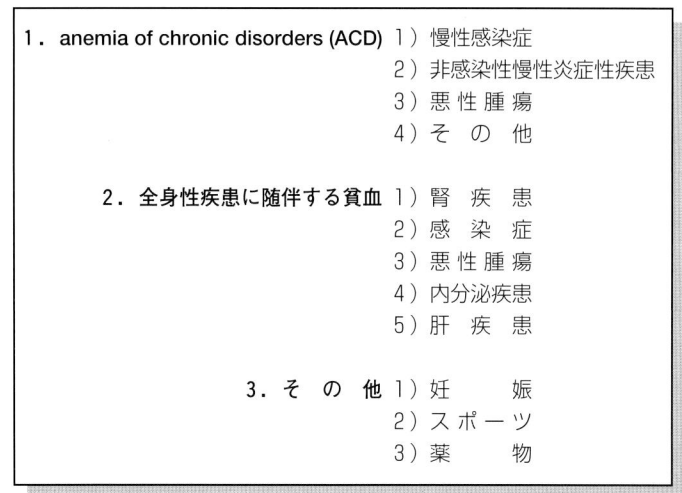

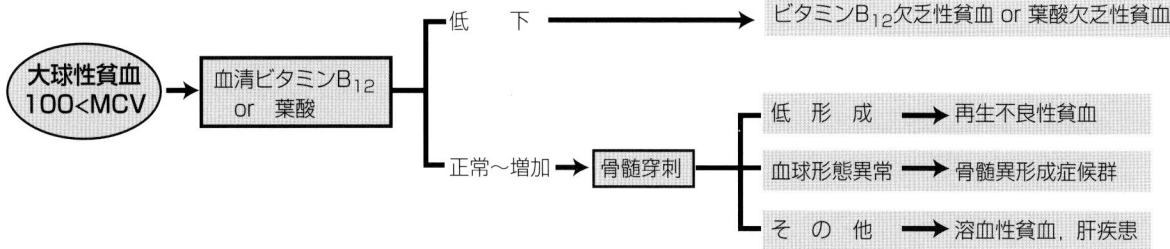

図4 大球性貧血の鑑別診断

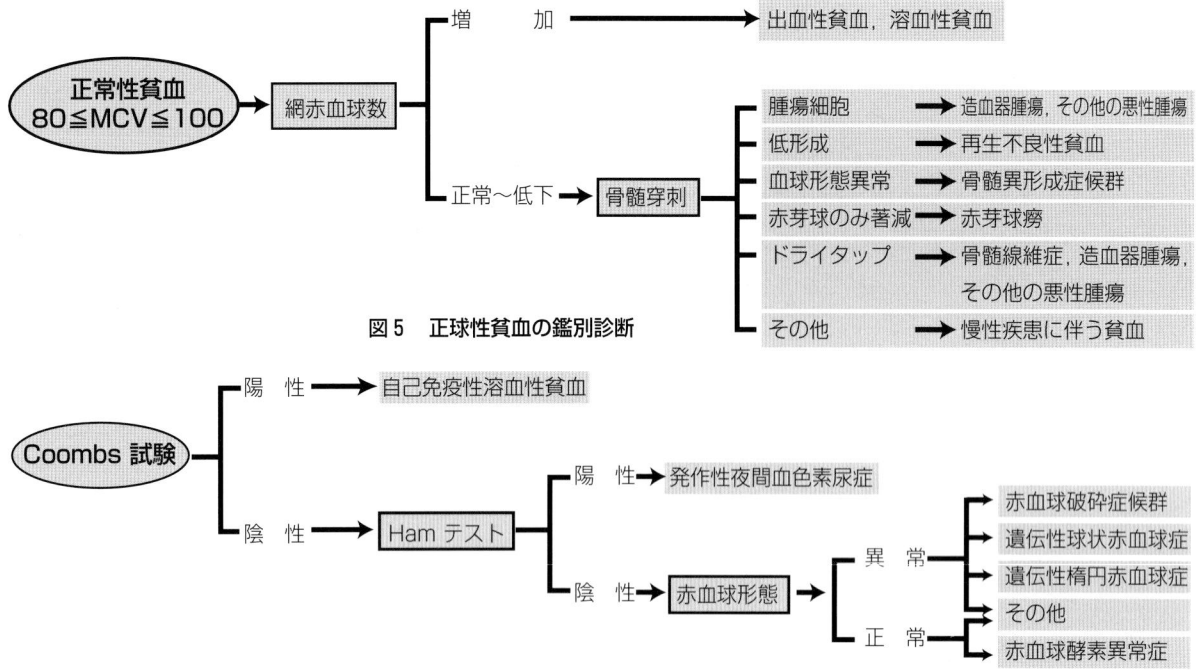

図5 正球性貧血の鑑別診断

図6 溶血性貧血の鑑別診断

なり，ヒスタミン抵抗性の無胃酸症を呈するなどの特徴的な病像を示す．ビタミン B_{12} や葉酸の低下がない場合には，再生不良性貧血，骨髄異形成症候群，溶血性貧血などを鑑別するため骨髄穿刺をする必要がある．これらの疾患では，正球性のパターンをとるとされるが，大球性のパターンをとる場合も少なくないからである．溶血性貧血では，赤血球凝集のために見かけ上，著しくMCVが高値をとる場合がある．肝疾患やアルコール多飲者でも大球性貧血を呈することがある．

3．正球性貧血の鑑別診断 (図5)

このグループには多数の疾患が入るので鑑別診断が難しく，骨髄検査が必要になることも多い．正球性貧血で網赤血球の増加がみられた場合には，出血性貧血と溶血性貧血を考慮すべきである．慢性的な出血では鉄欠乏のために小球性のパターンをとるので，正球性を示す場合，出血は比較的最近のエピソードであると推測される．網赤血球の増加に加えて，血清LDH（特にアイソザイムⅠ，Ⅱ型）や間接ビリルビンの増加，血清ハプトグロビンの低下がある場合には溶血があると考えてよい．溶血性貧血にも多数の疾患があるが，鑑別診断は図6にしたがって進めていく．

正球性貧血で網赤血球の増加がみられない場合には，骨髄穿刺を行う．これによって，急性白血病，多発性骨髄腫，悪性リンパ腫などの造血器腫瘍，再生不良性貧血，赤芽球癆，骨髄異形成症候群などの鑑別診断が可能である．骨髄線維症では，骨髄穿刺が吸引不能でドライタップとなる．この場合には骨髄生検をすることによって診断は可能である．以上のような造血器疾患は特徴的な骨髄所見を示し，診断は比較的容易であるが，骨髄に特徴的な所見がない場合には，腎障害，内分泌疾患，慢性炎症性疾患，悪性腫瘍などの基礎疾患に伴う貧血の鑑別（表3）が必要となる．

 おわりに

貧血の鑑別診断の進め方のアウトラインを述べたが，実際の症例はここに述べたように単純ではない．実地臨床では定型的な症候や検査所見がそろわないものや，複数の要因の関与を疑わせるものによく遭遇する．「貧血」は疾患の名称ではなく，一つの症候であり，その背後にはさまざまな病態が潜んでいるのがその理由であると思われる．貧血を診断した場合には，いたずらに治療を急いで重大な疾患を見落とすことがないよう，常にその原因を把握する努力を怠ってはならない．また，治療の経過中にも，最初の診断に誤りがなかったかどうかを常に振り返ってみる慎重さが必要である．

●文　　献●
1）仁保喜之：貧血の診断と分類の進め方．内科 82：423-426, 1998
2）北村　聖：診断のためのアプローチ．日内会誌 88：968-974, 1999
3）関川哲明, 山田　尚：実地医家のための貧血の診察と検査．臨床成人病 9：1147-1153, 2001
4）別所正美：血液疾患診療マニュアル～二次性貧血．日医会誌 124：S148-S151, 2000

［別 所 正 美］

総論

4 輸血製剤の種類・適応・副作用

はじめに

血液疾患に対する輸血療法の進歩は著しく，なかでも造血器腫瘍における強力な化学療法には血小板輸血が必須である．その他の種々の疾患・病態に対しても，今日では輸血療法なしでは治療そのものが成り立たないといってよい．

さて，このような輸血療法に使用される血液製剤は，献血者から得た血液をそのまま，あるいはごく一部加工して使用される狭義の血液製剤と，血漿成分を抽出，精製して得られる血漿分画製剤に大きく分類される．わが国では後者は一般的に通常の薬剤として認識され，濫用され，しかもまだ大部分が輸入に頼っている現状である．本稿ではその種類，副作用と1999年に厚生省から出された血液製剤の使用指針をふまえた適応について述べる．

血液製剤療法の原則

輸血療法の目的は，血液成分の欠乏あるいは機能不全により臨床上問題となる症状を認めたときに，その成分を補充して症状の軽減をはかる補充療法であり，血液疾患においてもこの原則にかわりはない．したがって，単なる検査異常値の補正は意味がない．また出血性素因患者における観血処置などごく例外的な場合を除いて予防投与の適応はない．

輸血用血液製剤の種類と適応

表1には現在日本赤十字社から供給されている狭義の血液製剤を示す．全血製剤は血液保存液CPDを混合した全血製剤で，一般の輸血適応症に用いるが血液疾患患者にその投与の適応はない．血液成分からなる血液製剤は大きく赤血球製剤，血小板製剤，血漿製剤に分類されるが，後者二つは止血目的に用いられることから，狭義の血液製剤の適応は酸素運搬能の確保と止血目的に限ると言ってよい．

1. 赤血球製剤

1) 赤血球輸血の目的

赤血球輸血は多くの領域で用いられる基本的な輸血の一つであるが，その目的とするところは末梢循環系への十分な酸素を補給することに加えて循環血液量を維持することである．しかし他の輸血療法と同様にあくまで補充療法，対処療法であり，薬物治療など，他の治療法にて改善が期待される病態に対する適応はない．

2) MAP加赤血球製剤

現在，日本赤十字血液センターから供給される赤血球製剤の大部分を占めるMAP加赤血球製剤を中心に述べる．

製剤はACD-A液を用いた全血から得られた血漿およびバッフィーコートを除いた赤血球に添加剤としてマンニトール，アデニン，結晶リン酸二水素ナトリウム，クエン酸ナトリウム，クエン酸，ブドウ糖，塩化ナトリウム（MAP液）を加えて得られた製剤である．この製剤の特徴はリンパ球，血小板および血漿が約90％以上除去されており，他の血液成分の混入が少ないことであり副作用の軽減が期待されている．

3) 赤血球輸血の適応（表1）

血液疾患患者の貧血にはもっぱらMAP加赤血球が用いられ，洗浄赤血球，白血球除去赤血球，解凍赤血球，合成血は例外的に表1に示した効能，効果を期待して投与される．MAP加赤血球はほとんど血漿成分を含まないことから洗浄赤血球，解凍赤血球の代用として使用は十分可能である．実際の疾患では白血病，リンパ腫，骨髄腫のような造血器腫瘍や再生不良性貧血などの造血機能不全がおもな対象となる．慢性貧血の場合はHb値7g/dlとするが，それ未満でも必ずし

表1　日本赤十字社より供給されている血液製剤とその概要

	品　名	効能・効果	保存温度	有効期間
全　血	人全血CPD「日赤」*	一般の輸血適応症に用いる	4～6℃	採血後21日間
血液成分／赤血球	赤血球M・A・P「日赤」*	血中赤血球不足またはその機能廃絶に適する	4～6℃	採血後21日間
	洗浄人赤血球「日赤」	貧血症、または血漿成分による副作用を避ける場合に用いる		調整後24時間
	白血球除去人赤血球浮遊液「日赤」	人全血などによって抗白血球抗体による発熱性副作用を起こす患者の輸血または臓器移植時の輸血における白血球抗体産生予防のために用いる		調整後24時間
	解凍人赤血球濃厚液「日赤」	貧血または赤血球の機能低下に用いる		調整後12時間
	合成血「日赤」	ABO血液型不適合による新生児溶血性疾患に用いる		調整後24時間以内
血液成分／血小板	濃厚血小板「日赤」*	血小板減少症を伴う疾患に適応	20～24℃ 要：振とう	採血後72時間以内
	濃厚血小板HLA「日赤」*	血小板減少症を伴う疾患で、抗HLA抗体を有するために通常の血小板では効果が見られない場合に適応		
血液成分／血漿	新鮮凍結血漿「日赤」	1.血液凝固因子の補充 2.血漿因子の補充(PT・APTTが正常な場合)	−20℃以下	採血後1年間

*印の製剤にはすでに血液センターにて放射線照射済みの製剤も供給されている
(献血と血液のハンドブック：日本赤十字社；平成10年を一部改訂)

も輸血を必要としない場合もある．したがって，適応には循環器系の臨床症状を注意深く観察し，日常生活や社会生活の活動状況を勘案する必要がある．投与量は臨床症状の改善が得られる量を目安とする．鉄過剰を避けるため，投与間隔はできるだけ長く設定する．

ここでは，代表的な疾患で輸血の機会の多い再生不良性貧血，白血病，先天性および後天性溶血性貧血を中心に述べる．なお赤血球産生にとって材料の欠乏している鉄欠乏性貧血，悪性貧血では輸血の適応はなく，また腎性貧血ではエリスロポイエチンによる治療が主である．

(1) 再生不良性貧血

骨髄における汎血球産生の障害により慢性的な貧血，白血球減少とそれによる感染症，血小板減少に基づく出血性素因が特徴である．根本的な治療は幹細胞移植であり，さらに種々の薬物(ホルモン剤，免疫抑制剤等)による治療が試みられるが，寛解状態に到達するまで，あるいは寛解状態が得られなければ終生の輸血が必要である．本疾患は経過が長く急速な貧血をきたすことは稀であり，赤血球内2,3-DGP濃度の上昇により組織への酸素放出能が上昇するので，赤血球数やヘモグロビン値がかなり低値でも貧血症状の発現は少ない．したがって，大切なことは，検査値の補正を第一義的に考えるよりも患者自身の臨床症状を十分観察し，患者の年齢，合併症，社会的活動などをも含めて判断することが必要である．検査値を目安にして輸血の適応を決めてはいけないが，きわめておおざっぱな目安としてヘモグロビン値で7g/dlが考えられる．

本疾患患者の循環血漿量は正常であり，また凝固因子も異常はないことから，全血製剤による補正は必要でない．血小板も減少していることから全血製剤も考えられるが，現在血液センターから供給される全血製

剤では血小板補給は期待できない．したがって，赤血球MAP加製剤使用を基本とする．

頻回輸血による副作用については抗体産生と鉄の沈着が問題である．抗体の検出に対しては抗体スクリーニングを必要に応じて行い溶血を起こさない製剤の確保が必要であり，鉄沈着によるヘモジデローシスに対しては可能な限り間隔を置いて輸血をすることで予防をする必要がある．

（2）白血病

本疾患も再生不良性貧血と同様根本的な治療は幹細胞移植であり，種々の化学療法が試みられる．赤血球輸血は多くの場合寛解までであり，臨床症状のない程度のヘモグロビン量を維持できればよいのであって，再生不良性貧血と同様に臨床的な観察が特に重要である．

（3）溶血性貧血

先天性溶血性貧血のうち，わが国おいて最も高頻度に認められるのは赤血球膜異常症で，全体の約80％を占めており，なかでも球状赤血球症，楕円赤血球症が全体の70％を占める．一方，諸外国においては広義のヘモグロビン異常症（サラセミア，異常ヘモグロビン症など）や酵素異常症（例えばG-6-PD欠乏症など）が大部分を占めている．

したがって，わが国では諸外国に見られるサラセミアなどの重篤な溶血発作による緊急赤血球輸血や慢性的な赤血球輸血は稀であり，実際に球状赤血球症，楕円赤血球症では貧血は比較的稀で赤血球輸血の機会は少ない．脾臓摘出が最も根本的貧血治療であるが，パルボウイルスなどの感染後の急性aplastic crisisに対してはサラセミアの場合と同様に急速な赤血球輸血が行われることもある．

後天性溶血性貧血は自己免疫性溶血性貧血（AIHA）と夜間発作性血色素尿症（PNH）がその代表疾患である．前者では副腎皮質ホルモン療法により寛解状態が期待されるので輸血を第一義的に行うことはない．輸血をした後，直ちに溶血が起こるわけではないことから，基礎疾患のために極端な貧血状態にて生命に危険な状態または急激な溶血発作時に行われることもある．問題は自己抗体のために適合血が得にくいことである．輸血中は溶血発作の有無を厳重に観察する必要があるが，幸い抗体はIgGで溶血も血管外で起こるため重症化することは少ない．輸血用製剤は赤血球MAPを用い，原則的には全血は投与しない．特にクームス抗体陽性で補体活性化のある場合には血漿成分を投与してはならない．

PNHでもその適応はAIHAと同様であるが，補体の活性化を起こさないために血漿成分を投与してはならない．しかしこの考え方にも反論があるので白血球除去血，または洗浄赤血球を用いたほうが安全であろう．

2．血小板製剤の適応

血小板の量的，質的異常による出血症状の軽減が投与の目的である．このような病態に血小板輸血が行われるが有効期間が短いこと，高価な製剤であることから本製剤の適正使用が強く望まれている一方，不適切な使用も多く，きちんと輸血前後の血小板数，臨床的な止血効果などを検討すべきである．

製剤には5～20単位があり，室温（22～25℃）で水平振盪しながら保存する．有効期間は72時間で，5単位当たり1×10^{11}個以上の血小板を含む．

1）血小板減少症

検査値にとらわれるのではなく，臨床状況を把握することが必要である．通常2万/μlが出血の目安といわれてきた．Beutlerは5千/μlが目安と報告したが，臨床的には1万/μlが適当であろうと思われる．

2）絶対的適応

血小板数が1万/μl以下で出血のある場合には，おおよそ5万/μlを目標にして濃縮血小板製剤10～15単位（$2\sim3\times10^{11}$）を投与する．

3）相対的適応

血小板数が1万/μl以下で出血のない場合，または血小板数が1万/μl以上で出血の恐れがある場合で，具体的には化学療法中の白血病や悪性腫瘍などがこれに相当する．再生不良貧血もしばしばこのような場合があり，必ずしも血小板輸血は必要でないことが多いが，発熱や感染症合併時には出血の可能性が多いので準備が必要なこともある．

実際の輸血に際しては，血小板数から考えると5万/μl以上では通常血小板輸血が必要となることはない．2～5万/μlでは止血困難な場合，適応となる．2万/μl以下では多くの場合，輸血適応となる．ただし再生不良性貧血などに見られるような慢性に経過していて，明らかな出血傾向がない場合は血小板数に関わらず適応とはならない．

白血病の寛解導入時には2万/μl以上に保つことを目標とし，通常週2～3回輸血を要する．ただし発熱，脾腫，DICなどにより，さらに頻回，大量の投与を要することも多い．血小板無力症やBernard-Soulier症候群などの先天性血小板機能障害や慢性骨髄性白血病，血小板増多少など血小板数が正常もしくは増加しているにもかかわらず出血症状を示す後天性血小板機能異常症では，特別な場合に限ってその適応がある．特に先天性血小板機能異常症では抗血小板抗体産生に注意が必要である．抗血小板療法の目的でアスピリン，

チクロピジンあるいはジピリダモールなどの抗血小板剤服用患者の観血的な処置に際しては早めに薬剤を中止することによりその機能は回復する．しかし，緊急手術などで時には血小板輸血が必要となる場合もある．

4）特殊な病態での血小板輸血

DIC（播種性血管内凝固症候群）では血小板の補充がきわめて重要であり，ことに造血器腫瘍によるDICではその疾患の性質上容易に血小板の回復が期待できないことから長期かつ十分な補充が必要である．目標は血小板数を5万/μl以上に維持することである．副作用のことも考えて，可能な限り高単位の血小板濃縮製剤の投与が望ましい．しかし，造血器腫瘍以外のDICでは速やかに回復することが知られており，漫然とした投与を行わないようにすることも必要である．

ITPでは，特別な症例でない限り生命に危険があるような出血症状を呈することは稀である．これは本疾患に見られる血小板が若くて大型で機能的に優れているからである．もし脳出血あるいは腹部，胸部への出血があり生命に危険が及ぶ場合には，直ちに10〜20単位あるいはそれ以上の十分量の濃縮血小板を投与する．この際，同時に免疫グロブリン製剤（通常20g/body）の投与も行う．しかし，この血小板輸血はあくまでも緊急避難であることを銘記すべきである．脾臓摘出術などに際して，もし血小板数が1万/μl以下で出血傾向が認められるならば血小板輸血をすることもあるが，術前投与では血小板はほとんど脾臓とともに除去されるので，少なくとも脾臓茎が結紮された後のほうが効果的である．

TTPにおける治療法は速やかに血漿交換療法を開始することであり，血小板減少に対する安易な血小板補充療法はかえって危険である．血漿交換療法は回復するまで可能な限り繰り返して行うことが重要である．かつては血漿交換療法の変わりに血漿輸注療法が行われたが，その後の大規模な臨床研究により血漿交換療法が優れていることが明らかになった．この他，溶血性尿毒症症候群やヘパリン起因性血小板減少症など，その病態の本態が血小板凝集の亢進によるものでは血小板輸血は禁忌である．

5）輸血された血小板の評価

必要投与量は次の計算式にて計算する．

予測血小増加数($/\mu l$) = ［輸血血小板増加数/循環血液量(ml) × 10^3］ × 2/3

（2/3は脾臓に捕捉されるための補正係数を示す）

したがって，体重50〜60キロの成人においては10単位の血小板の投与にて3万/μl前後の血小板数の上昇が期待される．しかし，漫然とした血小板輸血は問題であり，以下に示すような補正血小板増加数（corrected count increment：CCI）を求めて，その有効性の評価をする必要がある．

CCI = 血小板増加数($/\mu l$) × 体表面積(m^2) / 輸血小板総数(10^{11})

CCIは輸血後1時間後または1日（18〜24時間）後の値で評価され，通常，1時間後では7,500以上，1日（18〜24時間）後では4,500以上とされている．

6）血小板輸血不応症

血小板輸血後において血小板数が期待値に上昇しない状態を血小板輸血不応症というが，その原因としては前にも述べたように発熱，脾腫，DIC，出血などの非免疫学的機序による場合とHLA抗体あるいは抗血小板抗体による免疫学的機序がある．この両者の鑑別は時に困難なこともあるが，CCIから非免疫学的機序では1時間値はほぼ正常であるが，免疫学的機序では1時間，24時間値とも異常値を示す．血小板抗体（HLA抗体）による輸血不応例ではHLA適合血を用いる．

3．新鮮凍結血漿製剤の適応

1）新鮮凍結血漿とはいかなるものか

新鮮凍結血漿は献血より得られた血漿を採取6時間以内に速やかに−40℃以下に凍結したもので，日本赤十字血液センターより供給されるものとしては200ml全血由来（1単位）80ml，400ml全血由来（2単位）160ml，成分採血由来（5単位）420〜480mlの製剤がある．その有効期限は−20℃以下の凍結保存で1年間である．

その内容としては，当然すべての血漿タンパクを含有しているが，輸血用製剤として対象となるものはアルブミン，グロブリンおよび凝固因子である．これらのうちアルブミンについては抗凝固剤の関係で希釈され平均4％であり，濃縮製剤（20，25％）に比して著しく低値である．つまり，成分採血由来（5単位：420〜450ml）のFFPですら，アルブミン濃度は25％濃縮製剤の70〜80mlに相当するにすぎない（表2）．

ガンマグロブリンについてはFFPによる補給は臨床上意味がなく，その目的で用いられることはない．凝固因子は血漿1mlあたり平均1単位（100％）の凝固因子を含有していると考えられるが，他の成分に比して個人差が大きい点を念頭に置くべきである．これら凝固因子のうち濃縮製剤が使用できる第VIII，IX，XIII因子用に用いられることはなく，結局，濃縮製剤のない凝固因子の補給用としてのみ意義がある．

また，FFPに含まれるナトリウムイオン濃度は抗凝固剤として用いられているクエン酸ナトリウムの影響で高くなっており，正常血清が137〜145mEq/Lであ

表2　新鮮凍結血漿の成分とヒト血清の比較

	200ml由来 (n=20)	400ml由来 (n=10)	成分由来 (n=10)	正常血清
Na (mEq/L)	174±5	174±4	153±4	137–145
Cl (mEq/L)	81±9	75±2	76±3	99–107
glucose (mg/dL)	362±20	352±19	366±35	70–110
浸透圧 (mOsm/kgH$_2$O)	290±12	314±1	297±3	276–292
pH	7.4±0.03	7.38±0.03	7.29±0.10	7.31–7.51
無機リン (mg/dL)	10±1	10±1	3.4±0.8	2.4–4.3
総タンパク (g/dL)	6.3±0.6	6.0±0.2	5.6±0.2	6.8–8.2
アルブミン (g/dL)	4.0±0.3	4.0±0.1	4.0±0.3	4–5
フィブリノゲン (mg/dL)	244±19	238±21	256±60	150–400

るのに対して，1単位，2単位由来では174mEq/L前後，成分由来でも153mEq/L前後である．さらに血漿分画製剤とは異なり，わが国のFFPは一切のウイルス不活化の処理がなされていないことから，分画製剤に比して感染に危険性が高いことは言うまでもない．

2）FFPの適応

1999年に出された新しいガイドライン（新ガイドライン）によるFFPの適応となる疾患・病態を表3に示す．今回のガイドラインではFFPの適応は凝固因子の補給のみと考えて良い．

使用に当たってまず考えなければならないことは，FFP以外に安全で効果的な血漿分画製剤や代替製剤（リコンビナント製剤など）がない場合にのみ適応があることと，投与前にプロトロンビン時間（PT），活性化部分トロンボプラスチン時間（APTT），フィブリノゲン値を測定することを原則とする．また，投与の目的は以下に示すような凝固因子の欠乏状態による出血傾向の改善であって，単なる検査値の補正ではないことと，また観血処置を伴わない一般的な予防投与に

表3　FFPの適応となる疾患・病態

1. 濃縮製剤のない先天性凝固因子欠乏症
2. 複合型凝固障害症：
   重症肝障害
   播種性血管内凝固症候群
   大量輸血による希釈性凝固障害
3. クマリン系薬剤効果の緊急補正
4. 血漿因子の補給：
   血栓性血小板減少性紫斑病

ついてもその適応ではないことを十分に理解する必要がある．

（1）凝固因子補給

表4には止血に必要な凝固因子レベルとその生物学的性状を示す．

濃縮製剤のない先天性凝固因子欠乏症のうち第XII因子，高分子キニノゲン欠乏症，プレカリクレイン欠乏症の接触相に関与する凝固因子欠損症では出血傾向がないことから適応はない．

第VIII因子欠乏症（血友病A），第IX因子欠乏症（血

表4　止血に必要な凝固因子レベルとその生物学的性状

因子	止血に必要な濃度*	生体内半減期	生体内回収率	安定性（4℃保存）
フィブリノゲン	75～100mg/dL	3～6日	50%	安定
プロトロンビン	40%	2～5日	40～80%	安定
第V因子	15～25%	15～36時間	80%	不安定**
第VII因子	5～10%	2～7時間	70～80%	安定
第VIII因子	10～40%	8～12時間	60～80%	不安定***
第IX因子	10～40%	18～24時間	40～50%	安定
第X因子	10～20%	3～4日	50%	安定
第XI因子	15～30%	1.5～2日	90～100%	安定
第XII因子	—	—	—	安定
第XIII因子	1～5%	6～10日	5～100%	安定

*：観血処置時の下限　　**：14日保存にて活性は50％残存
***：24時間保存にて活性は25％残存

友病B），第XIII因子欠乏症についても濃縮製剤があることから適応はない．また，第IX因子を除くその他のビタミンK依存性凝固因子欠乏症（第II, VII, X因子欠乏症）は稀であることと，プロトロンビン複合濃縮製剤があることから濃縮製剤による治療法のほうがより安全である．さらに無フィブリノゲン血症患者には濃縮フィブリノゲン製剤が，またフォンビレブランド病患者にはフォンビレブランド因子を含む第VIII濃縮製剤があることからFFPの適応とはならない．

したがって，出血傾向がありながら濃縮製剤のない第V, XI因子欠乏症のみがFFPの適応となるが，これら適応疾患においても観血的処置を除いて予防的投与の意味はないことはすでに述べた．

L-アスパラギナーゼ投与時に時として，肝での凝固タンパクの産生が低下することによって出血傾向や，アンチトロンビンの低下のために血栓症を呈することもあるが，このような場合ではFFPが適応となることもあるが，濃縮製剤が使用可能であればそちらを用いたほうがよい．

（2）複合型凝固障害

この原因として肝障害，播種性血管内凝固症候群（DIC），大量輸血による希釈性凝固障害が考えられる．

重症肝障害の出血傾向は，①凝固線溶因子の産生低下，②血小板減少，③網内系機能の低下により非凝固性フィブリノゲンあるいはフィブリン分解産物の処理ができないために出血傾向も起こりうる．輸血はあくまで補充療法であるという原則に従えば単なる検査値の補正（血小板数にせよ，あるいはPT, APTTも同様である）はまったく意味がなく，予防投与の意義は認められない．つまり輸血によって補正される出血傾向のみがその適応となるわけであるが，実際にはさまざまな複合的な異常の結果としての出血であるので，抗線溶剤の投与，外科的処置なども必要である．また腹水などが存在している場合には，輸血された凝固因子はサードスペースへ移動することも考慮すべきである．

（3）DIC

本疾患についてはまず基礎疾患の治療とヘパリンをはじめとする抗凝固療法を行うことが第一義的であり，消耗性凝固障害の状態のみその適応があるのであって，DICだからといって直ちにFFPの適応はない．出血が続いて凝固線溶因子が保たれていない（低下している）場合は，治療の強化が必要であり，特に分子マーカーが上昇する場合には十分な抗凝固・抗線溶療法がなされていないため血管内凝固が起こっており，これを強化する．もし分子マーカーが改善している（正常値に近い値を示している）場合は血小板・凝固線溶諸因子が不足しているためであり，積極的な補充療法が必要であり，FFP，血小板などの補充療法の意味が出てくる．ただし，アンチトロンビンについては濃縮製剤を用いるべきである．

（4）大量輸血による希釈性凝固障害

血液疾患でこのような病態を呈することは稀であるが，大量輸血とは通常24時間以内に通常循環血液量（70ml/kg）に相当する輸血，もしくはそれ以上の輸血時とされるが，血小板数は5万/μlから10万/μl程度に減少する．しかしその減少の程度は輸血量と完全な相関関係にはなく，血小板減少が単なる希釈だけではなく合併するさまざまな病態（DICがその最も代表的なもの）が関与していることが考えられる．したがって，輸血量に見合った血小板の予防的投与は必ずしも有効とは限らない．事実，血小板が低下したからといって，直ちに出血がみられないし，まだどのような症例で出血が起こるかを予知することも困難である．一方，比較的多くの凝固因子は十分に保たれており，第V, VIII因子は正常値のそれぞれ35%, 25%程度と止血に有効な量より著しく低下するが，濃厚赤血球製剤のみでは血漿成分がほとんどないことからプロトロンビン時間（PT），活性化部分トロンボプラスチン時間（APTT）の延長が認められることがある．この場合においても，凝固異常が即出血を示すわけではなく，フィブリノゲン値の低下や血小板数の著しい低下を合併しなければ出血の恐れは少ない．

（5）血漿因子の補給

凝固因子以外の血漿因子の補給として（血漿交換の置換液，あるいは補充液として），血栓性血小板減少性紫斑病ではFFPが用いられる．最近，TTPに関して高分子フォンビルブランド因子を分解するプロテアーゼに対する抗体が一つの成因として明らかにされ，このような例では抗体除去という点での血漿交換液として用いられる．また，このプロテアーゼの先天的な欠乏に関する報告もあることから，このプロテアーゼ補充を目的としてFFPが用いられる．

3）適応のない使用法：とくに低蛋白血症

血液疾患では以下の病態を呈することは稀ではあるが，不適当な使用例としてあげる．

（1）重症肝障害，特に肝硬変では低アルブミン血症を呈し，さらに非代償期には浮腫が認められる．このような患者に対して全国的に大量のFFPが使用されているが，結論を述べれば科学的根拠のない「おまじない」，「帳尻合わせ」輸血といえる．

まず，何ら臨床症状のない低アルブミン血症に対する輸血，すなわち検査値の補正自体意味がない．アルブミンは20日前後の半減期をもって代謝され，かつ

その産生は血中濃度に依存していることが明らかにされていることから、外来性のアルブミンの補給はかえって産生低下を招く。さらにFFPに含まれるアルブミン濃度は抗凝固剤による希釈のために血清中のそれよりも低いこと、一方ナトリウム濃度は血清中よりも高くなっていることによりその大量投与はかえって水分負荷となり、結果的には浮腫を助長する可能性がある。仮に体重50kgの患者で、血中アルブミン濃度を1g/dL上昇させるためには40gのアルブミンは必要となる。FFP中のアルブミン濃度は約4 g/dLであることから、FFPは1,000ml必要となり、一方ナトリウムは170mmol/L負荷される。したがってこのような輸血はかえって水分貯留を招くことは明らかであり、実際このような量のFFP投与は通常は考えられない。ということは通常量に用いられているFFP量ではアルブミンの上昇が期待されていないことであって、いったい何の目的で使用されているのか分からなくなる。さらにFFPはアルブミン製剤に比してウイルス感染の機会は計り知れないくらい大きい。

（2）非代償期の肝障害に合併する浮腫に対するFFPの投与は今まで述べた以上に意味がない。浮腫の軽減のために行うべきことは、まずループ性利尿剤、抗アルドステロン剤の投与であり、これらが無効な場合には10～20gのアルブミン製剤（この場合には高濃度アルブミン剤を使用）を併用する。ただし最大3日間程度にすべきであって、漫然とした使用はかえって循環血漿量の増加、水分貯留による心不全やアルブミン産生の抑制をもたらす。したがって、多くの医療機関で行われているようなFFPを数単位（輸血量として200～300ml前後）は危険きわまりない輸血といえる。仮に浮腫は考えず凝固因子の補給と考えると、期待される凝固因子の上昇は10～15％前後であり、第VII因子の半減期（4～6時間）を考慮すると止血に必要な量とはとてもいえない。

（3）上述した以外に表5にみられるように、タンパク質源としての栄養補給、創傷治癒の促進、その他として重症感染症の治療、DICのない熱傷治療、人工心肺の出血予防、非代償期の肝硬変の出血予防は不適切な使用法であり、適応はない。

4）投与法の実際

凝固因子の欠乏による出血を補正する最小必要活性値は凝固因子による異なるが、最も重要なものは第VIII、IX因子とフィブリノゲン値である（表4）。これらの補正にはそれぞれの血中半減期が異なることも十分考慮して輸注計画を立てる必要がある。仮に循環血漿量を40ml/kgとし、補充された凝固因子の血中回収率を100％とすれば、凝固因子の血中レベルを20～30％上昇させるのに必要なFFP量は、8～12ml/kg（40ml/kgの20～30％）である。したがって、体重50kgの患者にFFPを400～600ml投与すると凝固因子活性は前値から20～30％上昇する。しかし、輸注に際しては患者の貧血の状態、必要とする凝固因子活性の半減期と回収率、DICではその程度、重症肝障害では腹水の有無などさまざまな要因による変化も考慮に入れることが重要である。

5）輸血の副作用

輸血による副作用には、輸血後短時間に認められるものと輸血後かなり時間を経てから認められるものに分類される。前者の代表的なものとしては、ABO型不適合による溶血反応とHLAあるいは顆粒球抗体による輸血関連急性肺障害（transfusion-related acute lung injury：TRALI）が、後者では種々の感染症がある。ここではすべての副作用についての詳細は述べず、代表的なものあるいは血液疾患患者によく使用される製剤との関連した副作用について述べることとする。

（1）ABO不適合輸血による溶血反応

患者の持つABO型の抗体と輸血された赤血球が抗原抗体反応を起こし、補体の活性化とともに輸血された赤血球が溶血し腎機能障害、腎不全あるいはDICに至るもので、わが国の調査でも相当数の不適合輸血が報告されている。その原因は血液型の判定ミスによる技術的な問題と、輸血すべき患者と異なる患者に投与されたり、異なる患者からの採血ミスなど事務的な問題に二分される。血液型判定ミスではその当事者が研修医などの検査に不慣れな医師によるものが大部分である。一方、患者の取り違えでは最終的な確認のシステムが不十分で起こることが原因のほとんどである。

その対策としては、医師ではなく、臨床検査技師による24時間輸血検査、管理体制の確立がある。また取り違え防止にはリストバンドやコンピューターの導入による輸血直前での最終確認の徹底化が必要である。

（2）輸血関連急性肺障害（transfusion-related acute lung injury：TRALI）

新鮮凍結血漿や血小板輸血後に認められる呼吸困

表5　FFPの適応とならない疾患・病態

1. 循環血漿量の減少の改善と補充
2. タンパク質源としての栄養補給
3. 創傷治癒の促進
4. その他
   重症感染症の治療
   DICの無い熱傷治療
   人工心肺の出血予防
   非代償期の肝硬変の出血予防

難，血圧低下，発熱の症状とともに肺レ線像は心不全あるいは液体貯留像のない両側性の浸潤像が特徴である重篤な副作用である．症状は輸血後1ないし2時間後に出現し，6時間以内に完成する．その原因としては経産婦もしくは輸血歴のあるドナーからの血漿中に存在する抗HLA抗体もしくは抗顆粒球抗体の存在が考えられる．輸注された抗体は補体の活性化を惹起し，好中球が肺組織に浸潤し，毛細血管の障害を起こす．発症には年齢や，性別，輸血歴には関係ない．抗HLA抗体もしくは抗顆粒球抗体保有ドナー由来の輸血を受けたからといっていつも発症するわけではないが，発症した85％の患者では複数の抗体あるいはいずれかの抗体を有している．治療としては呼吸管理を症状に応じて強力に行うことが重要であり，利尿剤は無効である．

臨床上重要なことは，まずこのような疾患の存在を認識し，輸血中に見られた呼吸困難は本疾患と疑い，輸血を中止し，酸素吸入と支持療法を開始する．そして抗HLA抗体，抗顆粒球抗体の検索が必要である．

4．血漿分画製剤（図1）

現在の輸血医療の本質は，必要な成分を必要量投与するということに尽きる．血漿分画製剤はまさにそのような要求に見合うものであるが，そのことがかえって乱用につながってもいる．さて，血漿には約700種類もの血漿タンパクが存在しており，それらは輸送タンパク（アルブミン），免疫グロブリン，リポタンパク，凝固因子，補体系タンパクに大きく分けられるが，これらのうちリポタンパクと補体系タンパクは分画製剤の対象にはならない．

1）分 画 製 剤

血漿はわが国では加工しない新鮮凍結血漿あるいは液状血漿は国内自給されている．ここの主題である分画製剤について一部は国内自給されているが大部分は原料血漿としてあるいは製品として諸外国から輸入されており，倫理的にも大きな問題となっている．図1には現在わが国で臨床的に使用されている分画製剤を示す．

2）分画製剤の適応
（1）アルブミン製剤

アルブミンは585のアミノ酸からなる分子量が約66,500のタンパク質で，生体内には成人では約300g存在しそのうち約60％は血管外に分布する．またアルブミンは血中タンパク質の約50％を占め，機能としては血漿の約80％の膠質浸透圧の維持に関与している．その半減期は約17日で，産生調節はエネルギー摂取量，血中アミノ酸量，ホルモンなどにより行われ，さらに血管外アルブミン量，血漿浸透圧などが関与する．つまり，血管外アルブミン量が低下すれば産生は亢進し，逆に増加すれば抑制される．また，血漿浸透圧が上昇すると産生は抑制される．その分解は主として筋肉，皮膚，肝臓，腎臓などで行われる．したがって，過剰のアルブミン投与はかえって内因性のアルブミン産生を抑制することの認識はきわめて重要である．

a．アルブミン使用の原則

急性の低タンパク血症に基づく病態，また他の治療法では管理が困難な慢性的な低タンパク血症による病態に対してアルブミンを補充することにより，一時的な病態の改善を図るために使用する．つまり，膠質浸透圧の改善，循環血漿量の是正がおもな適応であり，

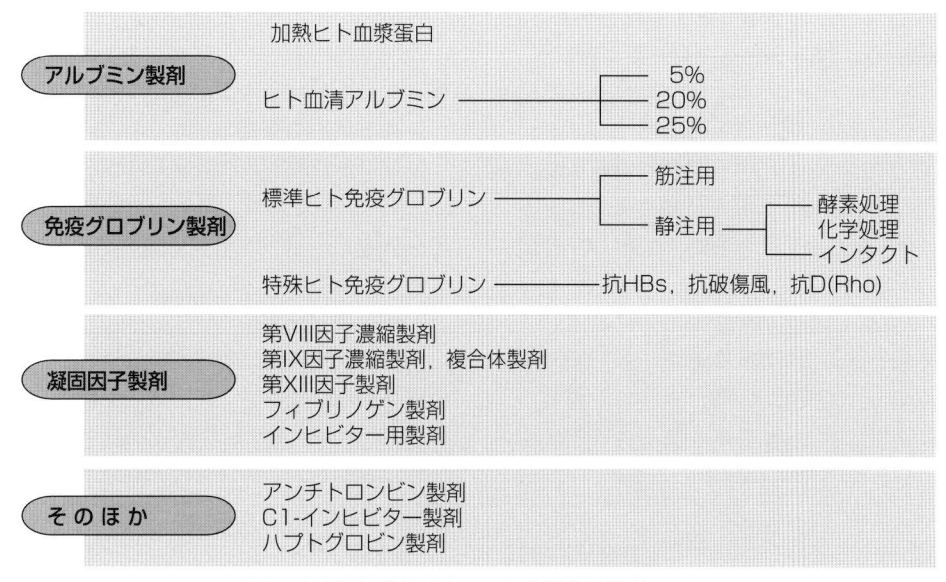

図1　わが国で使用されている血漿分画製剤

アルブミン製剤
- 加熱ヒト血漿蛋白
- ヒト血清アルブミン ― 5%／20%／25%

免疫グロブリン製剤
- 標準ヒト免疫グロブリン ― 筋注用／静注用 ― 酵素処理／化学処理／インタクト
- 特殊ヒト免疫グロブリン ― 抗HBs，抗破傷風，抗D(Rho)

凝固因子製剤
- 第VIII因子濃縮製剤
- 第IX因子濃縮製剤，複合体製剤
- 第XIII因子製剤
- フィブリノゲン製剤
- インヒビター用製剤

そのほか
- アンチトロンビン製剤
- C1-インヒビター製剤
- ハプトグロビン製剤

通常前者には高張アルブミン製剤，後者には等張アルブミン製剤あるいは加熱ヒト血漿タンパクを用いる．

[出血性ショック]

アルブミンは出血性ショックの治療に用いられるが，まず行うべきは細胞外液系輸液薬（乳酸リンゲル液，酢酸リンゲル液など）の投与である．さらに人工膠質液の使用も考える．循環血液量の50％以上の多量の出血が疑われる場合や，血清アルブミン値が3g/dl未満の場合には等張アルブミンの併用を考える．この際，バイタルサイン，尿量，中心静脈圧や肺動脈閉塞圧（楔入圧），血清アルブミン値，膠質浸透圧などを参考にし投与量を決定する．

[人工心肺を使用する心臓手術]

心臓手術時の人工心肺の充填は原則的に細胞外液系輸液薬が使用されるが，術前より血清アルブミン濃度または膠質浸透圧の高度な低下がある場合，あるいは体重10kg未満の小児の場合などには，等張アルブミンが用いられることもある．

[難治性腹水を伴う肝硬変あるいは大量の腹水穿刺時]

重症肝障害ことに肝硬変などの慢性的な病態による低アルブミン血症は，アルブミンの補充あるいは製剤の適応にはならない．これは肝硬変ではアルブミンの生成が低下はしているものの，生体内半減期は代償的に延長しており，たとえアルブミンを投与しても血管内から血管外へ漏出し，血清アルブミン血は上昇することなくかえって分解は亢進する．また腹水を伴うような場合まず行うべきことはナトリウムの制限と適切な利尿薬を使用することである．ただし，このような治療にも抵抗するような症例で，利尿のきっかけを作るために，短期的（1週間を限度）に，あるいは大量（4リットル以上）の腹水穿刺時に循環血液量を維持するために，高張アルブミンを必要とする場合がある．

[難治性の浮腫，肺水腫を伴うネフローゼ症候群]

ネフローゼ症候群においても単なるアルブミン値の補正にはアルブミンは用いられず，かえって，ステロイドなどの治療に対する抵抗性が増すとの報告がある．ただし，急性かつ重症の末梢性浮腫あるいは肺水腫に対しては，利尿剤に加えて短期的（1週間が限度）に高張アルブミンが必要な場合もある．

[血行動態が不安定な血液透析時]

血圧の安定の悪い血液透析例において，特に糖尿病を合併している場合や術後などで低アルブミン血症のある場合には，透析に際し低血圧やショックを起こすことがあるために，循環血液量を増すために予防的投与が行われることもある．

[凝固因子の補充を必要としない治療的血漿交換法]

治療的血漿交換では置換液としてまず細胞外液系輸液約（乳酸リンゲル液，酢酸リンゲル液など）を用いて開始する．ギランバレー症候群，急性重症筋無力症など凝固因子の補充が必要でない症例・病態には置換液として，等張アルブミン製剤を用いる．

[重症熱傷]

熱傷後24時間の治療は原則として細胞外液系輸液薬で対応する．血清アルブミン値が1.5g/dl未満では適応を考慮する．熱傷部分が体表面積の50％以上あり，細胞外液系輸液薬では循環血漿量の不足を是正することが困難な場合には，等張アルブミンあるいは新鮮凍結血漿で対応する．

[低蛋白血症に起因する肺水腫，あるいは著明な浮腫の場合]

術前，術後あるいは経口摂取不能の重症な下痢などによる低蛋白血症が存在し，治療抵抗性の肺水腫あるいは著明な浮腫が認められる場合には，利尿薬とともに高張アルブミン製剤の投与を考慮する．

[循環血漿量の著明な減少を伴う急性膵炎など]

急性膵炎，腸閉塞などで循環血漿量の著明な減少を伴うショックを起こした場合には，等張アルブミン製剤を使用する．

b. 投与の実際

投与量を以下の計算式で算定して投与するが，通常は患者の病状に応じて，2～3日で分割投与する．

　必要投与量＝血清アルブミンの期待上昇値
　（g/dl）×循環血漿量（dl）×2.5

ただし，期待上昇値は期待値と実測値の差，循環血漿量は0.4dl/kg，投与アルブミンの血管内回収率は4/10（40％）とする．

この仮定に従えば上記の必要量は

　必要投与量＝血清アルブミンの期待上昇値
　（g/dl）×体重（kg）となる．

この計算式よりアルブミン1gの投与にて血清アルブミン値の上昇は体重Akgでは1/A（g/dl）となる．

c. 投与効果の評価

投与が必要な場合には必ず必要量を算出するとともに，臨床像を記載する．そして投与後の目標は急性の場合には3g/dl，慢性では2.5g/dlとするが，効果の評価は3日間を目途に行い，漫然とした使用は控える．

d. 不適切な使用例

[タンパク原としての栄養補給]

投与されたアルブミンは体内で代謝されること，分解されたアミノ酸のタンパク合成への再利用率が低いこと，必須アミノ酸含有量が低地であることから栄養補給の意味はない．

[脳虚血]

脳虚血発作あるいはクモ膜下出血に対する後の欠陥

攣縮に対する人工膠質液，アルブミン製剤の有効性については明らかでない．

[単なるアルブミン濃度の維持]
e. 使用上の注意点

アルブミン製剤のナトリウム濃度は160mEq/Lであり，特に大量の等張アルブミンの使用ではかえって浮腫をきたす可能性もある．また高張アルブミンを使用すると急速な循環血漿量の増加が認められるので，肺水腫，心不全をきたすことがある．ちなみにアルブミン10gの輸注は約200mlの循環血漿量の増加に相当する．加熱血漿タンパクでは急速投与にて血圧低下が起こることがある．最後に，アルブミンの合成は大量のアルブミン製剤の使用にてかえって抑制される．

（2）免疫グロブリン

現在用いられている免疫グロブリンには静脈注射用と筋肉注射用の2製剤があり，前者では広く一般的な使用がなされているが，後者は16％濃度で破傷風，ジフテリア，麻疹，小児マヒ，A，B型肝炎やそのほかの細菌，ウイルス疾患の抗体として使われる．また特殊なものとしては，例えばB型肝炎から快復した患者より得られた高単位の免疫グロブリンも作られている．これらの製剤の問題はアナフィラキシーなどによって静脈内投与ができないために血中濃度が十分上がらないことである．

静脈注射用免疫グロブリンは原発性あるいは二次性の免疫不全症や免疫不全状態に投与されるが，最近では特発性血小板減少性紫斑病，輸血後紫斑病，川崎病，皮膚筋炎などの自己免疫疾患などの治療用にも使用されている．

Rh免疫グロブリンはRh(D)抗体陽性者の血漿から製造され，妊娠中のRh immunization防止に，あるいは誤ってRh(D)抗原陰性患者に陽性血を輸血したときに，抗D抗体産生抑制のために用いられる．

[原発性あるいは二次性の免疫不全症・状態]

原発性免疫不全症には先天性無ガンマグロブリン血症，Wiskott-Aldrich症候群，高IgM症候群，毛細血管拡張性失調症，X連鎖性無ガンマグロブリン血症，重症複合免疫不全症などがあり，それらには免疫グロブリン製剤が適応となる．

慢性リンパ性白血病はわが国では珍しいが，この疾患では免疫不全状態のために易感染性となることからグロブリンの予防投与が行われることもあるが，非常に高価でありquality of lifeは変化がないという反対意見もある．

骨髄移植ではGVHDの発症減少，血小板使用量減少，間質性肺炎発症減少あるいはグラム陰性細菌感染の減少効果があると報告されている．またサイトメガロウイルスによる肺炎予防には，サイトメガロウイルスに対する高力価グロブリンが用いられる．腎移植患者のサイトメガロ感染予防についてはすでに有効であるとの報告もなされている．

AIDSについてはとくに小児例においてプラセボに比して感染症のない期間が延長し，重篤な感染症頻度が減少し結果として入院期間が少なくなるとの報告がある．しかしこのような効果もCD 4陽性細胞数が200/μl以上では明らかであるが，それ以下あるいはAIDS患者では効果は著しく低下する．成人でも感染頻度の減少も報告されている．

未熟児の敗血症予防に対する予防投与も検討されているが，現時点では肯定的な成績はない．ただ一般感染予防には有効で入院日数の減少もいわれているが，罹患率や死亡率には変化がないとされている．

集中治療部でも予防的に投与することにより特にグラム陰性桿菌による肺炎感染が減少し，滞在日数も減少するといわれている．しかしながら，グラム陰性桿菌に対する高力価グロブリンは感染予防にとって有効ではなかった．

[免疫性あるいは炎症疾患に対するグロブリン療法]

特発性血小板減少性紫斑病に対する一時的な血小板増加効果は小児でも成人例でも認められている．このメカニズムは十分には明らかにされてはいないが，Fcレセプターのブロックあるいは抗イディオタイプ抗体との反応によるものと考えられている．わが国では観血処置や分娩時での一時的な血小板増加を目的に使用されるが，高価な治療法であるので乱用してはいけない．また抗Rh(D)グロブリンが急性特発性血小板減少性紫斑病に有効であるとの報告もなされている．

川崎病では急性期に2 g/kgの大量投与により，発熱や炎症マーカーの改善が認められ，特に冠状動脈瘤発生予防に有効だったが，用いるグロブリンの差異はなかった．

その他以下に示すような疾患群にも広く使用されてその有効性が報告されている．慢性炎症性脱随性多発性神経炎，Guillain-Barré症候群，抗GM1抗体を伴った運動症候群，多発性筋炎，難治性皮膚筋炎，重症筋無力症，ステロイド依存性気管支喘息，輸血後紫斑病などであるが，とくにGuillain-Barré症候群では血漿交換療法との比較試験では合併症数，気管内挿管を必要とする日数の減少がグロブリン投与例のほうが顕著で，臨床症状消失までの時間もグロブリン群のほうが速かった．赤芽球癆での有効性も示されている．さらに後天性第VIII因子インヒビターにも有効である報告もある．

[グロブリンによる副作用]

本製剤の副作用のうちもっとも重篤なものはアナフィラキシーショックであり，なかでもわが国は報告例は少ないがIgA欠乏症患者で抗体保有者では注意を要する．その他には蕁麻疹，掻痒感，寒気，熱発，ふるえ，頭痛，嘔き・吐き気，呼吸困難，背部痛・関節痛などが認められる．

（3）凝固因子

現在わが国で用いられている製剤は，大きく分けて血友病用製剤（第VIII，IX因子製剤），第XIII因子製剤，濃縮フィブリノゲン製剤に分類される．その使用される大部分は血友病用であり，次いで後天性のXIII因子低下に伴う瘻孔治療用として第XIII因子製剤がある．

[血友病Aに対する治療製剤]

a. 高純度精製第VIII因子製剤

1980年代半ばよりヒト血漿由来第VIII因子精製にあたってはヒト第VIII因子に対するマウスモノクローナル抗体を用いたaffinity chromatographyが採用され，混在する可能性のある種々のウイルス，フィブリノゲン，フィブロネクチン，免疫グロブリンなどの血清タンパクの除去がすすめられた．一方，別の製品にはモノクローナル抗体による精製はないもののイオン交換クロマトグラフィーおよびウイルス除去フィルターを用いて夾雑タンパクの除去，ウイルスの除去を行い，さらに必要な単位数に小品化し凍結乾燥した後に65℃，96時間の乾燥加熱処理を施したものもある．

b. 組み換え型凝固第VIII因子製剤

1984年米国の2つのベンチャー企業はほぼ同時に第VIII因子に関する遺伝子クローニングとその発現を発表した．その一つはヒト第VIII因子cDNAを組み込んだプラスミドをベビーハムスターの腎細胞（BHK）にトランスフェクトしこれを培養増殖させ，培養液中に放出された第VIII因子をイオン交換クロマトグラフィー，マウスモノクローナル抗体によるイムノアフィニティークロマトグラフィーにて純化精製した製剤である．500単位製剤の凝固因子含量はFVIII：C（U/ml）は109～120，vWF：Ag（U/ml）は0.003以下でVIII：Agのみを含有する製剤である．

もう一つはヒト第VIII因子cDNAを組み込んだプラスミドをチャイニーズハムスター卵巣細胞（CHO）にトランスフェクトし，培養液中に放出された第VIII因子をマウスモノクローナル抗体によるイムノアフィニティークロマトグラフィーとイオン交換クロマトグラフィーにて純化精製した製剤である．500単位製剤の凝固因子含量はFVIII：C（U/ml）は51.6～67.5，vWF：Ag（U/ml）は0.002以下であり前者同様VIII：Agのみを含有する製剤である．また夾雑タンパクとして考えられるマウスIgG，CHO細胞タンパクの混入は認められていない．

[血友病Bに対する治療製剤]

a. モノクローナル抗体精製第IX因子

従来より血友病B治療に用いられてきたプロトロンビン複合体は，その名の通り種々の濃度のビタミンK依存性凝固因子（プロトロンビン，第VII，IX，X因子，プロテインC，S）を含有しており，手術時などの大量投与の際には時に血栓症，DICが認められることもあった．また第VIII因子製剤と同様に含有血液型抗体による溶血性貧血，アロ抗原による免疫系機能への影響が危惧されている．そのために第IX因子のみの製剤の開発が望まれていたがわが国では1992年よりモノクローナル抗体精製第IX因子が上梓された．本製剤はイオン交換クロマトグラフィーとモノクローナル抗体カラムを使用することにより夾雑蛋白やウイルスを除去されたものであり，さらに最終段階で65℃，96時間乾燥加熱処理が行われている．500単位製剤中の凝固因子はIX因子（IX：C）59～62.5でこれ以外のビタミンK依存性凝固因子濃度は検出されずまた活性型因子トロンビン，活性型X因子も検出されていない．その他の免疫グロブリン，血液型抗体，さらにアフィニティーカラムに用いられるマウスIgGも検出されていない．

b. プロトロンビン複合体

モノクロナール抗体精製第IX因子製剤とは異なり，その他のビタミンK依存性凝固因子であるプロトロンビン，第VII因子，X因子，プロテインC，Sなどを含む．なかでも第VII因子の含量が比較的多いために，大量投与では過凝固となる可能性がある．特に手術時や重症外傷のように，大量の組織因子が放出される場合にはDICの危険もあることに留意する．

[副作用]

a. 発疹，蕁麻疹，悪心，口内異味感，灼熱感，注射部位での紅斑，めまい，血圧低下，胸部圧迫感など一過性で，特別な処置なく消失する．

b. インヒビター

次に血友病治療上最も重要で，かつ未だに根本的解決がなされていない問題の一つに凝固因子に対する抗体（インヒビター）産生があり，血友病A患者の約10～15％に抗体が産生されるといわれている．しかし，なぜ一部の患者にのみ抗体が産生されてくるのかは正確なメカニズムについては未だ不明といわざるを得ない．現時点では遺伝的素質（HLA），治療開始時の年齢，輸注量（輸注回数）などが関与しているのではないかと推測されている．したがって治療中にはインヒビターの発生が起こりうるという認識は重要であり，慎重な経過観察・対応が望まれる．

c. ウイルス感染

　血液製剤中のウイルス不活性化の努力は，まずドイツにおいて血友病B製剤(第IX因子製剤もしくはプロトロンビン複合体)にβ-propinolactoneと紫外線にて不活化する方法が導入され，少なくともこの製剤による肝炎の感染の報告はない．第VIII因子製剤ではこの方法を用いると第VIII因子自体が失活するために使用されなかった．

　加熱処理はすでに1940年代からアルブミン製剤に対しては行われていたが，凝固因子製剤では加熱による蛋白の失活や新たな抗原の出現の恐れがあるために，米国では長い間導入されずにいた．しかし，ようやく1970年代後半になって凍結乾燥後の乾燥加熱が導入された．しかしこの方法でも非A非B肝炎に対しては必ずしも有効ではなかった．その後液状加熱の導入により肝炎の伝播についてはようやく解決されつつある．

　HIVについては肝炎ウイルスよりも加熱処理で容易に不活化されるが，不幸にも初期の加熱製剤によりHIV感染が認められた．しかし肝炎ウイルスやHIVに対しては加熱の温度，時間，あるいは蒸気加熱などの技術の開発で改良されてきている．ところがB19 parvo virusは加熱によって減少はしているが，完全にゼロとはなっていない．さらにこのウイルスはHIVや肝炎ウイルスと異なり脂質にて被われてないためにsolvent-detergentに対して抵抗性である．そこで必要な凝固蛋白以外のウイルスを含む夾雑蛋白を可能な限り除去する方法が開発され，特に凝固因子に対するモノクローナル抗体を用いたimmunoaffinityクロマトグラフィーによるその純度は著しく向上してきている．現在使用されているおもな製剤についてのウイルス不活化法には，1)薬剤により処理，2)モノクローナル抗体を用いたイムノアフィニティークロマトグラフィー，3)イオン交換クロマトグラフィー，4)膜濾過，5)加熱(乾燥，液状，蒸気)などがあり，これらを種々組み合わせて行われている．

　新しい製剤によるわが国における現在までの検討ではHBV，HCV，HIV抗体が陽性化した症例の報告はなく，この点においても安全であることが明らかになった．

d. 細胞性免疫能に対する影響

　従来より血液製剤の投与を受けた血友病患者ではAIDS患者において認められるようなTリンパ球サブセットの異常やCD4/CD8比の低下など細胞性免疫機能の異常が報告されていた．この大部分はその後HIV感染による細胞性免疫機能不全であることが明らかになったが，HIV抗体陰性患者(非感染患者)でも同様の細胞免疫不全状態が認められることが明らかになった．さらにFcレセプターを介した貪食作用や殺菌作用などの単球機能についても異常が認められている．このような免疫異常は特に精製度の低い高単位濃縮製剤で強力な治療を受けている患者に高頻度に認められている．そのメカニズムの詳細については十分理解されていないが，製剤中に含まれるアロ抗原によるためではないかと推定されている．

　ここに述べた製剤では，ヒトアロ抗原や種々のウイルスの夾雑は現時点では認められないが，第VIII因子〜抗第VIII因子免疫複合体の混入，あるいは測定感度以下の異種タンパクの混入は完全に否定はできないので，今後の症例の経過観察が重要である．

[抗体(インヒビター)に対する治療]

　血友病患者の約5〜10％の患者では，それぞれの凝固因子に対する抗体(インヒビター)が発生するために，通常の凝固因子による治療が不可能となる．そこで，これら抗体保有患者に対する止血抑制を目的とした製剤が開発されている．その一つはすでに述べたプロトロンビン複合体で，もう一つは製剤の精製過程で意図的に一定の条件で凝固因子を活性化させた活性型プロトロンビン複合体である．前者では，含有している第VII因子が比較的大量であることから，その効果が認められている．通常一回体重1kg当たり，50〜100単位を点滴静注し，6〜24時間経過しても治療効果がない場合には再投与する．本製剤では比較的低値のインヒビターに対しては有効であり，高値のもには以下に述べる活性型プロトロンビン複合体製剤を用いる．

　活性型は通常はインヒビター力価が10Bethesda単位以上の患者の出血傾向抑制に用いられる．一回体重1kg当たり，50〜100単位を8〜12時間間隔で静注または点滴静注するが，1分間に体重1kg当たり，2単位を超える注射速度は避ける．

　本製剤の問題点は血栓形成傾向が認められることであり，血栓症患者では原則的に禁忌であるが，やむを得ず投与する場合には慎重に投与するとともに，血小板数，PT，フィブリノゲン値，FDPなどの検査を行う必要がある．

　最近使用可能になったリコンビナント活性化VII因子製剤は，リコンビナント製剤であることからヒト由来の感染症の危険がないこと，臨床治験やその後の市販後調査あるいは日常使用時においても，前述した活性型プロトロンビン複合体製剤のような副作用がほとんどなく，輸注容量(溶解液量)が少量で有効であることから，幼少児の治療にも有利で，その有効性は活性型プロトロンビン複合体製剤にも勝るとも劣らない

ことが報告されている．しかしながら，半減期が短いことから頻回輸注が必要であることと，出血から輸注時間までに時間がかかった場合にはやや有効性が低下するなどの克服すべき点が残っている．

通常，成人例では初回は90μg/kg，二回目以降は出血程度に応じて90〜120μg/kgの範囲で投与されるが，幼少児では体重当たりは成人より多めに投与が必要である．

インヒビター治療は通常の血友病の出血治療に比して困難であるので，結果的には患者のQOLは必ずしも良好とは言えないが，積極的な在宅治療などによりその改善を図ることは非常に重要である．

[第XIII因子製剤]
a. XIII因子欠乏症に対する治療
先天性XIII因子欠乏症は大変稀な疾患であるが，その出血症状が特異的であることと，いわゆる凝固スクリーニング検査が正常であることから診断がなされない症例がある．最も特異的な出血症状は臍帯脱落時の輸血が必要な程度の過剰な出血である．このような臨床像を示すものは先天性無フィブリノゲン症以外にはない．もう一つの特徴は打撲部出血は通常受傷後少なくとも12時間以上経ってから腫脹・出血がみられることであり，その結果として創傷治癒遅延が認められる．検査所見ではスクリーニング検査であるPT，APTT，フィブリノゲン値は正常である．しかしいったんできた凝固塊は8M尿素もしくは1%モノクロロ酢酸では数分以内に溶解する．これでほぼ診断は確定する．

第XIII因子は半減期が長くかつ止血レベルがかなり低値であることから，生命に危険な場合には100%に上昇する必要があるが，その他の場合の出血では1,000〜1,500単位の投与で十分である．

b. 縫合不全，瘻孔に対する治療
急性炎症や急性感染などの消褪した後で，血清タンパク量，アルブミン値などに異常がなく縫合不全や瘻孔が存続し，血漿第XIII因子活性が70%以下の場合には12〜24mlを最大5日間投与する．それ以上の投与にても改善が認められない場合は原因が異なるので，投与を中止すること．

[フィブリノゲン製剤]
先天性無または低フィブリノゲン血症患者でみられる出血症状抑制のために，通常3〜8gを点滴静注する．半減期は約2週間であることから通常は1回投与で十分であるが，重症例では数日の投与は必要である．時に重篤な副作用としてアナフィラキシーショックの報告があるので，慎重に投与することが必要である．

（4）プロテアーゼインヒビター
アンチトロンビン製剤，ヒトC1インアクチベーターが治療用製剤として用いられている．

[アンチトロンビン製剤]
トロンビンをはじめとする血中の活性化凝固因子の阻害剤であり，特にヘパリン存在下ではトロンビン，活性化X，IX因子を強力に阻害する．逆にヘパリンはアンチトロンビン濃度が70%以下に低下するとその機能が不十分となるために，DICあるいは先天性アンチトロンビン欠乏症では抗凝固作用のために本製剤の補充を行う．

先天性アンチトロンビン欠乏症における血栓形成傾向には1日1,000〜3,000単位（または20〜60単位/kg）を投与する．DICではアンチトロンビン活性値が70%以下に低下した場合は，成人に対してはヘパリン持続点滴投与下に1日1,500単位（または30単位/kg）を投与する．産科的，外科的DICで緊急処置としては1日1回40〜60単位/kgを投与する．

[ヒトC1インアクチベーター製剤]
C1インアクチベーターは活性化補体第一成分（C1）をはじめとして血液凝固・線溶系，カリクレイン系に対して広範な阻止作用を有しているインヒビターであるが，先天的欠損症では遺伝性血管神経性浮腫症（HANE）という臨床像を呈する．この急性発作時の浮腫抑制のためには1回1,000〜1,500倍の静注，または点滴静注する．投与後，数時間以内に症状の改善が認められない，あるいは不十分な場合には500〜1,000倍を追加投与する．

過敏症状として発疹，発熱，発赤が認められることがある．

（5）その他の血漿分画製剤
[ハプトグロビン製剤]
ハプトグロビンはヘモペキシンと同様に血漿中遊離ヘモグロビン特異的に結合する性質を有している．何らかの原因にて血管内溶血が起こると遊離したヘモグロビンは糸球体を通過して尿中へ排泄される一方，尿細管に沈着して腎障害の原因となり，ひいては無尿などの腎不全状態となる．したがって，このような病態時にハプトグロビンの投与にて複合体を形成させ，肝での処理を促し腎障害を予防する．

ヘモグロビン1mgを結合するハプトグロビンを暫定的に1単位と定義すると，現在100ml中にハプトグロビン2,000単位を含有する製剤が使用可能である．

[高松　純樹]

総論

5 造血器腫瘍の薬物療法と支持療法

近年の治療の進歩により大部分の造血器腫瘍は治癒可能な疾患となった．治癒を得るためには，治療法はできる限り強力がよいことを，これまでの造血器腫瘍治療の歴史が教えており，可及的強力な治療を行う．ただし，急性前骨髄球性白血病（APL）に対するレチノイン酸の驚くべき有効性は，強力療法のみが治癒をうるための必要条件でないことも示している．

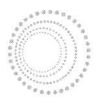

薬物療法の理念

治療は一般的にSkipperらの実験白血病におけるtotal cell killの治療理念に基づいて行う．すなわち，マウス白血病では白血病細胞を1個残らず殺してゼロにしない限り治癒が得られないので，ヒト造血器腫瘍でも治癒を得るためには，腫瘍細胞をゼロにするまで徹底的に叩く．治癒を得るための造血器腫瘍治療は以下の二相よりなっている．

1．完全寛解導入療法

急性白血病の診断時には10^{12}個の造血器腫瘍細胞があるが，薬物療法によりおおよそ10^{10}以下に減少すると，正常白血球，赤血球，血小板が回復する．骨髄中の芽球も5％未満になり，末梢白血球や血小板が正常化し臓器浸潤も消失すると完全寛解（complete remission, CR）と呼ぶ．治療効果が見られるものの血球は完全に正常化せず，骨髄中の芽球も5％未満にならない時は部分寛解（partial remission, PR）と呼ぶが，急性白血病では完全寛解を得ない限り治癒は得られず，予後的には部分寛解は無効例とあまり違わないので非寛解として一括する．悪性リンパ腫や多発性骨髄腫では，他の固形腫瘍と同様に，腫瘍が完全消失するればCR，50％以上の縮小が見られればPRと呼ぶ．

2．寛解後療法

完全寛解になっても患者体内には10^{10}以下の腫瘍細胞が存在しているので，治癒を得るためにはさらに治療を継続することが必要であり，導入療法に使用した薬剤とは交差耐性を持たない薬剤が主として用いられる．

寛解後療法には，①導入療法と同じ程度の強さの治療をする地固め療法と，②退院後外来通院中に行う維持・強化療法の二つがある．治癒を得るには，顕微鏡で検査する血液学的完全寛解よりも，腫瘍に特有な遺伝子をRT-PCR法で増幅してもその検出限界以下となっているより厳密な分子的完全寛解が必要である．今後は分子的完全寛解を指標に，寛解後療法を中止するという治療指針が行われると思われる．

3．多剤併用療法

多種の抗腫瘍薬の併用療法は互いの抗腫瘍作用を相乗的に増強することがあり，また個々の薬剤が持つ副作用を分散しうるので，現行の薬物療法は併用療法で行われている．

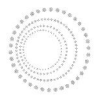

造血器腫瘍に使用されるおもな薬物療法剤

急性白血病のおもな薬物療法剤は表1に示す．

1．代謝拮抗剤

Cytarabine（Ara-C）はDNAポリメラーゼ活性を阻害してDNA合成を選択的に阻害する．急性骨髄性白血病（AML）には必須の薬剤である．AMLの地固め療法としてAra-C大量療法を行うことが一般的になったが有害反応も強い．副作用は骨髄抑制や嘔気・嘔吐などがある．

Enocitabine（BHAC）は，わが国で開発されたAra-C誘導体で，Ara-Cを不活化する分解酵素に抵抗性を示し，血中半減期が長く嘔気・嘔吐などの副作用も少ない．しかし，JALSG-AML89における前方向比較研究

表1 わが国で造血器腫瘍に用いられるおもな薬物療法薬

1. 代謝拮抗薬	3. アルキル化薬
1) ピリミジン拮抗薬	cyclophosphamide (CY)
cytarabine (cytosine arabinoside, Ara-C)	busulfan
behenoyl Ara-C (BHAC)	chlorambucil
cyclocytidine (Cyclo-C)	melphalan
cytarabine ocfosfate (YNK01)	nimustine (ACNU)
2) プリン拮抗薬	ranimustine (MCNU)
6-mercaptopurine (6MP)	4. 植物アルカロイド
6-thioguanine (6TG)	vincristine (VCR)
fludarabine (FLA)	vinblastine (VLB)
claribine (2-chlorodeoxyadenine, 2-CdA)	vindesine (VDS)
pentostatin (2-deoxycofromycin)	etoposide (VP-16)
3) 葉酸拮抗薬	teniposide (VM-26)
methotrexate (MTX)	5. 副腎皮質ドホルモン薬
2. 抗生物質	prednisolone
1) アンスラサイクリン系	dexamethasone
daunorubicin (DNR)	6. その他
doxorubicin (DXR, adriamycin)	L-asparaginase (L-Asp)
aclarubicin (ACR)	mitoxantrone (MIT)
idarubicin (IDR)	hydroxyurea
pirarubicin (THP-adriamycin)	sobuzoxane (MST-16)
2) blemycin (BLM)	dacarbazine (DTIC)
3) neocarcinostatin (NCS)	interferon-α (IFN-α)
	all-trans retinoic acid (ATRA)
	Am80(TOS-80T)
	arsenic trioxide (亜砒酸)
	imatinib(STI571)

の結果，併用療法における常用量での比較ではAra-C群のCR率はBHAC群のCR率より高く，常用量の抗白血病効果はAra-Cのほうが高い．Stearyl Ara-Cもわが国で開発された経口薬である．

6-mercaptopurine（6MP）は生体内で活性型に変換され核酸合成を抑制する．AMLの寛解導入療法薬として重要であり，ALLにおいても必須の維持療法薬である．副作用は骨髄抑制や肝障害などがある．

Fludarabine（FLA）は進行性慢性リンパ性白血病の第一次選択薬であり，副作用であるリンパ球減少作用によって起きる免疫抑制作用を利用してミニ骨髄移植にも使用される．

葉酸拮抗剤methotrexate（MTX）は，葉酸とよく似た構造を持ち，葉酸還元酵素を競合阻害して，活性型であるテトラヒドロ葉酸（citrovarum factor）の生成を阻害し，結果としてプリンの生合成系を阻害してDNA合成を阻害する．ALLにおいて，中等量～大量を地固め療法期に，少量を維持療法期に必須の薬剤として用いる．副作用は骨髄抑制や粘膜障害などがある．本薬の毒性はテトラヒドロ葉酸により中和できるので，大量を使用したあと後者によりレスキューができるという特徴をもつので，超大量療法も可能である．

2．抗がん抗生物質

Daunorubicin（DNR）はDNAトポイソメラーゼⅡの阻害薬でDNA合成を阻害する．AMLの第一次選択薬であり，ALLにも第一次選択薬として使用されることが多い．副作用は骨髄抑制，心筋障害や脱毛などがある．Doxorubicine（DXR,adriamycin）は悪性リンパ腫（ML）の第一次選択薬である．

Idarubicin（IDR）はDNRやDXRよりも強い抗腫瘍活性を示し，骨髄抑制以外の副作用が少ない．Ara-Cとの併用によるランダマイズ試験の成績より，AMLに対しDNRより優れた寛解導入効果があることが報告され，DNRにかわってAMLにおける第一次選択薬となった．しかし，高用量のDNRとの比較においては決着はついていない．

3．アルキル化剤

DNA二重鎖に架橋を作ってDNA合成を阻害するアルキル化剤のうち，cyclophosphamide（CY）はMLの第一次選択薬，ALLの第二次選択薬として用いられる．副作用は骨髄抑制，脱毛や出血性膀胱炎などがある．CYとbusulfanは骨髄移植の前処理法の主要薬剤である．Busulfanは慢性骨髄性白血病（CML）に用いられていたが，比較研究によりhydroxyureaに劣ることが

判り，ほとんど使用されなくなった．Melphalanは多発性骨髄腫（MM）の第一次選択薬である．Chlorambucilはわが国では市販されていないが，慢性リンパ性白血病の第一次選択薬である．ニトロソウレア系のnimustine（ACNU）とranimustine（MCNU）のうちMCNUはMMの第一次選択薬として頻用されるようになってきた．これらアルキル化剤の副作用は骨髄抑制や脱毛が主たるものである．

4．植物アルカロイド

VincaアルカロイドはDNAのmicrotubuleの基本的構造をなすtubulinと結合し，紡錘糸の破壊と，細胞分裂中期における分裂を阻害する．Vincristine（VCR）はALLやMLの第一次選択薬として用いられ，AMLにも第二次選択薬として使用される．副作用は末梢神経障害や麻痺性イレウスなどである．

ポドフィロトキシンの誘導体 etoposide（VP-16）はDNAトポイソメラーゼⅡ阻害剤であり，AML，ALLに対しともに有効である．副作用は骨髄抑制や脱毛などがあり，また二次性白血病を誘発しやすいことが判明している．

5．ステロイドホルモン剤

副腎皮質ホルモンは，ALL，MLやMMの第一次選択薬としてよく用いられている．リンパ球やリンパ系腫瘍細胞に対し，apoptosis（programmed cell death）を起こし細胞融解作用を示す．副作用はクッシング症候群，免疫不全症，糖尿病，胃潰瘍などがある．

6．その他の抗白血病剤

Mitoxantrone（MIT）はDNA鎖と結合し，DNAトポイソメラーゼⅡの作用を阻害する．副作用は骨髄抑制などである．AMLの第二次選択薬として頻用される．

L-asparaginaseはリンパ系細胞がその増殖に必要なL-asparagineを分解することにより抗腫瘍性を発揮する．副作用は出血性膵炎，低フィブリノーゲン血症，肝障害などがある．ALLの寛解導入期の第一次選択薬である．

Hydroxyureaはribonucleotide reductaseの作用を阻害することによりDNA合成を阻害する．慢性骨髄性白血病に対しては，第一次選択薬のinterferon-αに次ぐ選択薬である．副作用は骨髄抑制などである．

Imatinib（STI571）は最近市販されたBCR/ABLに選択性を持つチロシン・キナーゼ阻害薬であり，CMLの第一次選択薬となった．がん化の責任遺伝子異常に作用することより副作用は少なく，血球減少，嘔気，筋肉痙攣，浮腫などである．

活性型ビタミンAであるall-trans retinoic acid（レチノイン酸, tretinoin）はAPLに対し分化誘導療法薬として著効を示す．副作用は皮膚・口唇の乾燥や肝障害やレチノイン酸症候群などである．Am 80はわが国で開発された合成レチノイドであり，レチノイン酸より約10倍活性が強い．亜砒酸は再発APLに有効であり70％以上の完全寛解をもたらすが，QTc延長などの心臓毒性や肝毒性などがある．Ritaximabは最近市販されたキメラ型抗CD20抗体であり，B細胞リンパ腫に頻用されるようになった．副作用は点滴投与時の悪寒・戦慄，発熱，ショック症状などである．

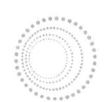

造血器腫瘍の薬物療法

1．急性骨髄性白血病（AML）の薬物療法

Ara-C（ないしはBHAC）とIDRを中心とし，これに6MPやETPなどを加えた併用化学療法により寛解導入療法を行う．6MPやETPの有用性は無作為比較研究により証明されているわけではないため，最近は前二者の使用量を増やす方向での二剤併用療法が主として行われている．

さらに，Ara-Cとの併用療法の無作為比較研究において，DNRよりIDRの方が優れていることが示されているため，IDR＋Ara-Cがより広く使用されている．完全寛解に到達後は約3コースの地固め療法と約6コースの維持・強化療法を行う．地固め療法でAra-C大量療法を行う場合は維持・強化療法は行わない．

JALSG-AML89 studyでは寛解導入療法においてBHAC 3時間点滴とAra-C 24時間持続点滴とをDNR＋6MP＋PSLとの併用療法において比較したところ，Ara-C持続点滴群が優れていた．77％に完全寛解が得られ，寛解例全体の4年半予測無再発生存率は38％，50歳未満のそれは47％であった．

2．急性リンパ性白血病（ALL）の薬物療法

PSL, VCRを中心に，DXR, CY, L-ASPを加えた導入療法とMTX, 6MPなどを追加した寛解後療法と頭蓋X線照射＋MTX髄腔内投与による中枢神経白血病予防により，小児ALLの95％以上が完全寛解に到達し，標準リスク群では80％以上の，高リスク群でも60％近い高率の長期生存が得られるのに比べ，成人ALL化学療法にはほとんど進歩が見られていない．小児でも予後不良のPh染色体陽性ALLが年齢とともに増加していることなど小児ALLとは生物学的特性が違っていることによると思われる．

JALSG-ALL87 studyにおいては，全体で84％が完全

寛解に到達したが，59歳以下が86%であったのに比し，60歳以上は56%と悪かった．しかし，地固め療法をAMLとほぼ同様に強力にし，維持・強化療法においてはL-asparaginaseを中心とする強力な治療を行ったにもかかわらず，寛解例の6年無病生存期間は約24%であり，50歳以下の症例でも28%であり満足すべき成績ではない．JALSGのその後のstudyでも満足すべき成績は得られていない．15〜64歳（中央値＝31歳）の成人ALLを対象とし，AMLに準じた投与法により寛解導入療法をより強化したJLSG-ALL93 studyにおいては，263例中78%が完全寛解に到達した．しかし，寛解後も強力化学療法を施行したにもかかわらず6年生存率は33%にとどまり満足すべき成績ではない．なお，寛解後にHLA適合ドナーがいる症例には全例造血幹細胞移植療法を施行したが，6年生存率は46%であり化学療法群の40%と有意差はなかった．わが国の成績が，例えばドイツ・グループに比べて一見悪いように見られるものの，治療法による差というよりも，患者の予後因子の違い，特に年齢の違いによる差のためである可能性が高い．例えばドイツ・グループの成人患者の平均年齢は25歳前後であるのに比し，JALSG-ALL87 studyのそれは38歳である．

造血幹細胞移植（SCT）の成績も芳しくなく，フランス・グループの45歳未満の成人ALLにおける前方向比較研究では，高リスク群においてはSCTが良く，標準リスク群では差がないことを報告している．成人ALLの化学療法は国際的にも，寛解導入療法も含め未だ標準的治療法もないといっても過言でなく，現在より高率の長期生存を目指して治療法の改善が試みられている所であり，特に成人ALLの約30%を占めており，化学療法では治癒の望めないフィラデルフィア（Ph）染色体陽性ALLに対するBCR/ABL選択的阻害薬imatinibなどが期待されている．

3．急性前骨髄球性白血病（APL）の分化誘導療法

APLには全トランス型レチノイン酸連日経口投与による分化誘導療法が著効を呈し，白血球の多い症例には化学療法を併用することにより90%以上が完全寛解に到達し，長期生存率も70%を超えるようになった．また副作用や合併症が少ないことより医療費も軽減される．分化誘導されたAPL細胞はprogrammed cell death（apoptosis）の機序により死滅する．レチノイン酸の投与を継続すると容易に耐性が誘導され，再発するとレチノイン酸による再寛解導入は困難であるので，寛解後は他のAMLと同様に併用化学療法による強力な寛解後療法を行って，再発しないように努める．再発症例にはわが国で開発された新レチノイドAm80や亜砒酸が60%以上の完全寛解率もたらす．

4．慢性骨髄性白血病（CML）の薬物療法

BCR/ABL選択的阻害薬imatinibの連日経口投与により6〜9カ月で60%強にPh染色体陽性細胞の完全消失ないしは35%以下に減少する完全細胞major細胞遺伝学的効果（major CR）が得られる．インターフェロン（IFN）によっても約40%のmajor CRが得られるが，通常1年から1年半を要し，インフルエンザ様症状，肝障害，うつ病などの副作用も多いので，imatinibが第一選択薬となった．本薬の長期効果は不明であるが，IFNでは細胞遺伝学的効果の得られる症例は長期生存しているので，imatinibでも同様の成績が得られるものと期待されている．

5．悪性リンパ腫の薬物療法

非ホジキンリンパ腫（NHL）の薬物療法は病理組織上の悪性度と病変のひろがりの程度に基づいて選択する．進行性のNHLに対しては，米国における大規模比較試験の結果，第1世代のCHOP（CY＋DXR＋VCR＋prednisone）療法が，第3・第4世代の強力療法と同等の治療成績が得られることが判明し標準的治療法となっている．

進行した低悪性度のB細胞リンパ腫にはキメラ型単クローン抗体rituximabが使用される．Rituximabは中・高悪性度のB細胞リンパ腫にも有効であり，CHOPとの併用療法が広く行われるようになってきた．ホジキン病にはABVD（DXR＋bleomycin＋vinblatine＋dacarbazin）が広く用いられている．ただし，dacarbazinは保険適用となっていないので，C-MOPP（CY＋VCR＋procarbazine＋prednisone）も用いられる．

6．多発性骨髄腫の薬物療法

MP（melphalan＋predonisone）療法がもっぱら行われてきたが，有効例でも生存期間の著しい延長のないことより，多発性骨髄腫には有効な薬物療法はないのではないかと言われていた．しかし，わが国で最近開発されたROAD-IN（ramimustine＋VCR＋DXR＋dexamethazone＋IFN）により20%以上の完全寛解を含め60%以上の寛解率が得られるとともに，有効例での有意な生存期間の延長がみられた．したがって，多発性骨髄腫においても，完全寛解を目指した治療を行う．

支持療法

　造血器腫瘍で高い治癒率を得るには強力な治療が必要であり，その結果高度な骨髄低形成が起こる．血小板減少には血小板輸注を，貧血には赤血球輸血を行うことにより比較的容易に対応できるが，白血球減少症による重症感染症は強力治療遂行上の最大の障壁となり，感染症対策は最も重要な支持療法である．クリーンルームでの治療，口腔内の細・真菌感染症予防，十分量の抗菌剤投与，顆粒球コロニー刺激因子(G-CSF)やマクロファージコロニー刺激因子(M-CSF)投与を行う．全身状態管理上の経静脈高カロリー輸液も必須である．また，薬物療法によって腫瘍細胞が急速に破壊されると核酸の代謝産物の尿酸が大量に産生されて尿細管を閉塞し急性腎不全が起こるため，アロプリノールを投与して尿酸の産生を抑制するとともに，重炭酸ソーダにより尿をアルカリ化しつつ大量の輸液により十分の利尿をはかる．

　感染症の起炎菌としては，最近グラム陽性球菌の検出率が増加している．近年開発された抗菌剤の多くが，グラム陰性桿菌に向けられたものであったためと，最近は，白血病治療においてはほぼ全例で経静脈高カロリー輸液が行われているため，カテーテル汚染などによる表皮ブドウ球菌等が多くなっていることにもよる．また，真菌感染症も増加し，特にアスペルギルス症の増加が著しく，無菌層流装置による発症予防と共に迅速な治療が必要である．

　顆粒球コロニー刺激因子(G-CSF)は，急性白血病患者の化学療法後に減少した好中球の500/μL以上への立ち上がりを8日前後，1,000/μL以上への立ち上がりを12日前後短縮し，骨髄移植でも通常27日前後を要する好中球の500/μL以上への立ち上がりを，15日前後へと大幅に短縮する．したがって，G-CSF使用により，好中球の早期回復が期待でき，造血器腫瘍における感染症の発症頻度減少や重症度の軽減が期待しうる．G-CSFにはin vitroにおいて，明らかに骨髄性白血病細胞を刺激することより，骨髄性白血病患者におけるG-CSFの使用には問題点もある．しかし，わが国を中心とするいくつかの臨床試験の結果では，化学療法やBMT後で白血病細胞が高度に減少している時期の好中球減少時に使用された場合においては，G-CSF投与により患者体内の骨髄性白血病が明らかに増殖するとの結果は得られていない．白血病細胞よりも正常好中球系幹細胞のほうがG-CSFに対する反応性が高いためであり，重症感染症においては，G-CSFの持つ好中球回復促進効果のメリットは，G-CSFが示す可能性のある白血病細胞増殖というデメリットを凌駕するものと思われる．しかし，骨髄性白血病を刺激することも確実であることより，最少必要量を最少必要期間投与するなど十分慎重に使用する．

[大野　竜三]

総論 6 骨髄バンクの現状

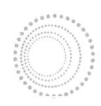

はじめに

同種造血幹細胞移植は難治性血液疾患の根治療法として確立し，最近では自己免疫疾患や一部の固形癌の治療にも応用されつつある．移植に用いられる造血幹細胞としてはHLA型が適合した血縁者の骨髄が最も至適なソースとして用いられてきた．本邦ではHLA型適合同胞（兄弟姉妹）は約35％の確率でしか得ることができない．さらに一家族あたりの子供の平均人数は現在1.34人で，今後減少することが予想される．したがって，血縁者内にHLA型適合ドナーを見出すことは今後だんだんと困難になっていくわけである．

そこで考えられたのがHLA型が適合した非血縁者より骨髄を採取し移植すること（非血縁者間骨髄移植）である．非血縁者間骨髄移植は1970年代に入り初めて施行されるようになり，1979年になって第一例目の成功例が報告された[1]．しかし，非血縁者間骨髄移植が現在のように盛んに施行されるようになったのは，HLA型のタイピング技術の進歩に加えて，全世界規模での多数の骨髄バンク設立によるところが大きい．

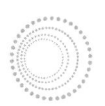

骨髄バンクとは

骨髄バンクとは，非血縁者ドナーの骨髄をドナーの安全性とプライバシーを最大限に守りつつ，公平かつ中立な立場で移植を必要としている患者さんに提供する機関である．本邦では日本骨髄バンク（Japan Marrow Donor Program：JMDP）が1991年に設立された．日本骨髄バンクのしくみを図1に示す．

日本骨髄バンクは厚生省指導のもとで設立された骨髄移植推進財団と日本赤十字社に設立されたデータセ

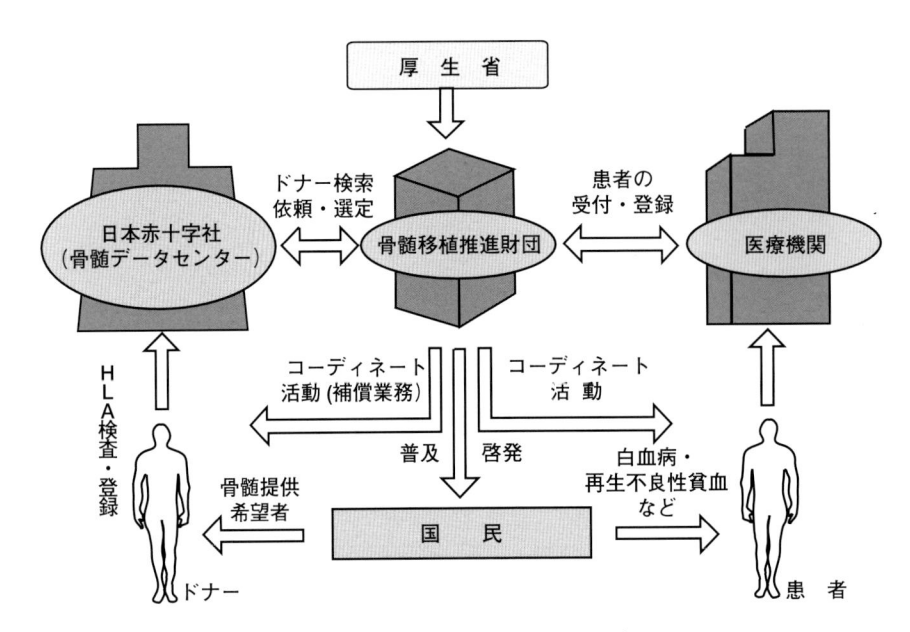

図1 日本骨髄バンクの体系

ンターから構成されている．データセンターは骨髄提供希望者の受け入れとそのHLA検査，HLA型およびドナーの個人情報の管理，ならびに患者とドナーのHLA型の照合を業務としている．骨髄ドナー希望者は地方データセンターで登録され，中央データセンターで患者と照合される．ドナーはID番号で管理されドナーのプライバシー（氏名，住所など）は地方データセンターのみで厳密に管理されている．

一方，財団の業務は大きく二つに分けられる．一つはドナー募集のための広報，財団の機構充実のための募金活動であり，もう一つはHLA適合ドナーと患者主治医（または移植医）の間に入り，ドナーの自由意思と安全性を確保しながら実際の移植までの具体的な調整（コーディネーション）業務を行うことである．実際のコーディネーション業務には骨髄移植医を中心とする調整医師および専任コーディネーターがあたっている．

具体的には移植の適応のある患者の登録を受け付け，この患者とHLA型の適合したドナーが見い出されると，このドナーに詳しく骨髄提供についての説明をし，同意が得られれば詳しいHLA型（DNA型）と健康チェックのための検査（確認検査）実施される．移植可能なHLA型で検査適格のドナーが選択されると，ドナーの最終同意を確認する面談が行われる．その後，ドナーの採取病院が決定され，ドナーの採取病院において健康診断が行われる．ドナーと患者の骨髄採取/移植の日程調整がなされ，移植病院とは異なった採取病院でドナーの骨髄採取がなされ患者に骨髄が移植される．ドナーはおおよそ3泊4日の入院が必要である．退院後ドナーは健康診断をして健康であることが確認される．

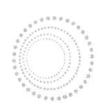

骨髄バンクの現状

1．ドナー登録

1990年12月の設立後，1991年1月よりJMDPへのドナー登録が開始された．その後ドナー数は着実に増加し続け，2002年5月末日にはドナー総数は154,495人に達し，世界で10番目に大きなバンクに成長している（図2）．JMDPを介したドナー検索は1992年7月より開始され，2002年5月末日までに12,587人の患者に対するドナー検索が行われている．そして，このうち約83％の患者に少なくとも一人のHLA型が血清学的に一致したドナーが見出されている．ドナー総数からみてこの適合率はきわめて高い値であり，日本人が欧米の諸国と比較し人類遺伝学的にみてより均一であることによると考えられている．

設立当初は10万人のドナープールを達成することを目標として登録が進められた．しかし，1998年によりJMDPを介して施行された非血縁者間骨髄移植を受けた患者とそのドナーのHLA型のDNAタイピング，およびそれが移植成績に及ぼす影響が解析された[2]．その結果，実際HLA型をより詳細にDNAレベルでtypingしてみると，HLA-A,-B,-DR座が血清学的に一致したドナーと患者ペアであっても，ある特定のHLA座では遺伝子レベルにおいて不一致であることが少なくなく，さらに遺伝子レベルでのHLA-A，または-B座が異なるペアでは完全一致ペアと比較して重症の急性移植片対宿主病の頻度が有意に高く，生存率も低いことが明らかにとなった（図3）．これよりHLA型のDNAタイピンは，移植免疫反応を起こしにくい，より適合したドナーを選択する有力な手段の一つであることが示唆された．JMDPでは現在，移植を必要としている患者の約80〜90％に少なくとも一人のHLA型

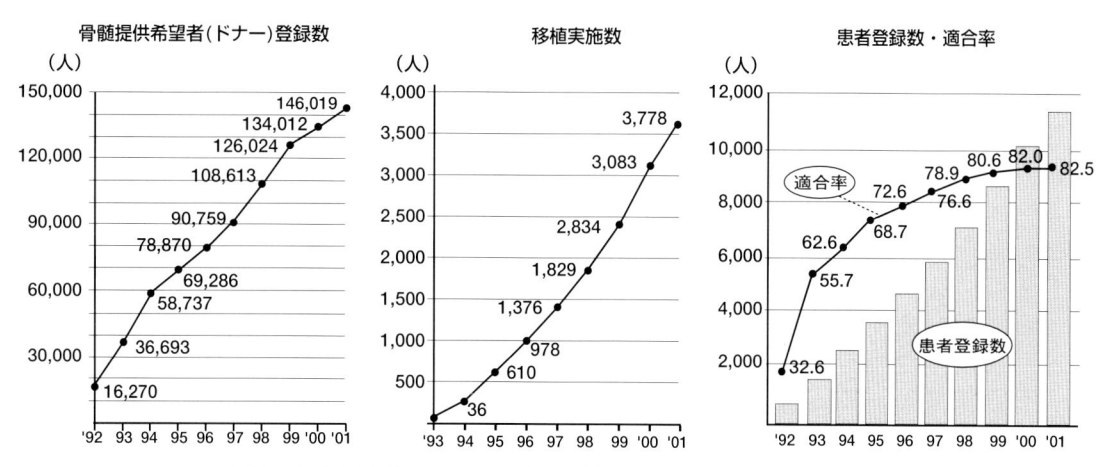

図2　日本骨髄バンクのドナー数・移植数・適合率の年次推移

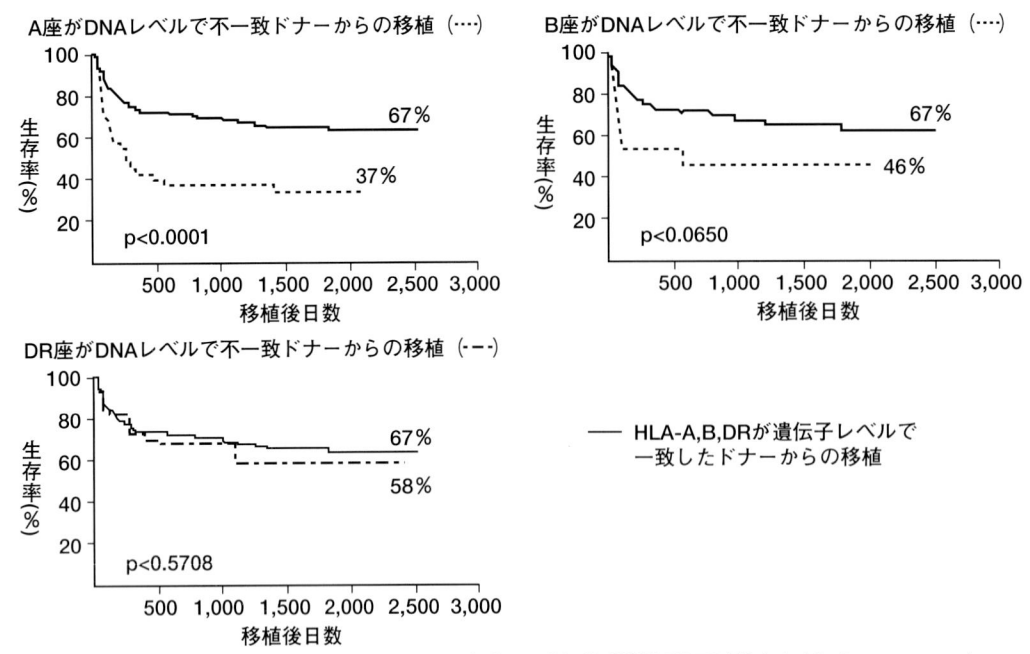

図3 HLA遺伝子タイピングの不適合と生存率の関係（慢性期慢性骨髄性白血病）（JMDP, 2001）

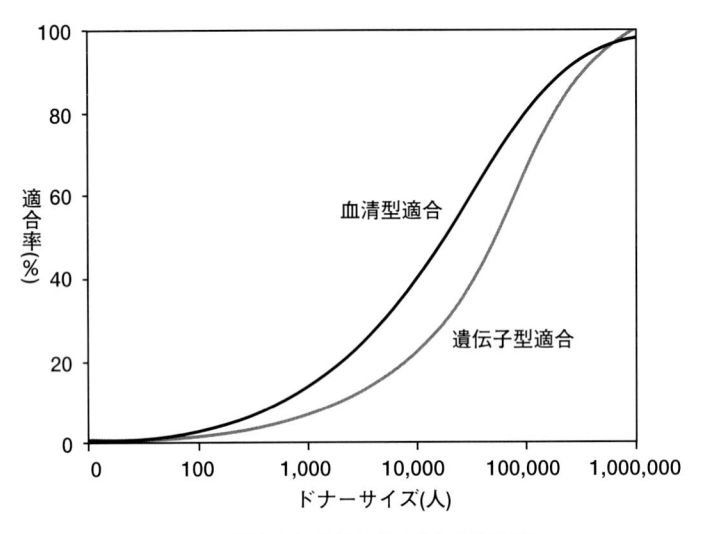

図4 日本人における推定HLA適合率

が遺伝子（DNA）レベルで一致したドナーを見出すのに必要と推算される30万人のドナープールを新たな目標として設定している．

2．移植件数

本邦では高いHLA型適合率に支えられて非血縁者間骨髄移植も盛んに施行されてきた．1992年1月に第一例が施行され，以後今日に至るまでの10年間に約3,700件（2002年5月末日で4,145件）の移植が実現している（図4）．月平均では40～80例の移植が施行されており，この数は北米，ドイツに続いて世界第3位の症例数となっており，その成績は国際的にみても優れたものなっている[3]．しかし一方で，ドナーのプライバシー保護と安全性の確保を最優先事項として事業が開始され，ドナーコーディネートのステップごとに確実な手続きが要求されたため，患者登録から移植までのコーディネート期間は6ヵ月を超える状態が続いてきた．そのため，コーディネート期間中に病状が悪化して移植が受けられなくなったり，条件の悪い移植になる症例が多くなることが問題であった（図5）．

1999年からコーディネート期間短縮のための大幅な改革が計画され，2001年4月から新コーディネートシステムが開始された．登録から移植までの期間を最短で100日程度までに短縮し，より多くの症例に移植のチャンスを拓くことが可能となるものと期待されている．コーディネート期間の短縮と移植数の増加は

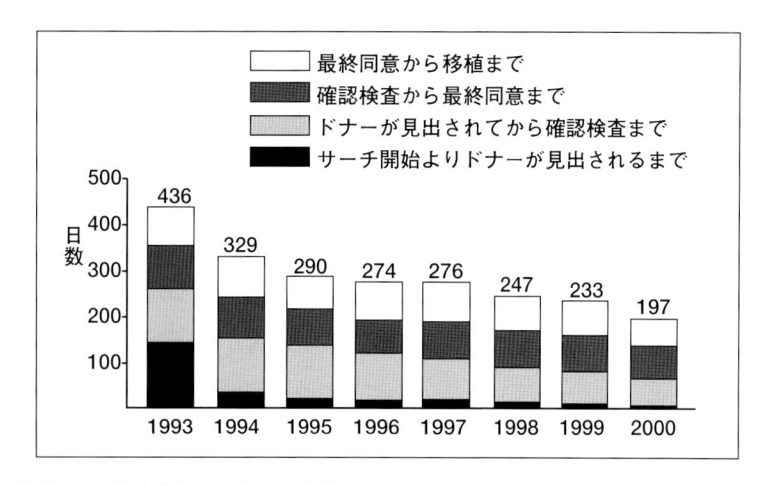

図5 正式ドナー検索依頼から実際の移植までに要した平均日数（年次別変化）（JMDP, 2001）

一方で移植施設採取施設の不足を招いている．採取を安善にスムーズに施行しより多くの移植を実現するためのハードとソフトの充実が次の課題である．

骨髄バンクの国際協力

血縁，非血縁者間でHLA適合ドナーを検索することで，約80％の患者に適合ドナーが得られるが，残り約20％の患者は骨髄移植を受けることができない．これに対してHLA型不一致ドナーからの移植，臍帯血移植などが試みられているが，海外の骨髄バンクを検索することも現実的かつ効率的な方法である．

現在，世界には50ヵ国に60の骨髄バンクが設立され，そこに約700万人のドナーが登録されており，国際間でのドナー検索や海外への骨髄の提供も盛んに行われている．本邦では国際間でドナー検索を行うことによって，血縁者，およびJMDPでドナーがみつからない患者の約半数にHLA適合ドナーが見出されている．国際間でのドナー検索には，全世界の骨髄バンクに登録されているドナーのHLA型を一つに集約した検索プログラム（bone marrow donor worldwide:BMDW）が作成され，ドナー検索の効率化に役立っている．

国際間での非血縁者間骨髄移植を円滑にかつ高率良く遂行するためには，おのおののバンクの運営方針や倫理観を尊重しつつも，ドナーとレシピエントが異なる国にいる場合の移植についてglobal standardsを作成し，可能な限り，それに基づいて各々のバンクが協力体制を築くことが望ましい．この点については，世界各国のバンクの代表者によってWorld Marrow Donor Association（WMDA）という機構が組織され，国際間の移植が行われている．

JMDPは北米骨髄バンク（NMDP），台湾骨髄バンク（TCMDR），韓国骨髄バンク（KMDP）と提携を結び相互のドナー検索を行っている．2001年4月末日までに海外ドナーを用いた移植数は98例となっており，その大多数はNMDPから提供された骨髄である．日本人のHLA型の特殊性を反映して，提供ドナーの民族学的背景は約70％がAsian Pasific Islanderとなっているが，残りの約30％はCaucasianをはじめとするnon-Asianの人種となっている．

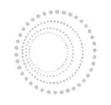

非血縁者ドナーからの同種末梢血幹細胞採取

造血幹細胞移植ソースが多様化するなかで同種末梢血幹細胞移植は，近年急速にその施行例数が増加している．全身麻酔下での大量の骨髄を採取を必要とする骨髄移植と異なり，顆粒球コロニー刺激因子（G-CSF）投与と体外循環にて幹細胞を採取できる簡便さと早期の造血回復が得られること，さらに造血器腫瘍においては移植片に関連したgraft-versus-leukemia効果がより高い可能性などによってその利用率が高まっていると考えられる．同種末梢血幹細胞移植は欧米を中心に血縁者間だけでなく，非血縁者間でも施行されるようになっており，これまでの報告では血縁者とほぼ同様の結果が得られている．

具体的には，
1) 骨髄移植よりも造血回復が早く
2) 急性移植片対宿主病の増加はみられず，
3) 慢性移植片対宿主病は増加する可能性がある

しかし非血縁者からの末梢血幹細胞採取に関してはregistry間で考え方が大きく異なっているのが現状である．JMDPでは，非血縁者間からの末梢血幹細胞移植の開始の可能性およびその時期について，ドナーの安全性だけでなく社会倫理的な側面からの検討が開始されている．

末梢血幹細胞の採取は全身麻酔を必要とせず，骨に針を頻回に刺されることはないが，骨髄採取より楽で安全であるとは必ずしもいえず，この二つの採取法はまったく性質の違う手法であり，おのおのに伴う危険性があることをドナーに十分に説明することが不可欠である．

次にapheresisを行う施設を移植，採取施設と同様に，そのqualityを十分に評価して認定をすること．ドナーの安全性確保という視点より動員のためのG-CSF投与とpheresisはregistryあるいは学会の定めたプロトコールに従って施行するようにする必要がある．

UPBSCTを導入することによって，ドナー登録者が増加するだけでなく，移植の新たな可能性を広げることを期待できる．骨髄非破壊的前処置による移植（いわゆるミニ移植）やHLA不一致移植への応用がその良い例である．本邦では高率にHLA適合非血縁ドナーが見出されるので，このような臨床研究を効率よく進めていくために骨髄バンクの存在は大きい．しかし，registryの基本的な使命はドナーの安全性を守り，その負担を可能な限り軽減し，造血幹細胞移植を必要としている患者さんに最大限それを供給することである．医学の進歩に大きく貢献すると考えられる手法については柔軟な姿勢で臨んでいくことが臨まれるが，その一方で，ドナーの安全性を踏まえたうえで，その利用についても責任を持たなくてはならない．たとえば，ミニ移植などが積極的に施行されるようになるとすると，DLIやsecond donationの頻度が増加する可能性もある．また，もっと根本的な問題として，いつまでこれらの患者側からの要望に対してドナーが答えるべきかという問題についても配慮が必要である．

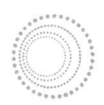

臍帯血バンクとの連携

臍帯血は非血縁者間ドナーにかわって，用いられる様になり，その頻度が着実に増加している造血幹細胞ソースである．臍帯血移植では，骨髄移植と異なりHLA型が1～2抗原不一致からの移植も小児の腫瘍性疾患では非血縁者間骨髄移植とほぼ同等の成績が得られているが，非腫瘍性疾患では生着不全が多い．移植される細胞数も重要な因子であり，体重の重い成人患者などは十分な細胞数の臍帯血を確保できないために移植に踏みきれないことも多い．本邦では1996年頃より小規模な臍帯血バンクが研究的に設立されはじめ，2002年3月には9つの臍帯血バンク連合体（日本臍帯血ネットワーク）として活動している（図6）．

臍帯血な採取，保存，患者登録，提供，移植情報収集などの実務はおのおのの臍帯血バンクが行い，ネットワークは広報活動の一部と各バンク間の連絡調整を行っている．インターネットですべての臍帯血バンクのHLA情報が一体化したものが検索できるが，正式の登録から移植までのプロセスは個々のバンクと直接行わなければならない．

本邦では2002年7月までに9,812個の臍帯血が保存され，654例の臍帯血移植が施行されている．骨髄バンクと異なり，HLA型からすれば，移植を必要とする患者さんのために，臍帯血を提供するためには約

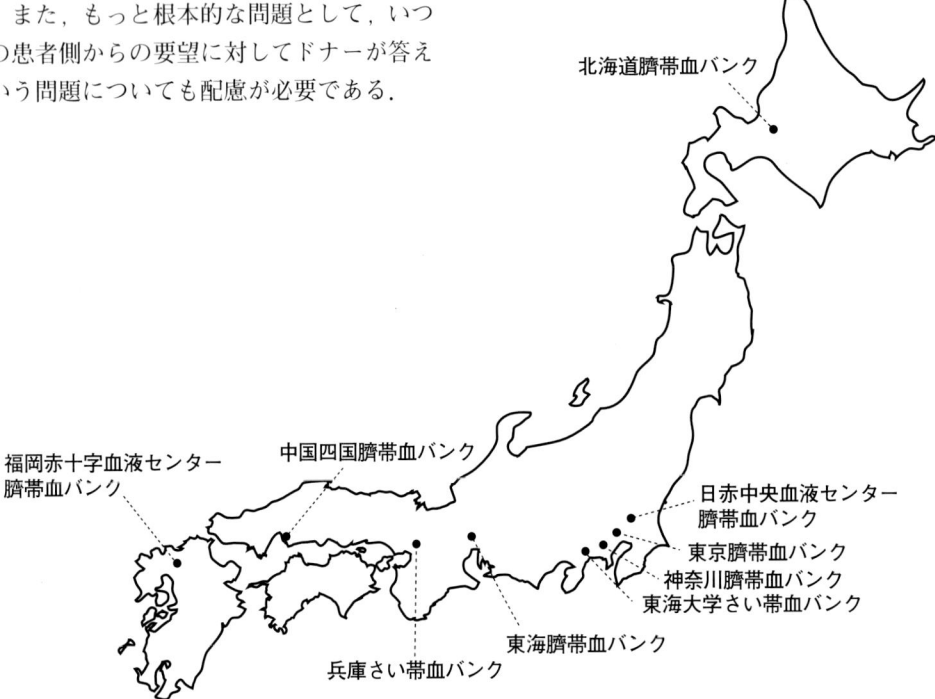

図6 日本臍帯血バンクネットワーク

20,000個の臍帯血確保すればよく，厚生省は平成11年より5年間でこの目標を達成する計画をたてている．

骨髄バンクも臍帯血バンクも同一患者のために造血幹細胞を提供するという同じ目的でするためにシステムが異なっており，現時点では両者はまったく独立した形で運営されている．しかし，同じ国の中で目的と対象を同じにした2つのバンクが別個に活動を行うことは多くの無駄と不便さを伴うことはいうまでもない．早期に，この2つのバンクは造血幹細胞バンクという連合体の中で，共通の運営委員会のもとで運営されなければならない．

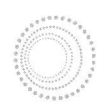

おわりに

骨髄バンク，臍帯血バンクも医師，患者だけでなく，ボランティア，患者家族，コーディネーターなどの医療関係者以外の一般市民を組み込んだまったく新しい医療形態を築いたといえる．今後，造血幹細胞移植が健全に発展するためには，一般市民と医療関係者が同等の立場と責任でシステムの構築にあたることが不可欠である．

●文　　献●

1) Hansen J, Clift RA, Thomas ED, et al : Transplantation of marrow from an unrelated donor to a patient with acute leukemia. N Engl J Med 303 : 506-567, 1980
2) Morishima Y, Sasazuki T, Inoko H, et al : The clinical significance of human leukocyte antigen (HLA) allele compatibility in patients receiving a marrow transplant from serologically HLA-A, HLA-B, and HLA-DR matched unrelated donors. Blood 99 : 4200, 2002
3) Kodera Y, Morishima Y, Kato S, et al : Analysis of 500 bone marrow transplants from unrelated donors (OR-BMT) facilitated by the Japan Marrow Donor Program ; comfirmation of OR-BMT as a standard therapy for patients with leukemia and aplastic anemia. Bone Marrow Transplant 24 : 995-1003, 1999
4) Ringden O, Romberger M, Runde V, et al : Peripheral blood stem cell transplantation from unrelated donors ; a comparison with marrow transplantation. Blood 94 : 455-464, 1999

［岡本　真一郎］

総論

7 造血幹細胞移植の原理と実際

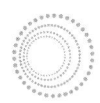

はじめに

　近代的骨髄移植を確立した功績によりシアトル，フレッドハッチンソンがん研究センター（FHCRC）のトーマス博士は，1990年にノーベル医学生理学賞を受賞した．トーマス博士は，HLA遺伝的適合同胞を骨髄提供者とし，移植骨髄の拒絶を予防するために十分な免疫抑制を患者に施し，移植後の血液学的回復が得られるまでの期間，患者を無菌環境に置く，という臨床的骨髄移植の基礎を1960年代後半に確立した．その後，骨髄移植の本来の目的である造血幹細胞移植の細胞ソースは，HLA一部不適合血縁者骨髄，HLA表現型一致非血縁骨髄，自家骨髄，自己末梢血，同種末梢血，臍帯血へと急速に拡大しつつある[1]．

　すべての血球に分化し，かつ自己複製能を有する造血幹細胞は，骨髄だけでなく末梢血にも少数ながら存在することが古くから知られており，最近では臍帯血中にも存在することが明らかにされている．いずれの移植方法も，膨大な基礎的臨床的研究がなされてきた同種骨髄移植（bone marrow transplantation；BMT）から発展してきた造血幹細胞移植であり，その原理や臨床応用は同種BMTを基本としている．自家BMTは，悪性腫瘍に対する強力な集学的治療として1980年以降に積極的に実施されてきた．1986年にBurkittリンパ腫に対する自己末梢血幹細胞移植（peripheral blood stem cell transplantation；PBSCT）の成功例が報告され[2]，その後急速に普及し自家BMTの代替法としての地位を確立した．さらに1989年には，同種臍帯血幹細胞移植（cord blood stem cell transplantation；CBSCT）[3]，同種PBSCT[4]の成功例が報告された．一方，HLA一致非血縁ボランティアドナーからの同種BMT（unrelated donor BMT；UD-BMT）も1980年に成功例が報告され[5]，日本でも1992年に積極的な臨床効用が開始され，その有用性が明らかにされている．さらに 1990年代に入り，同種PBSCTが同種BMTの代替法として注目され，急速に普及しつつある．ここでは各幹細胞移植について概説し，それぞれの特徴を述べる．

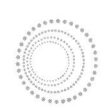

同種BMT

1．原　　理

　同種BMTは，造血臓器である骨髄の欠陥に基づく難治性疾患を治療するため，レシピエント（ホスト）である患者の異常をきたした骨髄を正常ドナーの造血幹細胞で置き換える置換療法である．同種BMTは他の臓器移植（腎，心，肺，肝臓など）とは，大きく異なる．移植されるのは造血幹細胞を含む骨髄液であり，移植は，実際は骨髄液の輸注である．骨髄液には，造血幹細胞だけでなく免疫担当細胞であるリンパ球も含まれるため，移植片拒絶（graft rejection）を免れても，移植片対宿主病（graft versus host disease；GVHD）が生じうる．生着したドナー由来造血幹細胞は，レシピエントの骨髄で分化増殖，自己複製を維持し造血組織を再構築する．生着後は免疫系もドナー由来の造血幹細胞から分化した免疫担当細胞によって再構築されるので，固形臓器移植後と異なり長期間の免疫抑制療法が不要である．

2．移植片拒絶（graft rejection）

　自家および同系（一卵双生児間）移植では移植片拒絶は生じない．一方，同種BMTではドナーとレシピエントの組織適合性が一致しなければ，または拒絶予防のための免疫抑制療法が行わなければ，同種骨髄移植片は拒絶される．移植片拒絶は，移植片がレシペントには存在しない抗原を発現している場合に生じる免疫反応であり，ドナーとレシピエントの遺伝的な差違に強く影響される．最も強い移植免疫反応を起こす移植抗原（Major Histocompatibility complex；MHC）は，ヒトの場合HLAと呼ばれる．抗原提示細胞を多く含

む骨髄や皮膚は他の臓器に比べて拒絶されやすい．したがって，同種BMTではHLAが遺伝的に一致した同胞がドナーとして選択され，移植前にきわめて強力な（骨髄破壊的）免疫抑制療法が移植前治療（coditioning）として実施される．

3．移植片対宿主病（graft versus host disease；GVHD）

GVHDは，ホストが移植片を拒絶できない場合に，移植片に含まれるドナー由来のTリンパ球が自己とは異なるホストの組織適合抗原を認識し，抗ホスト活性を獲得したドナー由来細胞が，ホストの組織，臓器を標的として障害作用を示す移植免疫反応に基づく病態である．ドナーとホストの組織適合性の差違が大きいほどGVHDは強く発現し，ヒトでもHLA不適合ドナーからの同種BMTでは，GVHDが重症化しやすい．しかし，HLA一致ドナーからの同種BMTでもGVHDが生じることから，HLA以外の抗原もGVHDの標的抗原となりうる．発症時期，標的臓器の違いから，GVHDは急性型と慢性型に区別される．急性GVHDは，移植後100日までに発症し，皮膚，肝，腸管をおもな標的臓器とし，皮疹，黄疸，下痢などの症状を起こす．慢性GVHDは，移植後3～15ヵ月に発症する．多臓器病変に免疫異常を伴い，臨床像としては自己免疫疾患と共通性がみられる．

4．同種BMTの実際

ドナーとしては，原則的にHLA-A, -B, -DRが遺伝的に一致する同胞が選択される．HLA適合ドナーが得られない場合は骨髄バンクを介した非血縁HLA適合ドナーからの移植が可能である．Conditioningの目的は，移植片拒絶を防止することであるが，白血病患者の場合はレシピエント内の残存白血病を根絶する目的も加わり，骨髄破壊的な化学療法，放射線化学療法が実施される．具体的にはシクロフォスファミド（Cy），ブズルファン（Bu）などの大量療法や全身放射線照射などが用いられる．Conditioning終了後，ドナーの腸骨から骨髄液を吸引採取し，経静脈的に輸注する．採取量はレシピエントの体重あたり 3×10^8/kg 以上の有核細胞数を目標とする．移植後は急性GVHD予防のためにメトトレキサート（MTX），シクロスポリン（CyA），タクロリムス（FK506），などによる免疫抑制療法を6～12ヵ月施行する．Conditioningにより骨髄は無形成となり，高度の白血球減少，血小板減少が持続するので，移植前よりLaminar Air Flow室隔離によって真菌感染症予防を行い，移植後好中球数が回復するまで持続する．血小板減少に対しては，予防的血小板輸血を行う．高度の非骨髄毒性による重大な臓器障害，また移植後の免疫不全による日和見感染症が生じうるので，これらの合併症を予防，治療する強力な支持療法がきわめて重要である（図1）．

5．適　　　応

重症再生不良性貧血（SAA），急性骨髄性白血病（AML），急性リンパ性白血病（ALL），慢性骨髄性白血病（CML）である．通常の治療に反応しない予後不良の骨髄異形成症候群（MDS），悪性リンパ腫（ML），多発性骨髄腫（MM）などに対しても積極的に施行される．年齢制限は徐々に緩和されつつあり現在では原則的に55歳以下の患者は同種BMTの候補と考えることができる．

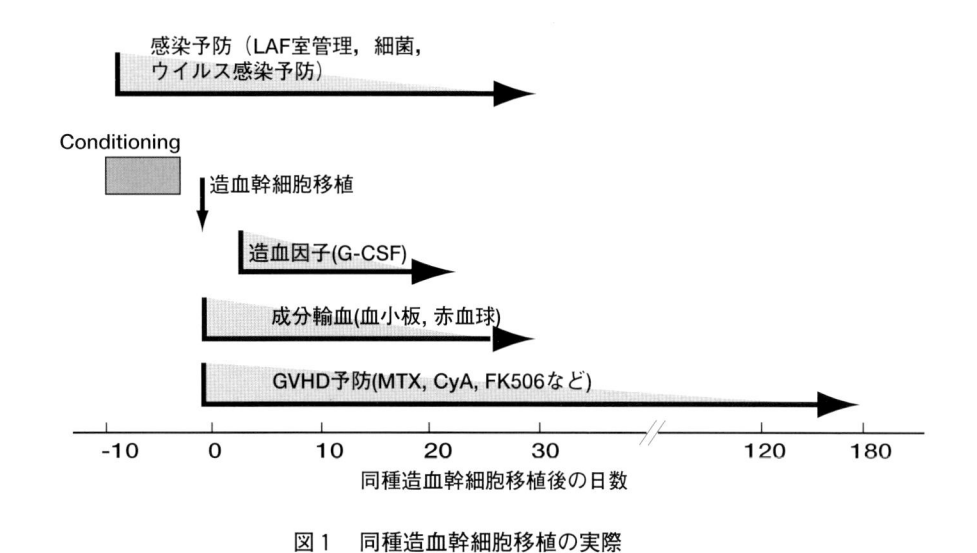

図1　同種造血幹細胞移植の実際

表1　主要血液疾患の成人での移植成績(日本造血細胞移植学会)

疾患	移植時期	5年生存率 %(症例数)
急性骨髄性白血病	第一寛解期	67 (474)
	第二寛解期	59 (171)
	非寛解期	19 (224)
急性リンパ性白血病	第一寛解期	56 (377)
	第二寛解期	26 (84)
	非寛解期	16 (154)
慢性骨髄性白血病	慢性期	70 (855)
	促進期	44 (113)
	急性転化期	18 (89)
重症再生不良性貧血	20〜39歳	83 (165)
	40〜59歳	59 (31)

6．移植成績

世界的に50,000例以上，日本でも7,000例以上の同種BMTが実施されている．その成績を示す(表1)．日本造血細胞移植学会(Japanese society of hematopoietic cell transplantation；JSHCT)全国集計成績によれば，移植成績は移植病期や患者年齢によるが，標準危険群の白血病では50%以上の治癒が期待できる．

自家BMT

癌化学療法や放射線治療は，感受性のある悪性腫瘍に対して用量依存性の抗腫瘍効果を示す．したがって，抗腫瘍薬の投与量や放射線照射量を増やすことによって抗腫瘍効果も高まることが期待されるが，骨髄毒性(血液毒性)や非血液毒性のためdose escalationは限界がある．そこで予め冷凍保存しておいた自己骨髄の移植によって血液学的再構築を図ることができれば，骨髄毒性を考慮せずに常用量を超えた治療が可能となり，骨髄破壊的な大量放射線化学療法による抗腫瘍効果の増大と癌治療成績の向上が期待される(図2)．

1．移植前治療(conditioning)

骨髄以外の臓器毒性が耐えられるまでのdose escalationが可能であるが，基本的には，用量依存性の抗腫瘍効果が期待できる薬剤，交叉耐性を避けるため作用機序の異なる薬剤の組み合わせ，臓器毒性の重複しない薬剤の組み合わせ，などを考慮してconditionning regimenが組み立てられる．造血器腫瘍では，同種BMTで用いられるconditioningが利用されることも多いが，自家BMTでは移植片拒絶予防のための免疫抑制は不要である．最小の治療関連毒性(regimen-related toxicity；RRT)，最低の治療関連死亡(treatment-related mortality；TRM)で最大の抗腫瘍効果を上げるcoditioningの検討が今なお続けられている．

2．適応とその実際

大量の放射線化学療法に感受性を示し，dose escalationに応じた抗腫瘍効果が期待できる腫瘍，採取骨髄が正常造血能を有し腫瘍細胞の混入がない，強力な放射線化学療法に耐えうる全身状態を有する，などの条件を考慮して選択される．有効性が報告されたものは，ML，AML，MMなどの造血器腫瘍，乳癌，胚細胞腫瘍，卵巣癌，肺小細胞癌などの固形腫瘍である．適応症例を選択し，全身麻酔下で骨髄を吸引採取し冷凍保存する．次いで，通常治療を行って腫瘍を可能な限り縮小させ，その後超大量放射線化学療法を実施，解凍自家骨髄を輸注する．移植後の支持療法は同種BMTに準じて行われる．

3．成績

その成績は，腫瘍の治療感受性，移植病期に大きく左右される．治療抵抗性を獲得した進行，再発期の症例，初回治療に抵抗性の症例に対しての有効性はほと

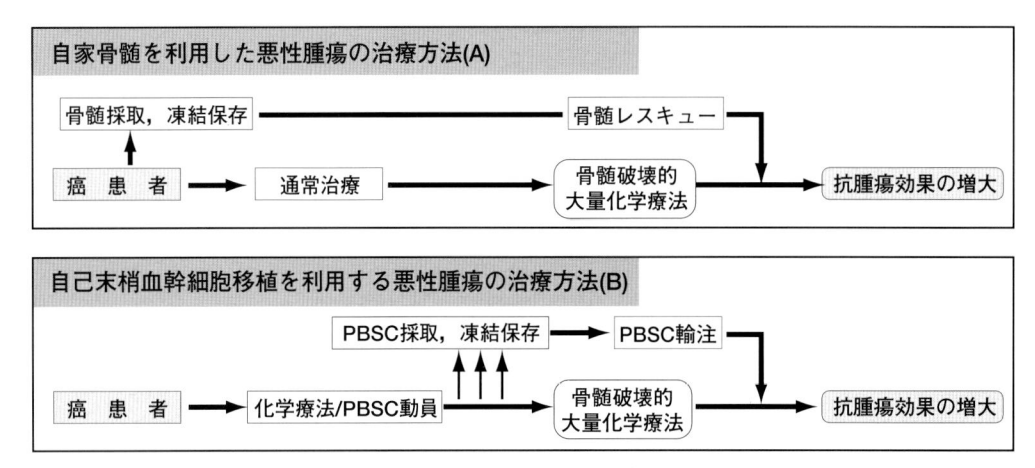

図2　自己造血幹細胞移植の実際

んど得られていない．したがって，化学療法にある程度の感受性を有する完全寛解，完全反応が得られた症例に対する治癒を目指した強化療法として積極的に検討されてきた．予後不良と予想されるMLの一次治療，再発した治療感受性のMLなどで有効性が明らかにされてきた．反面，これまで最も多く自家BMTが実施されてきた進行期乳癌では有効性は証明されていない．

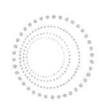

自己PBSCT

末梢血中に存在する造血幹細胞である末梢血幹細胞（peripheral blood stem cell；PBSC）は，骨髄抑制的な化学療法後の造血回復期に一過性に増加し，さらに顆粒球コロニー刺激因子（granulocyte-colony stimulating factor；G-CSF）を併用するとPBSCの骨髄からの動員が促進される．この骨髄から末梢血に動員されたPBSCを血球成分分離装置により大量に採取後，冷凍保存し，これを骨髄破壊的な放射線化学療法後の血液学的再構築に利用する方法が自己PBSCTである（図2）．自己PBSCTは，造血幹細胞の自家移植という意味で自家BMTと同一であり，方法，適応もほぼ同様である．1996年にわが国でも保険適用となり，自己PBSCTは急速に普及して年間600例以上実施されている．自己PBSCTは，自家BMTと比較して，移植後の造血回復が早い，移植後の合併症が少ないので入院期間の短縮，医療費の軽減が可能，造血幹細胞採取に全身麻酔を必要としない，骨髄に比べてPBSC中への腫瘍細胞の混入が少ない，などの有利な点が指摘されている．したがって，現在では自家BMTは行われなくなり，その代わりに自己PBSCTが積極的に実施されている．自己PBSCTを利用した悪性腫瘍の治療成績は，症例数が充分でなく観察期間も短いため，まとまったものは少ない．自己PBSCTを化学療法の延長の一つと考えるとき，移植以外の標準的な化学療法と比較検討を行わなければならない．自己PBSCTの位置づけを明らかにする前向き臨床研究が強く望まれる．

同種PBSCT

同種PBSCTの原理は同種BMTと同一で，骨髄の代わりにHLA適合ドナーからのPBSCを利用する．同種PBSCTの積極的な臨床応用は1990年代後半であるが，世界的に10,000例以上，日本でも1,000例以上施行され，2000年からは保険適用となり，同種BMTの代替法として急速に普及中である．

同種PBSCTと同種BMTの異なる点は，生着に必要な充分量のPBSCを採取するために健常人ドナーにG-CSFを投与し，PBSCを動員する必要があり，さらに採取したPBSC中には骨髄に比べて10倍以上のTリンパ球が含まれることである．生着に必要なPBSCを採取するためには，PBSC動員のためG-CSFを健常人ドナーに4〜5日間投与し，4〜5日目に血球成分分離装置を用いて採取する．造血幹細胞の表面マーカーであるCD34が陽性の細胞を患者の体重あたり5×10^6/kg以上採取することを目標とする．G-CSF投与の副作用として，骨痛，腰痛，倦怠感，肝機能異常などが高頻度（40〜70％）にみられ，一過性の血小板減少も約半数にみられる．稀ではあるが重篤な合併症も報告されている．同種PBSCTでは，同種BMTと比べて大量のTリンパ球が輸注されるため，本邦の成績でも，急性GVHD，慢性GVHDともに同種BMTより増加傾向にある．これまでの検討から，同種PBSCTに期待される点は，移植後の速やかな造血回復による重症感染症の減少，大量Tリンパ球輸注による移植片対白血病（graft versus leukemia；GVL）効果の増強，輸血量の減少，ドナーの骨髄採取，全身麻酔に伴うリスク回避，などがある．しかし，同種BMTと比べて同種PBSCTの歴史はきわめて浅く，種々の未解決の問題を残している．

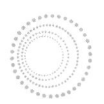

臍帯血幹細胞移植（Cord Blood Stem Cell Transplantation；CBSCT）

臍帯血には，骨髄や末梢血に比べて，未分化で増殖能の高い造血幹細胞が多く存在し，含まれるリンパ球は免疫能が未熟であるためGVHDが重症化しにくい，といわれてきた．これまでの経験から，CBSCTは，BMTやPBSCTと比較すると，従来廃棄されていた臍帯血を利用するのでドナー負担がない，GVHDは比較的軽症でHLA1〜2座不一致のドナーからの移植が可能である，骨髄バンクに比べて臍帯血バンクは申し込みから実際の移植に至る調整期間が大幅に短縮できる，などの利点が指摘されている．一方，移植後の造血能の回復は，同種BMTより遅いとされる．確実な生着を得るためには，一定数以上の移植細胞が望ましい．臍帯血から採取可能な移植細胞数は限られているので，体重の多い患者ではCBSCTが行えないことがある．厚生科学研究斉藤班によると，2001年10月23日までに500例のCBSCTが施行された．2001年3月末までに施行された373例のCBSCTを解析すると，16歳以上の成人はCBSCT症例の22.5％を占めていた．成人でのCBSCT成績は，1年以上の生存率で，

急性白血病第一寛解期約70％，第二寛解期約40％，再発期20％であった．移植細胞数 $2×10^7$/kg 以上の1年生存率40％，移植細胞数 $2×10^7$/kg 以下の1年生存率約10％であった．CBSCTでは，移植時期だけでなく移植細胞数の多寡が大きな影響を与える．

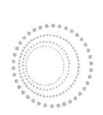

骨髄非破壊的前治療による同種造血幹細胞移植術

（いわゆるミニ移植，non-myeloablative stem cell transplantation: NST）

同種造血幹細胞移植の黎明期においては，移植した同種幹細胞が生着するためには，移植前治療として骨髄破壊的な放射線化学療法が必要と考えられていた．最近，骨髄破壊的な移植前治療なしでも免疫抑制剤を併用することで同種造血幹細胞が生着することがヒトでも臨床的に報告されている．一方，重症複合型免疫不全症の小児に対して同種造血幹細胞移植を行う場合，前処置なしでも生着が得られることが明らかにされている．さらにこの場合，HLAが完全一致していなくても生着することが報告されている．これらのことから，同種造血幹細胞移植においては骨髄破壊的な移植前治療が必ずしも必要ないこと，レシピエントの免疫力を十分に抑制できれば生着が得られることが明らかにされている．悪性腫瘍に対する造血幹細胞移植においては，その抗腫瘍効果は移植前治療の超大量放射線化学療法が重要な役割を果たすと考えられてきた．

しかし，同種幹細胞移植後の悪性腫瘍再発予防効果の大きな部分を担うものは，移植後の免疫反応，特に移植片対白血病（GVL），移植片対腫瘍（graft versus tumor：GVT）効果であるとの考えも有力となってきた．そのため，移植前治療による直接的な抗腫瘍効果は期待せずに，移植片の生着は十分な免疫抑制療法によって得たうえで，移植後の免疫反応に抗腫瘍効果を期待する非骨髄破壊的前治療による同種造血幹細胞移植（いわゆるミニ移植）が開発され，造血器悪性腫瘍[6]および腎細胞癌などの一部の固形癌[7]の治療に応用されている．ミニ移植は，移植前治療として従来よりも減弱した放射線化学療法を実施し治療関連毒性（RRT）が少なくなるため，従来，適応とされなかった高齢者や臓器障害を有する症例などに移植対象患者を拡大することが出来，一部の施設では患者の年齢制限を撤廃している．今後，種々の造血器悪性腫瘍および固形癌に対して積極的に試みられその適応が決定されていくものと予想される．

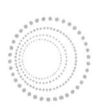

各種造血幹細胞移植術の比較

悪性腫瘍に対する幹細胞移植として，自家BMTと自己PBSCTを含めた自己造血幹細胞移植，同種BMTと同種PBSCTおよび臍帯血移植を含めた同種造血幹細胞移植，さらにミニ移植に区別されるが

表2にその比較を示す．自己造血幹細胞移植は，化学療法のdose escalationとみなすができる．

同種造血幹細胞移植は，化学療法のdose escalationと免疫療法，ミニ移植は免疫療法と考えることができる．今後，悪性腫瘍の種類によって，化学療法に対する感受性，免疫療法に対する感受性，が明らかになれば適切な移植法を選択することができる．たとえば慢性期のCMLに同種造血幹細胞移植を行い再発した場合，ドナーからのリンパ球輸注を行うことで高率に治癒させることができる．これは，少なくとも慢性期のCMLは免疫療法に高感受性であることを示している．ミニ移植はこのような疾患の治療方法として発展する可能性がある．それぞれに移植方法の特徴を明らかにし，個々の患者の状態，悪性腫瘍の種類，施行可能な移植の種類を詳細に検討することで，より適切な治療法の選択が可能になることが期待される．

表2 各種造血幹細胞移植の比較

	長所		短所	
	超大量放射線化学療法による抗腫瘍効果	移植片対白血病/腫瘍効果	移植前処置に伴う副作用	移植片対宿主病
自己造血幹細胞移植	あり	なし	あり	なし
同種造血幹細胞移植	あり	あり	あり	あり
ミニ移植	ほとんどない	あり	ほとんどない	あり

自己造血幹細胞移植：自家BMTと自己PBSCTを含む
同種造血幹細胞移植：同種BMTと同種PBSCTおよび臍帯血移植を含む
いわゆるミニ移植：非骨髄破壊的前治療による同種造血幹細胞移植

●文　献●

1) Thomsa ED, Blume KG, Froman SJ：Hematopoietic cell transplantation, 2nd Ed, Blackwell Science, Malden, 1999
2) Korbling M, Dorken B, Ho AD, et al：Autologous transplantation of blood-derived hemopoietic stem cells after myeloablative therapy in a patient with Burkitt's lymphoma. Blood 67：529-532, 1986
3) Gluckman E, Broxmeyer HA, Auerbach AD, et al：Hematopoietic reconstitution in a patient with Fanconi's anemia by means of umbilical-cord blood from an HLA-identical sibling. N Engl J Med 321：1174-1178, 1989
4) Kessinger A, Smith DM, Strandjord SE, et al：Allogeneic transplantation of blood-derived, T cell-depleted hemopoietic stem cells after myeloablative treatment in a patient with acute lymphoblastic leukemia.Bone Marrow Transplant 4：643-646, 1989
5) Ash RC, Casper JT, Chitambar CR, et al：Successful allogeneic transplantation of T-cell-depleted bone marrow from closely HLA-matched unrelated donors. N Engl J 322：485-494, 1990
6) Slavin S, Nagler A, Naparstek E, et al：Nonmyeloablative stem cell transplantation and cell therapy as an alternative to conventional bone marrow transplantation with lethal cytoreduction for the treatment of malignant and nonmalignant hematologic diseases. Blood 91：7 56-63, 1996
7) Childs R, Chernoff A, Contentin N, et al：Regression of metastatic renal-cell carcinoma after nonmyeloablative allogeneic peripheral-blood stem-cell transplantation. N Engl J Med 343：750-758, 2000

［長藤　宏司／原田　実根］

総論 8 血液疾患におけるインフォームドコンセント

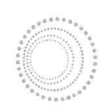

はじめに

インフォームドコンセント (informed consent, IC) は日本語にいろいろに訳されている．一番多い訳は「説明と同意」であろう．しかし，本来の英語の意味は「説明と同意」が並列して記載されているわけではない．私は「充分に情報を提供された上での同意」「説明を十分に受け，納得した上での同意」と訳したい．私の個人的な考えでは，「十分説明を受けた上での選択，informed selection」というような意味にとらえている．

患者と医師の関係は大きく変わりつつある．これまでは父権主義（パターナリズム，patenalism）が医師の患者に対してとる態度であった．つまり，医師は父親が子供対するように保護し，面倒を見る態度である．このような医師と患者の関係を「能動・受動のモデル」と呼ばれ，意識のない患者に対する医師の態度がその典型である．一方患者から見れば「お任せ医療」という，医師に任せっぱなしの医療が行われてきた．このような医師と患者との関係は，これから述べる種々の状況の変化によって大きく変わろうとしてる．その結果，医師と患者との関係は特別な場合を除き，「相互参加のモデル」と呼ばれる対等の関係になろうとしている．その状況を確実にするためにはICが行われることが必要条件になろうとしている．

ICを強く訴えたのは「ヘルシンキ宣言」である．「ヘルシンキ宣言」とは1964年にフィンランドのヘルシンキで第18回世界医師連合総会において採択されたものである．第二次世界大戦中ナチスによって行われた医学研究において捕虜が受けた被害の反省に基づくものである．つまり，医学研究においては，患者の利益を最優先にするということである．さらに，そのヘルシンキ宣言は数回にわたって改訂され，さらに2000年の10月に英国のエジンバラで行われた第52回世界医師連合総会でさらに改訂が行われた．

患者の知る権利と患者の自己決定権は守られる必要がある．そのために，ICは適切に行われる必要がある．しかし，血液疾患の多くは悪性腫瘍であるからICを適切に行うにはその告知の問題を乗り越えなければならない．

本稿ではこのようなICが重要となってきた背景，話すべき内容，今日的意義のいくつかについて述べることにする．

(1) ICの考え方が重要になってきた背景
①医療技術の高度化，複雑化
②治療法などの医療の選択の幅の拡大
③疾病構造の変化
④医療情報の普及
⑤患者の権利意識の高まり
⑥医療従事者と患者との信頼関係の促進
などが挙げられる．あとの癌の告知のところで詳述する．

(2) 説明する内容
下記の点を十分説明する必要がある．
①診断の正確な内容
②診断のための検査法，その意義および侵襲度
③予定される治療の性質と目的
④治療法の成功の可能性，利益・不利益
⑤その他の治療法
⑥治療しない場合の予後

この治療しない場合の予後の説明が抜けやすいので注意を要する．

(3) ICをめぐる今日的問題
がんの告知，臓器移植，医薬品の臨床治験，遺伝子検査，遺伝子治療，遺伝子解析研究，小児医療，精神医療，などが今日的問題としてあげられる．ここではがんの告知，医薬品の臨床治験，遺伝子検査と遺伝子解析研究について述べることにする．

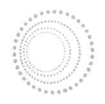

がんの告知

1. 個人的な経験

ICを行う場合に避けて通れないのはがんの告知の問題である．私たちが医師になりたての35年前は血液腫瘍の治療法はほとんどなくその生命予後を改善することはほとんど不可能であった．その結果，先輩の医師たちにがんの告知を行うと患者は落ち込みかえって寿命を短くすることのなるので決して告知をしてはいけないと教えられた．当時の状況を考えれば当然であったのかもしれない．

1960年代の米国に留学したがその当時もがんの告知は行われていなかった．ところが，1980年代になると親族の米国で開業している医師から，「日本の医療は遅れている．がんの告知も行わないからなー」と言われ，ショックを受けた．日本の医療は，当時は欧米のレベルに十分追いついていたと思っていたからである．同じ頃「君と白血病」という本が出版され，子供の白血病患者に告知をし，患者にその病気のことを自分で勉強するための本であった．子供にまで告知をしている現実に大変驚いた．そこで調べると，1960年の終わりに，米国のNIHから子供の白血病患者に告知をしたほうが治療が適切に行われると言う結果が報告され，それ以降急速にがんの告知が米国では進んだことを知った．

現在，私どもの教室ではほぼ全患者に白血病，悪性リンパ腫，多発性骨髄腫などの悪性腫瘍の告知を行っている．そのきっかけとなる2人の患者がいる．一人は，20年近く前になるが，60歳台の管理職の方で，慢性骨髄性白血病の患者に告知をしたのが初めである．そのとき，多血症があり，真性多血症が疑われたが白血球が少し増えており，その鑑別診断として慢性骨髄性白病があり，それを除外するためにフィラデルフィア染色体の検査が必要であると話した．その結果，しばらくしてフィラデルフィア染色体が陽性であることが明らかになり，告知せざるを得ないことになった．その後，患者が来られ，「1週間ぐらいよく眠れなかった．がんは映画や小説だけの話であると思っていた」などと話された．しかし，その後当時始まったばかりのインターフェロン療法の治験などに参加され，社会的にも積極的に活動されていた．しかし，急性転化を起こされ入院されたときは，よく病棟に出かけ，座って患者から話をよく聞いた．その理由はある本に，告知をし特によくなる見込みがなくなったときは励ましたりせず，話をただ聞くことが大切であるであると書かれていたからである．その後，その患者が大変立腹されたことがある．理由を聞くと，「インフォームドコンセントを十分してほしい」ということであった．当時は日常的に行われていた医師の裁量による治療法の変更を患者に説明をせずに行ったとのことであった．今では当然と思われるが，告知後は治療法の変更，検査の必要性などを書いて説明し，承諾を得るようになった．しかし，この患者をきっかけに，告知について自信を少し持った．

二人目は私の親族で海外生活が長かった40代の管理職に従事する患者である．急性白血病になったとき，告知を家族が望み行った．そのときも，患者は不幸な転機をとったが，最後まで希望を失わず，積極的に闘病生活を送り，家族のことに十分配慮した処置をとってあったことを後になって知った．その患者が言ったことは「夜が寂しい」ということで，毎晩のように話しに出かけたことを覚えている．このような2人の患者をきっかけに，患者の心を支える自信がつき，告知をすることが多くなっていった．

2. がん告知がさらに進められた状況の変化

このようにがんの告知を進めるきっかけは前述ようなことであるが，その後告知をほぼ全員に行うようになったのは下記のような事情があろう．

1）血液腫瘍の治療成績の向上

35年前に，ほとんど有効な治療法のなかった血液腫瘍の治療成績は格段に進歩した．小児の急性リンパ性白血病は80％近くが治癒するし，成人の急性骨髄性白血病も約50％は治癒するようになった．このことは告知する場合に患者に希望を持ってもらうことができるので医師の立場としては話しやすくなった．

2）治療法の選択の範囲が広がったこと

急性白血病にしても化学療法，幹細胞移植，（骨髄移植，末梢血幹細胞移植，臍帯血移植），分化誘導療法など多彩な治療法がある．

慢性骨髄性白血病ではインターフェロン療法，骨髄非破壊的幹細胞移植など多彩であり，これらの治療法の得失を比較した医師の説明と患者の選択について合意した内容を文書にして相互に持っている必要がある．

3）治療に関する比較試験のデータがあること

血液疾患の治療に関する共同研究が進み種々の治療法の有用性の比較がなされるようになってきた．このことは，患者の治療法選択の時に大変重要な判断根拠となる．

4）患者の知識の増加

疾患に関して種々書物が発行されている．またインターネットあるいは患者の会による情報交換によって

患者は多くの診断・治療法，医療機関の評価に関する情報を得ている．その状態では相互主義による医療が一番適切であり，そのためのがんの告知は避けられない．

5）患者の意識の変化

カルテ開示などの患者自身の医療情報開示の要求は強い．その際に，がんの告知は必須条件である．

6）治療成績が向上する可能性

告知をすることによって，治療成績もよくなると思われる．CMLでインターフェロンの自己注射をしている人で調査をしたことがある．その結果，告知をしてある人はしていない人に比べて有意に投与を継続している人が多く，また投与量も多かった．Talpazらの報告によれば投与量の多い人のほうがフィラデルフィア染色体の消失率が高いと報告され，またフィラデルフィア染色体の消失率の高いほうが生存率が高いとされる．そうすると告知をしたほうが生存率が高いことになる．Hodgkin病でも同様に告知したほうが予後がよいと報告されている．

3．がん告知の前提

がん告知の前提としては，
①患者と医師の人間関係が良好であること，
②患者が真実を知りたいと望んでいること，
③患者の判断力が十分あること，
④患者を支える家族，友人があること
が挙げられる．

一番の問題は患者が真実を知りたいか否かを告知前に確認することが困難であり，告知後に患者や家族から文句を言われないかと言うこと，患者を支えられなくて不幸な転機をとることなどを恐れ，告知に踏み切れない医師もいるかと思う．しかし，医師が患者を支えるという強い意志を持って告知に当たれば後述のようにかえってよい結果が得られると思っている．がんを知らないでいる権利もあるとされるが，それは議論のあるところであろう．自己決定権を主張する考えとは矛盾するし，真実に勝るものはないと思っている．

4．告知の3段階

がん告知には，①告知するかどうか，②告知する場合どのように告知するか，③告知後どうするか，という3つの段階がある．

1）告知するかどうか

告知する必要があると考えており，その条件については先述した．私たちは，ほぼ全例の患者に白血病であることを告知している．ほぼ全例というのは高齢者で十分な理解者がないと思われた場合あるいは未成年の場合だけ本人には告知しないからである．しかし，理解力が十分あると判断した83歳の慢性骨髄性白血病の患者や15歳の急性リンパ性白血病の患者（この場合は患者が強く希望していることを両親から聞いたからである）に告知したことがある．かつて言われたように自ら寿命を縮めたり，元気がなくなって死期を早めたと思われる人はいない．

家族が告知について強く反対される場合も行わなかったことがある．しかし，その場合でも時間をかけて家族と話し，告知することに理解をしてもらうようにしている．

ある調査で，「あなたが癌になったときに告知してほしいですか」という質問に70％の人が「告知してほしいと」と答えている．「家族が癌になったときに告知してほしいですか」という質問には30％の人しか告知を望んでいない．この差がしばしば告知の大きな障害になる．つまり，患者の利益と家族の利益は必ずしも一致しないことを示している．しかし，命は患者自身のものであり，患者がそれをどうするかを決定する権利があり，そのために患者の知る権利を医師や家族が侵してはいけないと考えている．そのうえで，兄弟姉妹のように，友人のように医師と患者は接し，一緒に協力し血液腫瘍を乗り越える必要がある

2）どのように告知するか

告知と説明の時期は人によってさまざまであるが，できるだけ早いほうがよいと思っている．

私達は，図1に示すような書類を作成し，説明をしている．この用紙は，2枚からなり，下の紙にはコピ

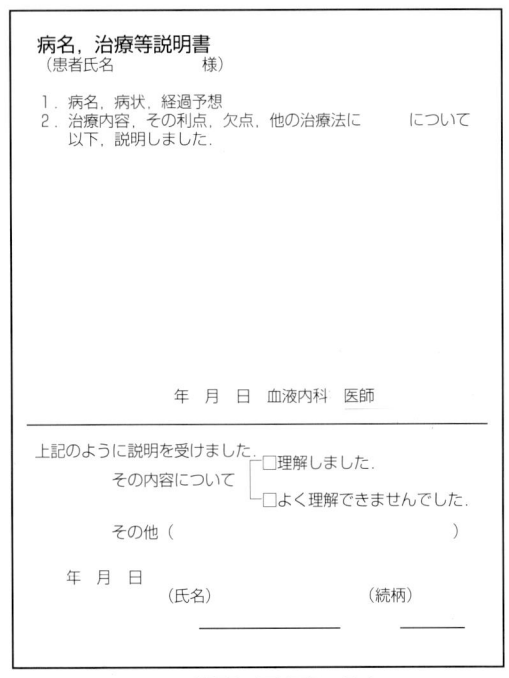

図1　説明・同意書―見本

ーされる．1枚をカルテに貼り，1枚を患者に渡す．方針の変更がある度にさらに追加する．この方法は面倒のように見えるが，話したかどうかが明らかになり，同じことを繰り返して説明する必要がなくなり，むしろ時間的には短縮される．患者はこれを持って，本を読んで勉強もできるし，セカンドオピニオンを聞くことができる．またそれによって，説明者が適切にICを行っているかも容易に解る利点がある．

3）告知した後にどうするか

告知および説明をしたあと，常に希望がもてるように話をすることが大切である．しかし，悪い方向に進んでいることを患者が百も承知しているのにそれを否定し続けるのはよくない．そのようなときはベッドサイドに座り，患者の話をただよく聞くことである．

4）告知の法的問題

告知を初めて以来，新聞などの報道に注意をしているが，告知をしないことで訴訟になった事例は知っているが，告知をしたことで訴訟となり，敗訴になったという報告は見たことがない．最近，勝訴にはなったが，告知を患者にしなかったということで逆に訴訟になった例すらあるとのことである．

実際に，20年近いわれわれの経験でも告知したことで異議を申し立てられた経験はない．

臨床治験とIC

新GCP施行後，医薬品の治験におけるICを十分行う必要がある．このことはヘルシンキ宣言の一番大切な精神である．しかし，そのためか治験が進行しないことが問題となってきている．しかし，この問題の原因の一つはICを受け持ち医に任せ，受け持ち医が臨床の片手間にまた臨床科毎に異なる方法でICを行っているのが問題であろう．受け持ち医はできれば治験という面倒なことはできるだけ避けたいのが普通でICの方法を工夫せず，おざなりに行うことが多い．そこで，リサーチナースか，または専属の医師がICに従事する必要があろう．

また，患者への説明文書を長々と読み上げるのはよくない．①治験の目的，②治験薬の効果と副作用，③治験の参加をいつでもやめる権利があることなどをわかりやすく説明し，その後で説明文書を患者に渡して読んでもらう．その後一定時間後に質問を受けるという手順が望ましい．

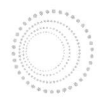

遺伝子検査，遺伝子解析研究とIC

数年のうちに遺伝子の全構造が明らかになり，それが医療にどんどん入り出すであろう．特に，疾病と関連する遺伝子は大きな研究テーマになろう．その場合に，不利な遺伝子を持つ人は検査で明らかになると差別を受ける可能性がある．それを避けるために，2000年の末に厚生省，文部省，科学技術庁から遺伝子解析研究に関する指針案が提出された．インターネットで見ることができるのでそのような業務に携わる方々は是非読む必要がある．そこに一貫していることは検体を患者から採取する際に徹底したICを行うこと，その後の個人情報の管理を十分に行うことである．研究施設に個人情報識別管理者をおくこと，患者の個人情報を匿名化し管理することが必須の条件である．

すでに保存されている検体については患者個人との連結不可能の場合は検査あるいは研究に用いることができるが，連結可能な場合は改めてそのような研究に用いる旨のICが必要である．このようなことを各施設に設置された倫理審査委員会で審査を行う必要がある．

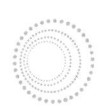

おわりに

ICはこれからますます広く，徹底して行われる可能性がある．これまで，情報量が患者に対し医師が圧倒的に多いこと，患者が心理的にパターナリズムを求めていたことなどがあって，ICが十分に行われないで医療が行われてきた．しかし，これまで述べたような大きな変化に基づいて，ICを徹底的に行う時代になった．

［溝口　秀昭］

疾患編

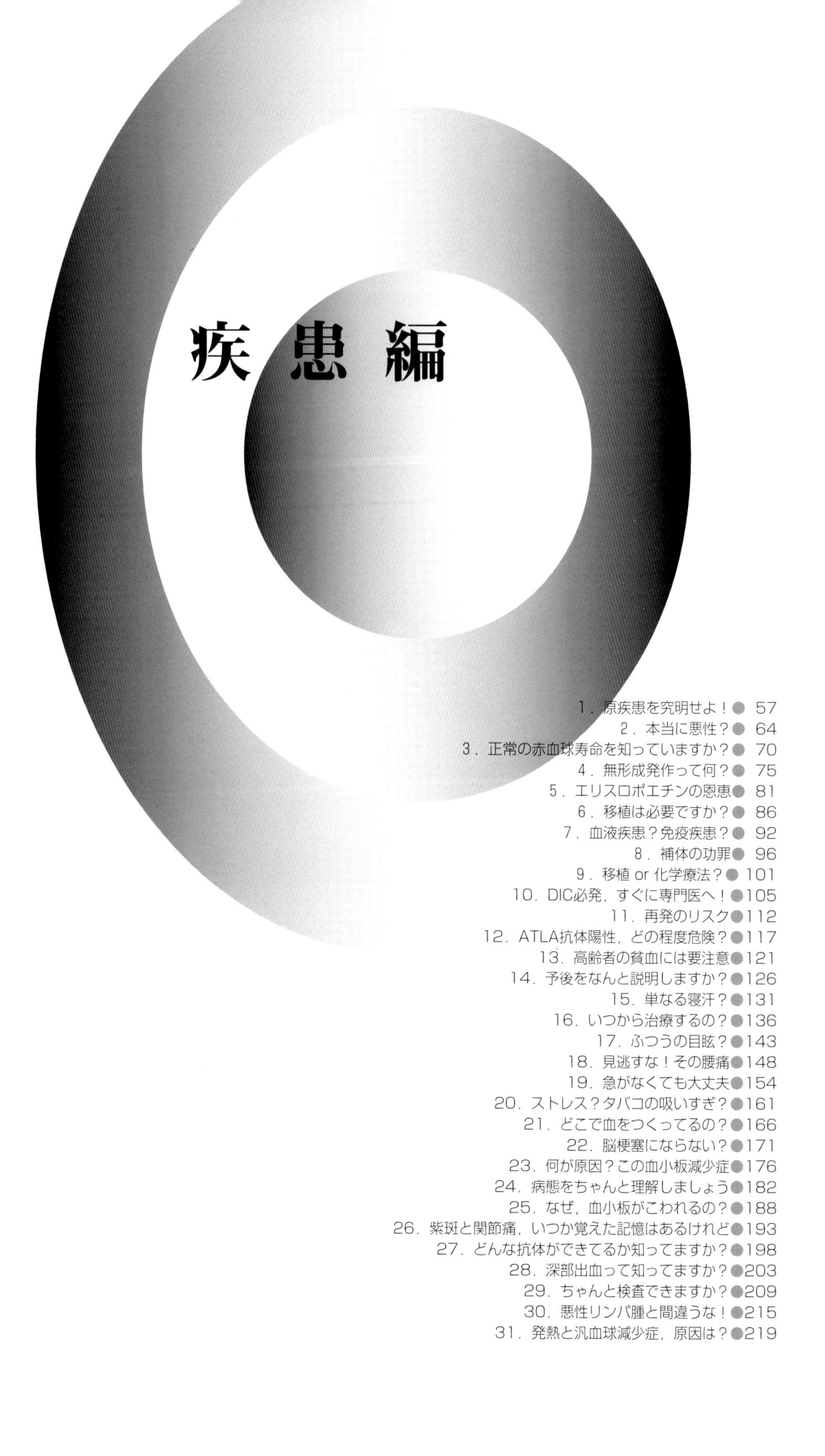

1. 原疾患を究明せよ！● 57
2. 本当に悪性？● 64
3. 正常の赤血球寿命を知っていますか？● 70
4. 無形成発作って何？● 75
5. エリスロポエチンの恩恵● 81
6. 移植は必要ですか？● 86
7. 血液疾患？免疫疾患？● 92
8. 補体の功罪● 96
9. 移植 or 化学療法？● 101
10. DIC必発，すぐに専門医へ！●105
11. 再発のリスク●112
12. ATLA抗体陽性，どの程度危険？●117
13. 高齢者の貧血には要注意●121
14. 予後をなんと説明しますか？●126
15. 単なる寝汗？●131
16. いつから治療するの？●136
17. ふつうの目眩？●143
18. 見逃すな！その腰痛●148
19. 急がなくても大丈夫●154
20. ストレス？タバコの吸いすぎ？●161
21. どこで血をつくってるの？●166
22. 脳梗塞にならない？●171
23. 何が原因？この血小板減少症●176
24. 病態をちゃんと理解しましょう●182
25. なぜ，血小板がこわれるの？●188
26. 紫斑と関節痛，いつか覚えた記憶はあるけれど●193
27. どんな抗体ができてるか知ってますか？●198
28. 深部出血って知ってますか？●203
29. ちゃんと検査できますか？●209
30. 悪性リンパ腫と間違うな！●215
31. 発熱と汎血球減少症，原因は？●219

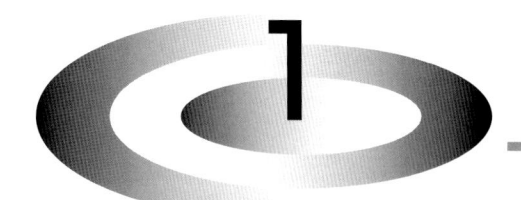

疾患 1 原疾患を究明せよ！

問題編

症例呈示

症例：52歳男性
主訴：貧血の精査
家族歴：特記すべきことなし
既往歴：特記すべきことなし
嗜好品：特記すべきことなし
現病歴：1ヵ月前，健診にて貧血を指摘されたため受診．明らかな自覚症状はない．
初診時現症：身長170cm，体重64kg，体温36.1℃，血圧132/78mmHg，脈拍88/分・整，表在リンパ節 頸部・腋下・鼠径部 触知せず，眼瞼結膜 貧血あり，眼球結膜 黄疸なし，心音・呼吸音 異常なし，腹部 平坦・軟，圧痛（－），腫瘤（－），肝臓・脾臓・腎臓 触知せず，神経学的所見 異常なし
検査所見：
検尿：蛋白（－），糖（－），潜血（－），ウロビリノーゲン（－）
検便：グアヤック（2＋），ヒトヘモグロビン（＋），虫卵（－）
赤沈：1時間値 30 mm
検血：RBC 413万/μl，Hg 9.8g/dl，Ht 30.9％，網状RBC 9.5‰，WBC 3,860/μl（St 2％，Seg 62，Mo 5，Eo 2，Ly 29），Plt 23.2万/μl
生化学：GOT 20 IU/l，GPT 25 IU/l，ALP 160 IU/l，LDH 109 IU/l，γGTP 22 IU/l，T.P 6.9 g/dl，Alb 4.4 g/dl，T.B 0.9 mg/dl，I.B 0.6 mg/dl，BUN 20 mg/dl，Cr 0.95 mg/dl，UA 5.6 mg/dl，Na 139 mEq/l，K 4.1 mEq/l，Cl 102 mEq/l，FBS 95 mg/dl，T.Chol 195 mg/dl，TG 150 mg/dl
血清：CRP 0.25mg/dl以下，Fe 24（90～180）μg/dl，TIBC 480（250～400）μg/dl，Ferritin 7（15～220）ng/dl
胸部X線：CTR 52％，肺野 異常なし
腹部超音波検査：肝臓・脾臓 腫大なし，胆嚢・腎臓・膵臓 異常なし，腹水なし

設 問

問題1 本貧血に特徴的な症状を選択せよ．
(1) 異食症
(2) 匙状爪
(3) 深部覚低下
(4) 白髪
(5) チアノーゼ

a (1), (2)　　b (1), (5)　　c (2), (3)
d (3), (4)　　e (4), (5)

問題2 本貧血の原因となるものはどれか．
a．胃全摘
b．潰瘍性大腸炎
c．発作性夜間ヘモグロビン血症
d．胃癌
e．大腸癌
f．痔

問題3 本貧血の治療の終了時期を選択せよ．
a．Hb濃度の正常化
b．Ht値の正常化
c．血清鉄の正常化
d．総鉄結合能の正常化
e．血清フェリチン値の正常化

解 説 編

● 小球性貧血について

鑑別診断ための重要ポイント

血清中のトランスフェリンと結合しうる鉄量を総鉄結合能（TIBC），不飽和のトランスフェリンと結合しうる鉄量を不飽和鉄結合能（UIBC）という．血清中の鉄はすべてトランスフェリンに結合して存在している．よって，一般にトランスフェリン値は血清中の鉄結合能と同義であり，TIBCで代用される．またUIBCは鉄と結合していないトランスフェリンの量と同義である．以上より下記のような式が成り立つ．

> TIBC（μg/dl）＝血清鉄（μg/dl）＋UIBC（μg/dl）
> トランスフェリンの鉄飽和率（transferrin saturation）（％）
> 　＝血清鉄（μg/dl）/TIBC（μg/dl）×100

フェリチンは分子量480kDの鉄貯蔵蛋白で，HとLの2種のサブユニットが種々の割合で24個集まって形成された中空の蛋白殻（アポフェリチン）を主体とし，その中央洞内に鉄ミセルを保有している．フェリチンはおもに細胞内に存在するが，血漿中にも少量存在し，その量は貯蔵鉄量を反映する．

貧血（特に鉄欠乏を疑わせるような小球性低色素性貧血）や多血症を認めたときや，特発性ヘモクロマトーシスや血液疾患などで頻回の輸血を行っている患者など鉄過剰が疑われる場合に血清鉄値，TIBC，UIBC，血清フェリチン値の測定が必要になる．血清鉄は鉄欠乏をある程度は反映するが，鉄欠乏の早期発見には血清フェリチン値の測定が最も重要である．また，造血器腫瘍，肝癌，膵癌，肺癌などや，炎症で血清フェリチン値の増加がみられる．

小球性貧血の鑑別はこの血清鉄，TIBC，血清フェリチンの測定により行う（表1）．

表1　小球性貧血の鑑別

	血清鉄	総鉄結合能	血清フェリチン
鉄欠乏性貧血	↓	↑	↓↓
ACD	↓	↓	↑
鉄芽球性貧血	↑	→	↑
サラセミア	→	→	→

1．鉄の代謝

通常，1日の食事に含まれる鉄量は10〜20mg前後であり，そのうち約5〜10％（0.5〜2mg）だけが消化管（十二指腸，空腸上部）より吸収される．1mgの吸収量は成人男性の体より失われる鉄量（1日の必要吸収鉄量）と同量で，体内の鉄量はバランスを保っている．1日の必要吸収鉄量は性成熟期女性では月経による喪失を補うため，成人男性の約2倍，妊婦・授乳婦では児への鉄補給のため約3倍である．体内の鉄の総量は3,000〜4,000mgで，その2/3は赤血球ヘモグロビンに，1/3は肝，脾，骨髄その他の組織に貯蔵鉄として存在し，血清鉄はわずかに3〜4mgにすぎない．血清中の鉄はすべてトランスフェリンに結合して存在している．1日約30mgの鉄が組織より血清鉄となって血流を介し輸送され，骨髄赤芽球の表面のトランスフェリンレセプターを介して骨髄赤芽球へ取り込まれ，造血に用いられる（鉄はミトコンドリア内でプロトポルフィリンと結合してヘムとなる）．さらに赤血球が崩壊すると鉄はヘモグロビンより切り離され，ふたたび血清鉄となり造血組織に輸送される．

2．鉄の吸収に影響を及ぼす因子

食事中にはヘム鉄と非ヘム鉄とが含まれている．ヘム鉄の吸収率が15〜25％であるのに対し，非ヘム鉄の吸収率は2〜5％と吸収率が不良である．ヘム鉄は肉や魚に多く含まれていて，非ヘム鉄は穀類，緑黄色野菜，海草に多く含まれている．

鉄吸収阻害因子と鉄吸収促進因子を表2に示す．コーヒー，緑茶，紅茶の飲用により食物に含まれる鉄の吸収が阻害されることは非常に有名である．コーヒー，緑茶，紅茶にはタンニンが含まれ，このタンニンが鉄吸収阻害因子である．その他の鉄吸収阻害因子としては炭酸塩，シュウ酸塩，リン酸塩，カルシウム塩，乳製品などがある．鉄吸収阻害性薬物としては，胃・十二指腸潰瘍や胃炎などに対し投与される胃酸分泌抑制薬（H_2ブロッカー），アルミニウム，マグネシウム化合物の制酸剤などがある．胃切除を受けた人は，低酸状態にあるため鉄吸収率は低下する．ビタミンCは3価鉄を2価鉄とするので鉄吸収促進性に働く．その他の鉄吸収促進因子としては胃酸，アミノ酸，動物性たんぱく，乳酸，糖分などがある．

表2 鉄吸収促進および阻害物質

促　進	阻　害
アスコルビン酸	炭酸塩
アミノ酸	シュウ酸塩
グルタミン	リン酸塩
アスパラギン	カルシウム塩
メチオニン	タンニン酸塩
クエン酸	薬物：
フマル酸	テトラサイクリン
酒石酸	酸分泌抑制剤
乳酸	EDTA, DFO
食　物：	食　物：
肉類	穀物，ぬか
糖	線維，野菜
	牛乳，卵，チーズ

（内田立身：鉄欠乏性貧血―鉄の基礎と臨床―，新興医学出版より）

鉄欠乏性貧血（Iron deficiency anemia）について

1．疾患概念

ヘムの構成成分である鉄イオンが慢性的に不足することにより，ヘモグロビンの合成が障害されるために起こる貧血を鉄欠乏性貧血という．

2．病　因

極端な偏食による摂取不足，胃切除や吸収不良症候群などによる鉄の吸収障害，妊娠や授乳などによる需要増大，出血（消化管出血や性器出血など）や血管内溶血（発作性夜間血色素尿症など）による鉄の喪失などが鉄欠乏性貧血の原因として挙げられる．

3．症　候

鉄欠乏の症状は，原疾患の症状，一般の貧血症状，組織鉄の低下による症状からなる．鉄欠乏に特異的な症状としては爪の異常（扁平爪，匙状爪），口角炎，口内炎，Plummer-Vinson症候群（Paterson-Kelly症候群）といわれる嚥下困難や異物感，異食症（Pica）がある．組織鉄の低下により，鉄欠乏性無力症などが起こる．

4．診　断

末梢血は小球性低色素性貧血を示す．出血を伴うときは軽度血小板数が増加する．通常，血清鉄の低下，TIBCの上昇，トランスフェリンの鉄飽和率の低下，血清フェリチン値の低下より，鉄欠乏性貧血の診断は容易であり，他の検査が必要になることは少ない．本症例も鉄欠乏性貧血と診断できる．塗抹標本の赤血球形態では菲薄赤血球，大小不同，奇形赤血球などがみられる．骨髄では赤芽球過形成，鉄芽球の減少，マクロファージの鉄染色性低下がみられるが，一般には鉄欠乏性貧血の診断に骨髄検査は不要である．血漿鉄消失時間（PID T1/2）の短縮が認められ，赤血球中遊離プロトポルフィリンが増加するが，これらの検査も鉄欠乏性貧血の診断に必要となることは稀である．

鉄欠乏時には，まず血清フェリチン値が減少し，その後に血清鉄が減少を示す．血清鉄，TIBCが正常でも血清フェリチン値が低下していれば，貯蔵鉄が枯渇していると診断できる．

鉄欠乏性貧血をみたときは鉄欠乏の原因を慎重に検索しなければならない．

5．治　療

原疾患がある場合はそれを治療する．

鉄剤には経口用と静注用がある．治療は経口鉄剤（2価鉄）投与を血清フェリチン値が正常化するまで行うのが原則である．経口鉄剤の吸収率は健常人で20～30％である．服用の時間は食間で最大の吸収率が得られる．食事中の内服では吸収率が40～50％低下するが，鉄欠乏性貧血患者では吸収率が50～60％と亢進しているため，食間の服用で消化器症状を認める場合は，食後の内服でも差し支えない．コーヒー，緑茶，紅茶に含まれるタンニンが鉄吸収阻害因子であることは前述したが，最近の鉄剤は飲茶の制限を特に必要とはしないと報告されている．ビタミンCは鉄吸収促進性に働くため，経口鉄剤と併用されることがあるが，これも必須ではなく，逆にビタミンC内服により胃腸障害を起こすこともあるので注意を要する．

経口鉄剤の副作用により内服が困難であるとき，急速な鉄補充を要するとき，活動性の消化管病変により効果的鉄吸収が望めないときなどは静注鉄剤による治療が行われる．静脈内投与の利点は投与鉄量を確実に把握できる点にあるが，鉄の過剰投与による臓器障害にならぬように不足鉄量を計算し，経過を観察し投与する必要がある．本邦では下記の中尾の式が広く用いられている．

総投与量(mg)＝
｛(16－患者ヘモグロビン値)×2.7＋17｝×体重(kg)

静注鉄剤は剤型がコロイド状ではあるが，静注によりわずかな遊離鉄が生じてしまう．この遊離鉄は生体にとって毒性があり，悪心・嘔吐，発疹，アナフィラキシーなどの副作用を起こすことがある．このため，

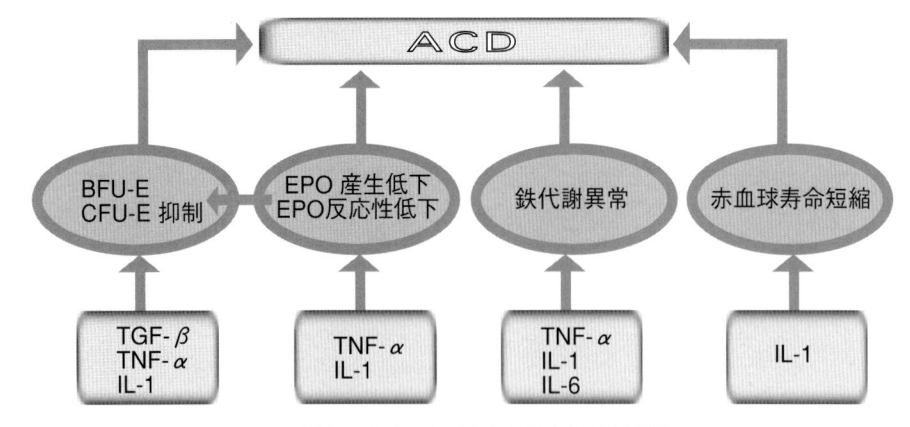

図1 サイトカインからみたACDの成因
(松田 晃:慢性関節リウマチに伴う貧血とその成因.
リウマチ科 19:223-227, 1998 より引用)

静注は2分以上かけて緩徐に行わなければならない.

6. 予　後

予後は原疾患により異なる.

7. 患者指導について

経口鉄剤の副作用には, 悪心・嘔吐, 上腹部痛, 胸焼けなどの消化器症状が多く, また, 便が黒くなるのでそのことを患者に説明しておく必要がある. 鉄欠乏性貧血を食事療法のみで治癒させることは不可能である. 鉄欠乏性貧血に対する食事療法の意義は鉄欠乏の予防, 鉄欠乏性貧血治療後の再発予防にある. 特に, 不適切なダイエットをしている人や妊婦, 性成熟期女性など1日の必要吸収鉄量が多い人などへの食事指導が必要である. また, 鉄剤の内服中の鉄欠乏性貧血患者に対しては, 嗜好品(コーヒー, 緑茶, 紅茶)の過度の制限により患者が精神的苦痛を負わぬよう注意したい.

慢性炎症による貧血 (anemia of chronic disorders: ACD)

ACDは一般的に感染性, および非感染性の慢性炎症や悪性腫瘍などの患者で, 出血, 溶血, 骨髄浸潤などの明らかな貧血の原因がないにもかかわらず, 貧血が認められる場合の貧血と定義される. 膠原病, 慢性炎症, 悪性腫瘍ではこのACDがみられることが多い.

ACDの成因については未だ不明な点が多いが, 炎症性サイトカインによるerythropoiesisの抑制やエリスロポエチン(erythropoietin, Epo)の産生の抑制, 赤血球寿命の短縮, 鉄の利用障害などの複数の因子の関与があると考えられている. 最近では特に, Epoおよび炎症性サイトカインとACDの病態との関連が注目されている(図1).

ACDは通常, 小球性または正球性の貧血となる. 鉄動態検査では血清鉄, TIBCの低下が認められ, 血清フェリチン値は上昇する.

治療は基礎疾患の治療にある. 慢性関節リウマチに伴う貧血ではEpoの相対的不足とEpoに対する赤芽球系前駆細胞の反応性の低下が, 病態に深く関与していることから, Epo投与の有効性が期待され, 臨床的にもEpo投与の有用性は報告されているが, ACDに対するEpo投与の保険適応は認められていない.

鉄芽球性貧血

ヘム合成障害を成因とする低色素性貧血で, 骨髄に環状鉄芽球を多数認める症候群であり, 表3に示すように分類される. 原発性後天性鉄芽球性貧血は骨髄異形成症候群(myelodysplastic syndrome, MDS)の環状鉄芽球を伴う不応性貧血(refractory anemia with ringed sideroblasts, RARS)に位置づけられる.

ヘム合成の最初のステップはミトコンドリア内でグ

表3　鉄芽球性貧血の分類

1. 先天性
   1) X染色体性遺伝性
   2) 常染色体性遺伝性
2. 後天性
   1) 原発性(→骨髄異形成症候群)
   2) 二次性
      (1) 基礎疾患:白血病, 骨髄増殖性疾患, 慢性関節リウマチ
      (2) 薬物性・中毒性:抗結核薬, クロラムフェニコール, D-ペニシラミン, 鉛中毒, 慢性アルコール中毒
3. ピリドキシン反応性

リシンとコハク酸（succinyl-CoA）が重合してδ-アミノレブリン酸（ALA）が合成されることより始まる．この反応を触媒するのがδ-ALA合成酵素で補酵素としてピリドキシン（vitB$_6$）を必要とする．δ-ALAはさらに種々の反応の後，プロトポルフィリンとなる．ミトコンドリア内でプロトポルフィリンと鉄が結合しヘムとなる．このプロトポルフィリンと鉄の結合にヘム合成酵素が必要である．鉄芽球性貧血ではヘム合成障害（δ-ALA合成酵素，ヘム合成酵素の活性低下）による鉄の利用障害が起き，プロトポルフィリンと結合できなかった鉄がミトコンドリアに過剰に沈着する．

一般的貧血症状以外に輸血を繰り返すことにより，ヘモクロマトーシスの症状（肝障害，糖尿病，皮膚色素沈着など）が認められる．

低色素性貧血で，末梢血塗抹標本では，低色素性と正色素性の混在する二相性貧血となる．血清鉄の増加，血清フェリチン値の増加を認める．骨髄は赤芽球過形成，鉄染色で環状鉄芽球（赤芽球の核周囲に粗大な鉄顆粒が環状に存在）を認める．血漿鉄消失時間（PID T1/2）の短縮，赤血球鉄利用率（%RCU）の低下を認める．

治療は発症に関与が疑われる毒物，薬物がある場合はそれを中止する．輸血療法が治療の主体となる．一部の症例にはピリドキシン（vit B$_6$）投与が有効である．輸血による鉄過剰症の予防のためにメシル酸デフェロキサミンを投与する．

サラセミア

サラセミアは特定のグロビン鎖の選択的合成障害に基づく小球性低色素性貧血を呈する症候群の総称である．α鎖の合成障害であるα-サラセミアとβ鎖の合成障害であるβ-サラセミアに大別され，それぞれの重症度により細分類される遺伝性溶血性貧血で，無効造血，肝脾腫，皮膚の色素沈着，特有の骨変化を合併する．地域，民族により，各病型の発症頻度は異なり，我が国ではβ-サラセミアの頻度が高い．

小球性低色素性貧血であるが血清鉄が低下をみないこと，溶血所見があり，末梢血塗抹標本では，赤血球大小不同，標的赤血球，奇形赤血球を認めることより本症を疑う．詳細は清書を参照されたい．

無トランスフェリン血症

鉄吸収は障害されていないが，トランスフェリンが著明に低下/欠損しており（10mg/dl以下），血清鉄，TIBCは低値，血清フェリチンは高値である．乳児期より高度の小球性低色素性貧血をきたす．鉄は造血に利用されず，鉄過剰症となる．常染色体劣性遺伝の遺伝形式をもつきわめて稀な遺伝性疾患である．治療ではトランスフェリン製剤，アポトランスフェリン製剤の投与の有効性が報告されている．鉄剤は禁忌である．

問題の解説および解答

鉄欠乏性貧血の症状には動悸，息切れ，顔面蒼白などの貧血に共通した症状と異食症，精神症状，爪の変形など鉄欠乏性貧血に特徴的な症状とがある．しかし，こういった症状を主訴に来院する患者はむしろ少なく，本症例のように健診や他疾患の検査の過程で偶然に鉄欠乏性貧血が見つかることが多い．

本症例の赤血球恒数はMCV 74.8，MCH 23.7，MCHC 31.7と小球性低色素性貧血を示している．血清鉄の低下，TIBCの上昇，トランスフェリンの鉄飽和率の低下，血清フェリチン値の低下より，本症例は鉄欠乏性貧血と診断できる．鉄欠乏性貧血の原因については後述する．設問の選択肢のすべてが鉄欠乏性貧血の原因になりうる．本症例では検便でヒトヘモグロビンが陽性であり，鉄欠乏の原因として消化管出血が疑われた．大腸内視鏡検査が行われ，横行結腸に約2×1cmの山田III型，長円形のpolypoid lesionが認められた．同lesionは分葉傾向を示し，一部表面にびらんを伴い，易出血性であった（図2）．polypectomyが施行され，病理組織学的診断はTubular adenoma with moderate atypiaであった．

治療は前述したように，貯蔵鉄，つまり血清フェリチン値が正常化するまで鉄剤の内服を続けるのが原則である．

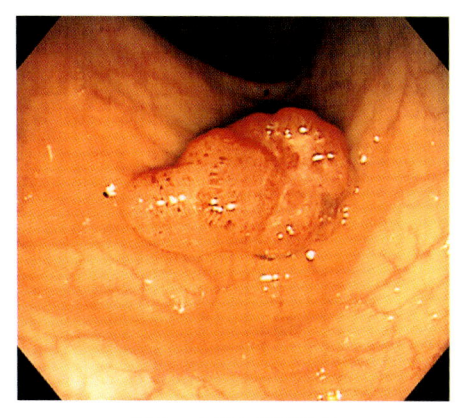

図2　大腸内視鏡検査

解 答
問題1　a
問題2　すべて
問題3　e

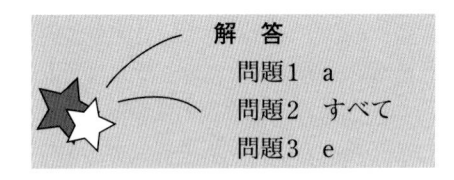

原疾患を究明

　鉄欠乏性貧血の診断が確定したならば，その原因を明らかにする必要がある．鉄欠乏性貧血の原因とその頻度を表4に示す．男性と閉経後の女性は何らかの原因があると考え，検査を進めることが肝要である．過多月経，子宮筋腫を疑い婦人科的検査，消化管出血を疑い便潜血反応（連続数日），消化管造影検査，消化管内視鏡検査，寄生虫を疑い，便虫卵検査，血尿・血色素尿を疑い尿検査などが必要となる．まれではあるが，故意に自己脱血を繰り返す人為的貧血（factitious anemia）もある．

表4　鉄欠乏性貧血の成因

成　因	男 性（%）	女 性（%）	計（%）
●鉄摂取不足	1.2	3.6	4.8
食事不適切	0	2.8	2.8
吸収障害：			
無胃酸・胃切除	1.2	0.8	2.0
●鉄損失の増大			
消化管出血：	6.4	10.4	16.8
痔・脱肛	1.2	2.8	4.0
消化性潰瘍	2.0	3.2	5.2
びらん性胃炎	0.4	0.4	0.8
食道裂孔ヘルニア	0	1.2	1.2
憩室	0.4	0	0.4
胃癌	1.6	2.0	3.6
大腸癌	0.8	0.8	1.6
過多月経：	0	31.2	31.2
子宮筋腫	0	13.0	
過多月経	0	15.0	
子宮内膜症	0	2.8	
卵巣のう腫	0	0.4	
血尿・ヘモグロビン尿	0.8	0.8	1.6
献血	0	0.4	0.4
●鉄必要量の増大			
妊娠	0	2.0	2.0
スポーツ選手	0.4	1.6	2.0
●その他	0.4	7.2	
血友病，ITP，鼻出血	0.4	0.8	
甲状腺機能亢進症	0	2.0	2.0
甲状腺機能低下症	0	1.2	1.2
リウマチ合併	0	2.8	2.8
結核合併	0	0.4	0.4
●不明	2.8	30.8	33.6
計	12.0 %　30 名	88.0 %　223 名	100 %　253 名

（内田立身：鉄欠乏性貧血―鉄の基礎と臨床―，新興医学出版より）

レベルアップをめざす方へ

　鉄欠乏性貧血とACDは同様に，小球性貧血であることが多いため，鉄欠乏性貧血とACDとの鑑別が臨床的には重要である．この鉄欠乏性貧血とACDとの鑑別のために，以前より血清フェリチン値と骨髄血塗抹標本の鉄染色による骨髄内網内系細胞の鉄含有量の検討が行われてきた．しかし，血清フェリチン値は一般的には体内の貯蔵鉄量を反映するものの，慢性関節リウマチのよ

図3　貧血患者におけるTfR-F index ▶
IDA：鉄欠乏性貧血
ACD：amemia of chronic disorders
COBI：IDA＋ACD
（Punnonen K, et al:Serum tranferrin receptor and its ratio to serum ferritin in the diagnosis of iron deficiency. Blood 89:1052, 1997 より引用）

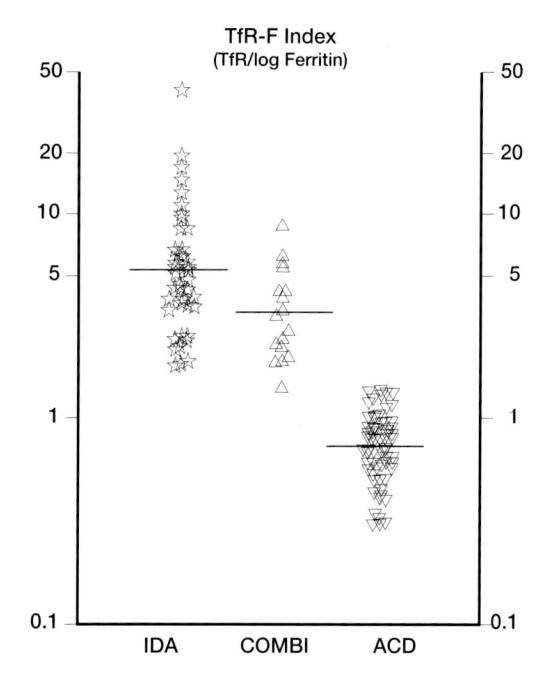

うな，炎症性疾患が存在する時には，必ずしもこれを反映しないことがあり，測定値の解釈が困難な場合がある．

　赤血球系細胞の分化過程において，赤芽球の増殖期やヘモグロビン合成期には鉄の需要は高くなり，多量のトランスフェリン受容体（TfR)が発現する．TfRの細胞外ドメインは可溶型として遊離され循環血中に存在することから，血清TfR値により赤血球造血能を推定することができること，血清TfR値が鉄欠乏性貧血で特に高値となることが報告されている．最近，この血清TfR値が鉄欠乏性貧血で高値となることを応用し，TfR/log フェリチン (TfR-F Index) が鉄欠乏貧血とACDとの鑑別に非常に有用であることが報告され（図3），骨髄穿刺を必要としない，特異性および感度の高い diagnostic tool として注目されている．

［松 田　　晃］

疾患 2 本当に悪性？

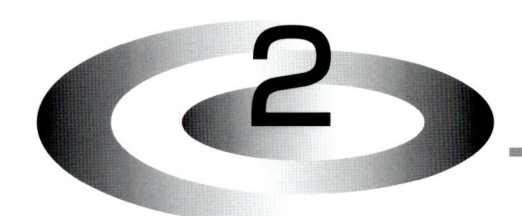

問題編

● 症例呈示

症例：62歳女性
主訴：労作時息切れ
家族歴：特記すべきことなし
既往歴：特記すべきことなし
嗜好品：特記すべきことなし
現病歴：3週間前より，労作時の息切れを自覚した．1週間前より，両下肢のしびれと舌の疼痛が出現した．労作時の息切れが増強するため近医受診，汎血球減少と黄疸を指摘され紹介となる．
初診時現症：身長150cm，体重49kg，体温36.1℃，血圧146/86mmHg，脈拍80/分・整，表在リンパ節 頸部・腋下・鼠径部 触知せず，眼瞼結膜 貧血あり，眼球結膜 黄疸あり，舌 乳頭萎縮あり，心音・呼吸音 異常なし，腹部 平坦・軟，圧痛（−），腫瘤（−），肝臓・脾臓・腎臓 触知せず，神経学的所見 両下肢に異常知覚あり，振動覚の低下あり，Romberg徴候陽性

検査所見：
検尿：蛋白（−），糖（−），潜血（−），ウロビリノーゲン（++）
検便：グアヤック（−），ヒトヘモグロビン（−），虫卵（−）
赤沈：1時間値 40mm
検血：RBC 109万/μl，Hg 5.0g/dl，Ht 14.8％，網状RBC 17.0‰，WBC 2,840/μl（St 1％，Seg 56，Mo 2，Eo 2，Ly 39），Plt 11.1万/μl
生化学：GOT 30 IU/l，GPT 17 IU/l，LDH 1,094 IU/l（LDHアイソザイム1: 47％, 2: 36％, 3: 11％, 4: 4％, 5: 2％），T.P 6.9 g/dl，Alb 4.5 g/dl，T.B. 2.5 mg/dl，D.B. 0.6 mg/dl，BUN 24 mg/dl，Cr 0.89 mg/dl，UA 5.3 mg/dl，Na 143 mEq/l，K 3.6 mEq/l，Cl 110 mEq/l
血清：CRP 0.25mg/dl以下，Ferritin 182（10〜80）ng/dl，Vit B$_{12}$ 94（233〜914）pg/ml，葉酸 9.2（2.4〜9.8）ng/ml，抗壁細胞抗体（+），抗内因子抗体（+），ハプトグロビン 3（20〜200）mg/dl
末梢血白血球像：図1参照
骨髄検査：有核細胞数 68万/μl，巨核球 272/μl，M/E比 0.87
骨髄像：図2参照
骨髄染色体分析：46, XY（20/20）
胸部X線：CTR 52％，肺野 異常なし
胃内視鏡検査：萎縮性胃炎
腹部超音波検査：肝臓・脾臓に腫大なし，胆嚢・腎臓・膵臓に異常なし，腹水なし

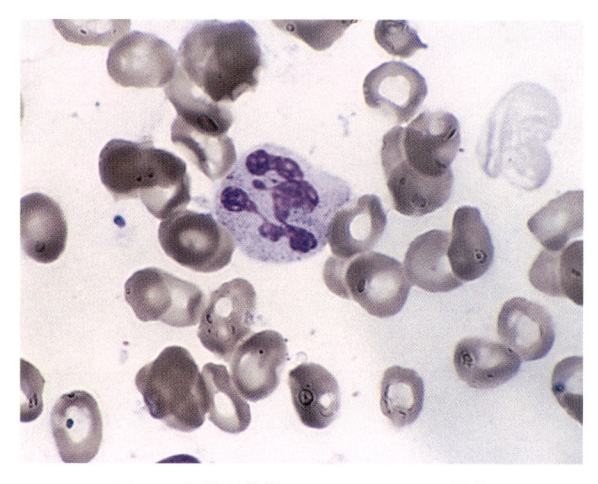

図1　末梢血塗抹 Wright-Giemsa 標本

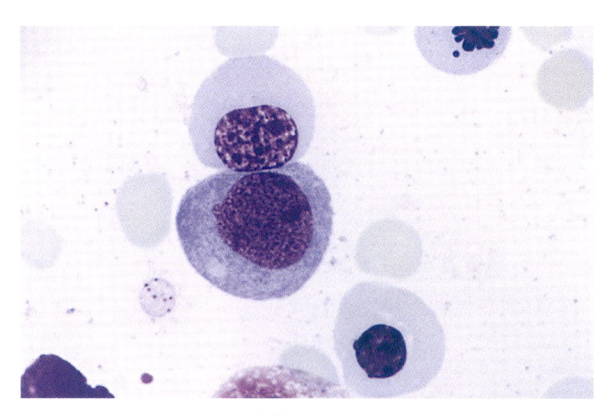

図2 骨髄血塗抹 Wright-Giemsa 標本

設 問

問題1 本症に多い合併症を選択せよ．
(1) 胸腺腫
(2) 橋本病
(3) 胃癌
(4) Sweet 症候群
(5) 血栓症

a (1), (2)　　b (1), (5)　　c (2), (3)
d (3), (4)　　e (4), (5)

問題2 本貧血で予想される所見を選択せよ．
(1) 末梢血顆粒リンパ球増加
(2) 赤血球鉄利用率（％RCU）低下
(3) ガストリン不応性無酸症
(4) PAS 染色陽性赤芽球
(5) モノソミー7

a (1), (2)　　b (1), (5)　　c (2), (3)
d (3), (4)　　e (4), (5)

問題3 本症の治療について正しいものを選択せよ．
a．赤血球輸血を行う．
b．G-CSF を併用する．
c．Hb 濃度の正常化まで治療を続ける．
d．LDH の正常化まで治療を続ける．
e．骨髄所見の正常化まで治療を続ける．
f．生涯，維持療法を続ける．

解 説 編

大球性貧血について

鑑別診断のための重要ポイント

末梢血で著しい大球性貧血，汎血球減少，過分葉好中球，生化学検査でのLDH，間接ビリルビンの増加をみたら巨赤芽球性貧血を疑う．鑑別診断としては巨赤芽球様の形態異常を呈することがある骨髄異形成症候群や赤白血病が問題となる．両者とも腫瘍性の性格を有し，低分葉好中球・微小巨核球といったクローン性疾患に特徴的な形態異常や染色体異常を認めることも少なくない．後者ではPAS染色陽性の赤芽球が特徴的である．通常，両疾患とも血清ビタミンB$_{12}$は正常ないしむしろ高値を示し，当然，ビタミンB$_{12}$の投与による貧血の改善はない．再生不良性貧血においても軽度の大球性貧血になることが多いが，再生不良性貧血では骨髄は低形成であり，鑑別は比較的容易である．溶血性貧血においても，網赤血球の増加により軽度の大球性貧血となることが多い．

1．巨赤芽球性貧血について

ビタミンB$_{12}$または葉酸が欠乏するとDNA合成障害をきたし，骨髄造血細胞の巨赤芽球性変化（megaloblastic change）を特徴とする巨赤芽球性貧血を起こす．巨赤芽球（megaloblast）とは細胞質の成熟がほぼ正常であるのに対し，核のクロマチン凝集が遅延するため，核-細胞質成熟解離（nuclear-cytoplasmic dissociation）がみられる赤芽球である．この異常赤芽球の多くは赤血球まで成熟ができずに赤芽球の段階で崩壊するために貧血を生じる（無効造血）．巨赤芽球性貧血では無効造血は赤芽球系に限らず，顆粒球系や巨核球系の細胞にも起こるため汎血球減少を呈する．本症では動悸，息切れ，めまいなどの貧血症状に加え，萎縮性舌炎（発赤，疼痛）による症状などが認められる．ビタミンB$_{12}$欠乏では，四肢のしびれ，知覚異常，筋力低下などの神経症状（亜急性連合脊髄変性症）も認められる．巨赤芽球性貧血の成因はビタミンB$_{12}$欠乏，葉酸欠乏，その他の特殊な原因に大別される（表1）．よって，巨赤芽球性貧血と診断がついたならばその原因を検索しなければならない．

2．ビタミンB$_{12}$の吸収

ビタミンB$_{12}$は核酸代謝（DNA合成）に関与するが，ヒトの体内では合成されず，その供給を食物（動物性

表1 巨赤芽球性貧血の成因による分類

I. ビタミンB₁₂の欠乏
　1. 摂取不足
　　　菜食主義者
　2. 吸収障害
　　　a. 内因子欠乏：悪性貧血，胃全摘，先天性内因子欠損症
　　　b. 小腸の疾患：小腸切除，Crohn病，吸収不良症候群，腸結核，Imerslund-Gäsbeck 症候群
　　　c. 細菌・寄生虫との競合：blind loop 症候群，広節裂頭条虫症
　3. その他
　　　transcobalamin II 欠損症，笑気ガス吸入

II. 葉酸の欠乏
　1. 摂取不足
　　　偏食，ヤギ乳哺乳，アルコール中毒，不適切な人工栄養（中心静脈栄養，経管栄養）
　2. 需要の増加
　　　妊娠，造血の亢進（溶血性貧血など），悪性腫瘍，血液透析
　3. 吸収障害
　　　吸収不良症候群，抗痙攣剤
　4. 利用障害
　　　薬剤（methotrexate, pentamidineなど），アルコール中毒

III. その他
　1. 薬剤
　　　a. purine 代謝拮抗剤：6-mercaptopurine, azathioprine
　　　b. pyrimidine 代謝拮抗剤：5-fluorouracil, cytosine arabinoside
　　　c. その他：hydroxycarbamide, zidovudine, acyclovir, procarbazine
　2. 先天性代謝異常
　　　Lesch-Nyhan 症候群
　3. 原因不明
　　　赤白血病，骨髄異形成症候群，congenital dyserythropoietic anemia（CDA）

（別所正美：巨赤芽球性貧血，エッセンシャル血液病学（柴田 昭ら編），医歯薬出版，1999より引用）

食品）に依存している．食物として摂取されたビタミンB₁₂は唾液や胃液に含まれているR-binder（cobalophilin）と呼ばれる糖蛋白と結合する．ビタミンB₁₂とR-binderの複合体が十二指腸に達すると膵液により消化を受け，ビタミンB₁₂はR-binderより遊離し，胃底部・胃体部に分布する壁細胞が胃液中に分泌する内因子（intrinsic factor, IF）と結合し，複合体を形成する．この複合体が回腸末端に達すると，回腸上皮に存在する内因子レセプターを介して体内に吸収される．ビタミンB₁₂の成人の貯蔵総量は約2～5 mgであり，1日の必要量は約3 μgである．1日約10～15 μgが食品から摂取され，1～5 μgが吸収される．ビタミンB₁₂は動物性食品に含有されているので厳格な菜食主義者で欠乏することはあるが，普通の食事を摂っている人では食事性にビタミンB₁₂欠乏症を起こすことは考えにくい．また，ビタミンB₁₂は加熱によっての大きな影響は受けない（20～50％の減少にとどまる）．

ビタミンB₁₂の吸収障害を起こす原因は，悪性貧血（Pernicious anemia），胃切除などによる内因子欠乏による吸収障害と小腸病変による吸収障害に大別される（表1）．ビタミンB₁₂欠乏性巨赤芽球性貧血の代表である悪性貧血とは，胃粘膜の萎縮と内因子の分泌欠如あるいは低下により生じるビタミンB₁₂吸収障害である．胃あるいは腸手術後にみられる盲係蹄症候群では盲係蹄での腸内細菌の異常発生によるビタミンB₁₂の吸収障害が起こる．

3．葉酸の吸収

葉酸（folic acid: FA）はpteroyl glutamic acidの総称で，植物性および動物性食品に広く含まれる．葉酸の貯蔵量は成人で約5 mgといわれており，1日約350～650μgが食品より摂取され，1日の必要量は約50μgとされている．摂取された食餌中のFAはpolyglutamate型であり，そのままでは吸収されない．FA（polyglutamate型）は腸管内で消化管刷子縁に含まれる水

解酵素conjugaseによりmonoglutamate型に変換された後，空腸（上部＞下部）より吸収される．

葉酸は加熱により分解されやすく野菜では70～80％，肉類では50～90％が失われる．よって生野菜の摂取が望ましい．オレンジュース，加熱された豆類は葉酸の吸収を阻害する．薬剤による吸収障害では，抗痙攣薬，経口避妊薬，抗結核薬などが挙げられる．吸収不良症候群の患者では，葉酸の吸収が低下する．

悪性貧血（Pernicious anemia）について

1．疾患概念

悪性貧血とは，前述したように，胃粘膜の萎縮と内因子の分泌欠如あるいは低下により生じるビタミンB_{12}吸収障害性の巨赤芽球性貧血である．

悪性貧血は白人に多く，白人のなかでも北欧で高頻度に認められるが，本邦では比較的稀である．本症は高年齢層に多く発症し，20歳以下の若年者に発症することはきわめて稀である．

2．病因

本症では抗壁細胞抗体や抗内因子抗体などの自己抗体が検出され，その発症に自己免疫的機序が関与すると推定されており，抗壁細胞抗体の対応抗原としては壁細胞の膜にあるH^+,K^+-ATPase（プロトンポンプ）であると報告されている．また，本症の発症には遺伝的素因の関与も推定されている．

3．症候

本症では動悸，息切れ，めまいなどの貧血症状に加え，Hunter舌炎とよばれる萎縮性舌炎（発赤，疼痛）による症状，食欲不振，胃部不快感，悪心など萎縮性胃炎による症状，四肢のしびれ，知覚異常，筋力低下などの神経症状（亜急性連合脊髄変性症），白髪などといった多彩な臨床症状を示す．また，甲状腺疾患，副腎機能不全などの自己免疫性内分泌疾患の合併も認められることがある．

4．診断

上記の特徴的な臨床症状，以下の検査所見などから総合的に診断する．

末梢血では汎血球減少を呈することが多い．mean corpuscular volume（MCV）は高値（110～140 fl）を呈し，大球性貧血となる．網赤血球は増加しない．末梢血液像では過分葉好中球，卵円形の大赤血球，骨髄像では巨赤芽球性変化を伴う赤芽球過形成，顆粒球の大型化（巨大後骨髄球，巨大桿状球），巨核球の多核化が特徴的である．血清ビタミンB_{12}は低下している（大多数の症例で100 pg/ml以下）．また，尿中メチルマロン酸の排泄量は通常増加する．尿中メチルマロン酸の排泄量が正常値を示す例もあるが，そのような例もL-バリン10gを経口負荷すると尿中メチルマロン酸の排泄量は増加を示す．無効造血を反映し，血清LDHの上昇（アイソザイムではLDH$_1$＞LDH$_2$），間接ビリルビンの軽度上昇，ハプトグロビンの低下，血清および尿中のリゾチームの上昇などがみられる．フェロキネティクスも無効造血パターンを示し，血漿鉄消失時間（PID T1/2）の短縮，赤血球鉄利用率（％RCU）の低下を認める．抗胃壁細胞抗体は約90％で，抗内因子抗体は約60％で陽性になるが，悪性貧血に対する特異性は抗内因子抗体のほうが高い．この他，高度の萎縮性胃炎，ガストリンに抵抗性の胃液の無酸症，血清ガストリン値の増加などの所見も認められる．内因子欠乏によるビタミンB_{12}の吸収障害はシリングテストにより証明される．シリングテストは放射性コバラミン（$^{57}CoB_{12}$）を経口投与し，その2時間以内に非放射性コバラミンを筋注し，さらにその24時間以内の尿中に排泄された放射活性（^{57}Co）を測定するもので，経口投与されたコバラミン（$^{57}CoB_{12}$）吸収能は悪性貧血では3％以下（正常値11～40％）に低下するが，内因子と同時に経口投与すると$^{57}CoB_{12}$の吸収は正常化する．

実際の臨床の場では，上記の検査のすべてが必要となるわけではなく，特徴的な神経症状，身体所見，大球性貧血，末梢血の過分葉好中球，血清LDH，間接ビリルビンの上昇よりビタミンB_{12}欠乏性巨赤芽球性貧血を疑い，血清ビタミンB_{12}の低下，抗内因子抗体陽性，萎縮性胃炎，骨髄塗抹標本での巨赤芽球性変化より悪性貧血と診断できる．シリングテストを行えば，さらに診断は確実となる．

5．治療

悪性貧血の治療の原則はビタミンB_{12}の体内貯蔵を満たし，その後維持量のビタミンB_{12}の投与を続けることである．具体的には筋注でビタミンB_{12}製剤（メチルコバラミン，ヒドロキソコバラミンなど）1,000μgを週3回，6週間投与することにより貯蔵ビタミンB_{12}を確保し，その後も維持投与としてビタミンB_{12}製剤500μgの筋注を2～3ヵ月ごとに繰り返す．患者に対し終生の維持療法の必要性を十分に説明する必要がある．大量のビタミンB_{12}の内服が有効との報告もあるが，一般的には本疾患の治療法としては効率が悪い．ビタミンB_{12}の筋肉内投与後，48～72時間で骨

髄巨赤芽球症は正常化し，5〜7日で劇的に網赤血球の増加がみられる．輸血は心不全などにより生命の危険が差し迫っていない限り行わない．投与後，2〜3ヵ月以内に末梢血所見および生化学所見は正常化するが，神経症状の回復には長期間を要し，ビタミンB$_{12}$の欠乏が一定期間以上続いた例では不可逆的である．ビタミンB$_{12}$投与後，赤血球造血の亢進が起こり鉄の需用が亢進する．その結果，鉄欠乏となり貧血の改善が頭打ちとなる場合がある．このようなときは鉄剤の内服により貧血の改善を認める．ビタミンB$_{12}$投与にもかかわらず貧血の改善が不良のときは，血清鉄，総鉄結合能，血清フェリチン値を測定し鉄欠乏の有無を評価する必要がある．また，悪性貧血患者に葉酸を投与すると，神経症状を増悪させることがあるので注意を要する．本症の萎縮性胃炎はビタミンB$_{12}$の投与により改善を認めない．

6. 予　　後

悪性貧血は診断がつき，適切な治療が行われれば，経過は非常に良好な疾患である．しかし，悪性貧血は，胃癌の高い発生率（4〜16％）や，他の悪性腫瘍（食道癌，膵臓癌，カルチノイド）の合併頻度が高いことが報告されている．その意味から，血液学的検査のみならず，定期的な消化管内視鏡検査を含めた長期的観察が推奨される．他の自己免疫疾患の合併にも留意する必要がある．悪性貧血発症年齢で，健康人であれば期待された寿命と悪性貧血患者の平均死亡年齢とを比較すると，悪性貧血患者では男性では平均して2.5年，女性では5.6年の寿命の短縮が認められたという報告がある．

7. 患者指導について

悪性貧血は上述したようにビタミンB$_{12}$の吸収障害であるため，食事療法やビタミンB$_{12}$の経口投与で悪性貧血を治癒させることは困難であること，非経口的にビタミンB$_{12}$を投与する必要があることを患者さんに理解してもらう．しかし，患者さんによっては維持療法を怠ってしまう人も少なくない．維持療法を怠り神経障害が高度になると，ビタミンB$_{12}$投与後も神経障害を残すことがあることを患者さんに説明し，終生の維持療法の必要性を十分に理解していただく必要がある．

赤白血病（Erythroleukemia：EL）

ELはFAB分類のM6に相当する．骨髄での赤芽球比率は50％以上を占め，非赤芽球有核細胞の30％以上が芽球である．PAS染色陽性の赤芽球が特徴的である．進行が比較的ゆっくりした例もあるが，寛解率は低く，寛解が得られたとしても早期再発する例が多い．巨赤芽球性変化を認めることがあり，巨赤芽球性貧血との鑑別を要する．

骨髄異形成症候群（Myelodysplastic syndrome：MDS）

MDSとは，無効造血による血球減少と前白血病という二つの臨床的特徴をもつ後天性クローン性疾患である．血球減少は複数の系統に及ぶことが多い．骨髄は過形成で，血球は異形成と称される血球形態異常を有する．約半数の症例に染色体の欠失や転座などの構造異常がみられる．巨赤芽球性変化を認めることがあり，巨赤芽球性貧血との鑑別を要する．MDSの詳細については他項を参照されたい．

問題の解説および解答

本例では，末梢血で著しい大球性貧血（MCV 135.8），汎血球減少，末梢血に過分葉好中球を認め（図1），生化学検査でのLDHの著しい高値，間接ビリルビンの増加があり，これらの所見で巨赤芽球性貧血を疑う．舌乳頭の萎縮も巨赤芽球性貧血を疑わせる．神経症状（四肢のしびれ，知覚異常）はビタミンB$_{12}$の欠乏を疑わせる．骨髄像では巨赤芽球性変化（図2）を伴う赤芽球過形成が認められ，巨赤芽球性貧血に矛盾しない．血清ビタミンB$_{12}$は低下しており，巨赤芽球性貧血はビタミンB$_{12}$欠乏性であると判断できる．さらに，抗壁細胞抗体・抗内因子抗体が陽性であり，胃内視鏡検査で萎縮性胃炎を認めることより，本例は悪性貧血と診断することができる．

前述したように，自己免疫疾患である橋本病は悪性貧血での合併が多い．また，胃癌の高い発生率も報告されている．胸腺腫は赤芽球癆との関連が深い．赤芽球癆の原因の一つに顆粒リンパ球増多症がある．Sweet症候群は突然の持続的な高熱，有痛性隆起性紅斑，好中球増多を特徴とし，MDSや急性骨髄性白血病などの造血器悪性腫瘍に合併することがある．血栓症は発作性夜間ヘモグロビン尿症の合併症として有名ではあるが，本邦例では欧米例ほどその頻度は高くない．悪性貧血では無効造血により，血漿鉄消失時間（PID　T1/2）は短縮，赤血球鉄利用率（％RCU）は低下するが，アイソトープ検査であるこれらの検査は診断のために必要となることは稀である．また，萎縮性胃炎のため，ガストリン不応性無酸症となる．モノ

ソミー7はMDSで認められることが多い予後不良型の染色体異常である．前述したように，悪性貧血の治療では終生の維持療法が必要である．

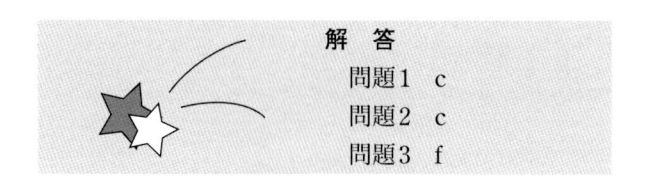

```
解　答
問題1　c
問題2　c
問題3　f
```

悪性貧血の歴史

今日「悪性貧血」と呼ばれる疾病の最初の記載は，「アジソン病」で有名な T. Addison といわれている（1855年）．一方，1872年に A. Biermer は「進行性悪性貧血（progressiver pcrnicioser Anamie）」と命名し，15例を報告している．1880年，Ehrlich は本症にみられる赤芽球の形態異常を「巨赤芽球」と名付け，1921年，Levine，Ladd は悪性貧血患者は胃液無酸症を示すことを指摘している．1926年に，Minot，Murphy は大量の牛の肝臓を毎日食べることにより，貧血が改善するという報告をした．これは大量のビタミンB_{12}の内服によりビタミンB_{12}が内因子の関与なしに受動的に吸収され，本症に有効であるとの現在の報告とも一致する．1928～1930年，Catle はハンバーグステーキを悪性貧血患者に摂らせても効果はないが，健康人にハンバーグを摂らせた後，胃内容を採取，インキュベートし，悪性貧血患者の胃に流し込むと6日後に網赤血球が増加するという画期的報告をした．さらに，悪性貧血患者に牛肉と健康人胃液を同時に投与すると有効であることを発見した．この結果より，Catle は健康人の胃液に含まれる物質を「内因子」，牛肉に含まれる物質を「外因子」と命名し，悪性貧血では内因子が欠損するため外因子が吸収できないという説を提唱したのである．その後の研究により，外因子はビタミンB_{12}であることが，悪性貧血患者の内因子の欠損の原因が自己免疫による萎縮性胃炎であることが明らかになった．19世紀後半，ほとんど全例が短期間で死に至る疾患であったことより，本症は「悪性貧血」と命名された．しかし，この先人たちの偉業により「悪性」という有り難くない名をもつ疾患が，現在では「悪性」ではなくなったのである．

レベルアップをめざす方へ

血球減少の治療に際して注意すべきは，やみくもに輸血をしたり鉄剤，ビタミン剤，顆粒球コロニー刺激因子（G-CSF）などを投与してしまうことは絶対に避けるべきである．貧血に対する輸血療法に関しては症状の有無が非常に重要であり，ほとんど症状を認めない場合には，慢性の貧血であり輸血が不要であることが多く，安易な輸血は診断を困難にするばかりでなく，感染症のリスクを負うことにもなる．特に巨赤芽球性貧血ではビタミンB_{12}，葉酸の投与により骨髄所見が急速に改善してしまうため，投与後の骨髄所見からは適切な診断が困難となってしまう．このため，安易にビタミンB_{12}，葉酸を投与すべきではなく，やむをえず投与するときは，投与前の血清を保存しておくことが重要である．繰り返しになるが，悪性貧血ではビタミンB_{12}の筋肉内投与後，5～7日で劇的に網赤血球の増加がみられるので，輸血は心不全などにより生命の危険が差し迫っていない限り行ってはならない．

血清ビタミンB_{12}値，または葉酸値が明らかに低値で，末梢血に過分葉好中球を認めるならば，巨赤芽球性貧血の診断に際し，骨髄穿刺による巨赤芽球性変化の有無の確認は不要であるという血液専門医も多い．また，抗壁細胞抗体・抗内因子抗体が証明できるならば，シリングテストはあえて行わなくとも悪性貧血の診断は可能であり，その診断と治療に入院が必要となることも少ない．よって，悪性貧血の定型例では特殊検査の多くは不要であり，血液専門医でなくともその診断と治療は可能である．しかし，悪性貧血と診断し治療を開始するも網赤血球の増加が認められない場合には診断を再検討する必要があり，血液専門医に紹介すべきである．

［松田　晃］

疾患 3 正常の赤血球寿命を知っていますか？

問題編

症例呈示

症例：Y.W. 28歳 女性
主訴：全身倦怠感
家族歴：特記事項なし
既往歴：特記事項なし
嗜好品：喫煙歴なし．飲酒せず．
現病歴：約2ヵ月前から全身倦怠感を自覚し，漸次増悪するため，当院を受診した．
初診時現症：身長158cm，体重48kg，体温37.1℃，血圧129/84mmHg，脈拍86/分，整，意識清明，栄養中等，表在性リンパ節 頸部・腋・鼠径部 触知せず，全身皮膚に紫斑なし，顔面は蒼白，眼瞼結膜 貧血様，眼球結膜 軽度黄染，心音整・雑音を聴取せず，呼吸音 異常なし，腹部 平坦・軟，圧痛（−），腫瘤（−），肝脾を触知せず，腎臓 触知せず，神経学的所見：異常なし
検査所見：
検尿：蛋白（−），糖（−），ウロビリノーゲン（++），ビリルビン（+），沈渣 異常なし
検便：グアヤック（−），ヒトヘモグロビン（−）
赤沈：1時間値 105mm
血算：RBC 240万/μl，Hb 8.2 g/dl，Ht 26.4％，網赤血球 115‰，WBC 4,300/μl（St 11, Seg 56, Mo 5, Eo 3, Ly 25），Plt 4.6万/μl
生化学：GOT 25 IU/l，GPT 21 IU/l，ALP 150 IU/l，LDH 748 IU/l，LAP 35 IU/l，γ-GTP 35.9 IU/l，T.P. 6.3 g/dl，Alb 4.1 g/dl，T.B. 2.4 mg/dl，D.B. 0.7 mg/dl，BUN 10.7 mg/dl，Cr 0.6 mg/dl，UA 5.5 mg/dl，Na 140 mEq/l，K 4.5 mEq/l，Cl 107 mEq/l，FBS 89 mg/dl，T.Chol 162 mg/dl，TG 89 mg/dl
血清：CRP 1.5 mg/dl，Fe 95（80〜140）μg/dl，Ferritin 150（260〜398）ng/dl，Vit B$_{12}$ 356（250〜900）pg/ml，ハプトグロビン＜10 mg/dl，直接Coombs試験 陽性，間接Coombs試験 陽性
止血検査：PT 95％，APTT 31秒，Fibrinogen 353 mg/dl
胸部X線：CTR 45％，肺野 異常なし
腹部エコー：肝臓，胆嚢・膵臓・腎臓異常なし，軽度の脾腫を認める 腹水（−）

設問

問題1 本症の診断にさらに必要な検査項目を選択せよ．

(1) 血中エリスロポエチン濃度
(2) 寒冷凝集素
(3) Donath-Landsteiner抗体
(4) 抗核抗体
(5) 可溶性インターロイキン2受容体

a (1),(2),(3)　　b (1),(2),(5)　　c (1),(4),(5)
d (2),(3),(4)　　e (3),(4),(5)

問題2 本症においては通常みられない症状・検査所見を選択せよ．

(1) MCV上昇
(2) 球状赤血球の出現
(3) 骨髄巨核球減少
(4) リンパ節腫大
(5) 舌炎

a (1),(2),(3)　　b (1),(2),(5)　　c (1),(4),(5)
d (2),(3),(4)　　e (3),(4),(5)

問題3 本症の治療として適切でないものを選択せよ．

(1) エリスロポエチンの投与
(2) 副腎皮質ステロイド薬の投与
(3) 脾摘
(4) 鉄剤の投与
(5) ビタミンB_{12}の投与

a (1), (2), (3)　　b (1), (2), (5)　　c (1), (4), (5)
d (2), (3), (4)　　e (3), (4), (5)

解説編

鑑別診断のための重要ポイント

貧血患者を診た場合に，黄疸や脾腫があり，網赤血球増加，LDH（特にアイソザイム1，2型）の上昇，ハプトグロビン低下などの所見があれば溶血性貧血を疑う．表1に溶血性貧血の診断基準を示す．この診断基準に照らして溶血性貧血が確認されれば，直接Coombs試験を行う．直接Coombs試験が陽性で，不適合輸血・新生児溶血性疾患・薬剤起因性免疫性溶血性貧血が除外されれば広義の自己免疫性溶血性貧血（autoimmune hemolytic anemias；AIHAs）と診断される（表2）．自己免疫性溶血性貧血と診断されたら，さらに寒冷凝集素およびDonath-Landsteiner抗体を検索して温式抗体による狭義の自己免疫性溶血性貧血（AIHA）か，冷式抗体による寒冷凝集素症（Cold agglutinin disease；CAD）または発作性寒冷ヘモグロビン尿症（Paroxysmal cold hemoglobinuria；PCH）かを鑑別する．

1. 赤血球寿命と溶血

ヒト赤血球の平均寿命は約120日とされている．成熟赤血球は核を持たないためDNAも蛋白合成能もなく，時間がたつとエネルギー源であるATPが枯渇する．その結果，最終的にATP依存性のナトリウムポンプや膜変形能が失われ，脾臓を主体とする網内系組織で破壊され，処理される．赤血球寿命の著明な短縮による貧血を総称して溶血性貧血という．溶血性貧血は先天性のものと後天性のものに大別されるが，前者が赤血球自体の異常によって起こるのに対し，後者は発作性夜間血色素尿症を除いて赤血球以外の異常が原因となる．

2. 免疫性溶血性貧血の分類

免疫学的機序による溶血性貧血は自己免疫性，同種免疫性，薬剤性に大別される（表3）．このうち，自己免疫性溶血性貧血は，何らかの原因により自己赤血

表1　溶血性貧血の診断基準

1　自他覚症状・理学的所見
　1）通常，貧血と黄疸を認める．
　2）しばしば脾腫を触知する．
　3）ヘモグロビン尿や胆石を伴うことがある．
2　次の検査成績が見られる
　1）血液ヘモグロビン濃度の低下
　2）網赤血球増加
　3）血清間接ビリルビン増加
　4）尿中・便中ウロビリン体増加
　5）血清ハプトグロビン低下
　6）骨髄赤芽球増加
3　貧血と黄疸を伴うが，溶血を主因としない他の疾患（巨赤芽球性貧血，骨髄異形成症候群（MDS），赤白血病，congenital dyserythropoietic anemia，肝胆道疾患，体質性黄疸など）を除外する．
4　赤血球寿命の短縮を証明する．
5　1と2によって溶血性貧血を疑い，3によって他疾患を除外して診断する．また，必要に応じて4によって確認する．しかし，溶血性貧血だけでは不十分であり，特異性の高い検査によって病型を確定する．

（1990年特発性造血障害調査研究班）

表2 自己免疫性溶血性貧血（AIHA）の診断基準

1. 溶血性貧血の診断基準を満たす．
2. 広スペクトル抗血清による直接Coombs試験が陽性である．
3. 同種免疫性溶血性貧血（不適合輸血，新生児溶血性疾患）および薬剤起因性免疫性溶血性貧血を除外する．
4. 1～3によって診断するが，さらに抗赤血球自己抗体の反応至適温度によって温式（37℃）の温式自己免疫性溶血性貧血と冷式（4℃）の寒冷凝集素症および発作性寒冷ヘモグロビン尿症の3病型に区分する．
5. 以下によって経過分類と病因分類を行う．
   - 急　性：推定発病又は診断から6ヵ月までに治癒する．
   - 慢　性：推定発病又は診断から6ヵ月以上遷延する．
   - 特発性：基礎疾患を認めない．
   - 続発性：先行または随伴する基礎疾患を認める．
6. 参　考（省略）

（1990年特発性造血障害調査研究班）

表3 免疫性溶血性貧血の分類

1. 自己免疫性
   - 温式抗体による：自己免疫性溶血性貧血（AIHA）
   - 冷式抗体による：寒冷凝集素症（CAD）
   - 　　　　　　　　発作性寒冷ヘモグロビン尿症（PCH）
   - 温式と冷式の混合型
2. 同種免疫性
   - 不適合輸血
   - 新生児溶血性疾患（HDN）
3. 薬剤誘発性
   - 薬剤依存性抗体型（免疫複合体型）
     - ペニシリン型
     - 自己抗体型
     - セファロスポリン型（α-メチルドパ型）

（1990年特発性造血障害調査研究班）

球膜上の抗原に対して自己抗体が産生され，免疫反応によって溶血を起こし，貧血に至る病態をいう．この自己抗体は反応至適温度によってさらに温式抗体と冷式抗体に分けられる．温式抗体は体温付近（37℃前後）の温度条件で最大活性を示し，通常はIgGである．冷式抗体は体温以下（4℃前後）の温度条件で最大活性を示し，IgMである寒冷凝集素とIgGであるDonath-Landsteiner抗体があり，前者による溶血性貧血が寒冷凝集素症（CAD），後者によるものが発作性寒冷ヘモグロビン尿症（PCH）である．

自己免疫性溶血性貧血
（autoimmune hemolytic anemia, AIHA）について

1．疾患概念

AIHAは，温式抗体である抗赤血球自己抗体の産生により免疫性溶血が惹起されるものをいう．比較的稀な疾患であり，免疫性溶血性貧血全体の人口100万人当りの有病者数は3.1～10.8人で，その大部分はAIHAであるとされている．抗赤血球自己抗体の産生は，免疫寛容の破綻を背景として感染，薬剤などによる自己抗原の修飾や遺伝的素因などが複雑に絡んで成立すると考えられている．

2．病　因（血液の専門医をめざすヒトのみ必要な知識です）

温式AIHAにおける抗赤血球自己抗体の産生機序は複雑で十分に解明されているとは言えないが，溶血の機序については解明が進んでいる．温式AIHAの自己抗体はポリクローナルで各サブクラスのIgGからなるが，このうち補体活性化能が強いIgG3やIgG1分子が赤血球膜に一定量（赤血球当たり1,000～1,500分子）以上結合すると，活性化された補体（C3b）も赤血球

膜に結合する．IgG-Fc受容体とC3b受容体を有する脾臓マクロファージはオプソニン効果で活発に感作赤血球を貪食し，脾臓内で崩壊させる（血管外溶血）．この自己抗体が認識する自己抗原として赤血球膜上のRhポリペプチドとバンド3蛋白が主要な因子であるとされている．上記のような機序の他に，キラーT細胞による抗体依存性細胞障害（antibody-dependent cell-mediated cytotoxicity；ADCC）などの関与も示唆されている．

3．症　　候

温式AIHAの臨床症状はすべて溶血に由来する．貧血，黄疸，脾腫は溶血性貧血の3主徴とされるが，さらに発熱，胆石，ヘモグロビン尿などがみられる．受診時の貧血は多くの場合高度で，特に急激に発症した場合には心不全，呼吸困難，意識障害を伴うことがある．黄疸は血中間接ビリルビンの増加によるものであるが，肉眼的に目立たず，見落とされやすい．脾腫は一般に軽度で，触知してもせいぜい1～2横指であり，触知しないことも多い．温式AIHAの溶血は主として血管外溶血であり，ヘモグロビン尿をみることは比較的少ないが，ADCC機序による血管内溶血を伴う場合には認められる．

温式AIHAのうち，特発性血小板減少性紫斑病（idiopathic thrombocytopenic purpura；ITP）を伴うものをEvans症候群と呼び，出血症状をみることがある．

4．診　　断

溶血性貧血の診断基準（表1）を満たし，直接Coombs試験が陽性の場合，広義の自己免疫性溶血性貧血と診断される．直接Coombs試験の反応至適温度と反応成分を分析し，反応至適温度が37℃付近でありIgGが検出されれば温式AIHAと診断される．稀に直接Coombs試験が陰性の温式AIHAが存在することが知られているが，赤血球結合IgGの定量が必要になる．

なお，温式AIHAの診断には，病歴などから同種免疫性溶血性貧血（不適合輸血，新生児溶血性疾患）と薬剤起因性免疫性溶血性貧血を除外しておく必要がある．

5．治　　療

1）副腎皮質ステロイド薬

温式AIHAの治療の第一選択である．通常プレドニゾロン1mg/kgを経口投与する．大部分の症例で貧血の改善が認められるが，多くは慢性の経過をたどるのでヘモグロビン濃度をみながら投与量を漸減する．副腎皮質ステロイド薬の多彩で重大な副作用に鑑み，溶血を十分に抑えつつ，必要最小限の投与量でコントロールするよう心がける．

2）摘　　脾

ステロイド薬に反応が不十分である例や，過量・長期使用による副作用・合併症のため継続が困難である例に検討される．

3）免疫抑制薬

適応は摘脾の場合と同様であるが，免疫抑制薬の長期投与自体も副作用・合併症の問題があり，摘脾の次に検討されるべき治療法である．

6．予　　後

特発性温式AIHAの生命予後は5年で約80％，10年で約70％の生存率であるが，高齢者では不良である．AIHAそのものの合併症よりもステロイド薬の長期使用に伴う副作用が予後に関与し，特に感染症は早期死亡の原因として重要である．

7．寒冷凝集素症と発作性寒冷血色素尿症

直接Coombs試験の至適温度が4℃付近の場合，冷式抗体による寒冷凝集素症と発作性寒冷血色素尿症が疑われる．血清中の寒冷凝集素が高値であれば寒冷凝集素症，Donath-Landsteiner抗体が陽性であれば発作性寒冷血色素尿症と診断される．寒冷凝集素症（IgM）は血清中の寒冷凝集素が増加し，寒冷曝露によって溶血を起こし，四肢末端にチアノーゼや知覚異常あるいはレイノー現象をきたす．一方，発作性寒冷血色素尿症は寒冷条件によってDonath-Landsteiner抗体という特異なIgG抗体が赤血球に結合し，補体を活性化して加温時に溶血を起こす稀な病態である．寒冷曝露によって血色素尿を認める．

冷式抗体による自己免疫性溶血性貧血には保温が重要である．急性溶血の抑制にはステロイド投与が試みられるが，一般に効果は温式AIHAよりも少ない．

8．Evans症候群

温式AIHAには軽度の血小板減少症がしばしば認められるが，血小板減少症が高度の場合，Evans症候群といい，温式AIHAの10～20％に合併するとされる．Evans症候群において赤血球に対する自己抗体と血小板に対する自己抗体は別個のものと考えられている．血小板減少が高度の場合，出血傾向をみることがある．Evans症候群は若年者に多い傾向があり，一部はSLEに移行する．

9. 患者の生活指導

温式AIHAは，経過中に投薬が不要になり治癒に至る例もあるが，多くは慢性の経過をたどる．ステロイド薬の長期投与が必要になる症例が大部分であるので，服薬の必要性を十分に説明し，自己中断を避けるとともに，感染症の予防に留意させる．Evans症候群で血小板数が低下している症例では外傷にも気を付けるよう説明する．

問題の解説および解答

本例は身体所見で貧血，黄疸を認め，Hbの低下と間接ビリルビンの上昇がこれを裏付けている．血算で貧血が確認された際にまず行うことは，MCVとMCHを計算して正球性・大球性・小球性のいずれであるかを鑑別することだが，本例においてはMCV=110 fLで軽度の大球性であることが分かる．しかし，この値は典型的な巨赤芽球性貧血にみられるほどの著明な上昇ではない．さらにLDHと間接ビリルビンの上昇，ハプトグロビンの著明な低下から溶血性貧血が示唆され，直接Coombs試験陽性から広義の自己免疫性溶血性貧血という診断が導かれる．直接Coombs試験の反応至適温度と反応成分を分析し，反応至適温度が37℃付近でありIgGが検出されれば温式AIHAと診断される．しかし，厳密には寒冷凝集素とDonath-Landsteiner抗体を検査して寒冷凝集素症と発作性寒冷血色素尿症を除外しておく必要がある．

本例では血小板減少症を合併しており，骨髄穿刺検査等で他の原因による血小板減少症が否定されれば，Evans症候群が疑われる．もし，白血球数も低下しているなら，Evans症候群よりもSLEの合併を疑う必要があり，抗核抗体は是非測っておきたい．血中エリスロポエチン濃度の測定は溶血性貧血の鑑別上有用ではない．治療の第一選択は副腎皮質ステロイド薬であるが，摘脾が必要になる例もある．

解　答
問題1　d
問題2　e
問題3　c

レベルアップをめざす方へ

AIHAsにおける間接Coombs試験の意義は？

Coombs試験には直接Coombs試験と間接Coombs試験がある．直接Coombs試験は赤血球膜上に一定量以上結合した免疫グロブリンを検出し，間接Coombs試験は血清中の赤血球に反応し得る抗体を検出する検査である．AIHAsでは通常直接Coombs試験は陽性であるが，間接Coombs試験は陽性のことも陰性のこともある．AIHAsで溶血が急速かつ大量に生じているときには，赤血球に対する自己抗体が消費されるために間接Coombs試験が陰性になるのである．したがって，間接Coombs試験はAIHAsの診断に重要ではない．また，直接Coombs試験が陰性で，間接Coombs試験が陽性の場合，血清中に不規則抗体が出現していることを示唆していることが多い．

Coombs陰性自己免疫性溶血性貧血

温式AIHAは，通常直接Coombs試験が陽性となることにより診断されるが，稀に赤血球膜上に抗赤血球自己抗体が結合しているにもかかわらず，直接Coombs試験の検出限界に達しないCoombs陰性自己免疫性溶血性貧血（Coombs陰性AIHA）が存在することが近年明らかにされた．Coombs陰性AIHAとCoombs陽性AIHAが同一の病態であるのか否かは未だ明らかになっていない．Coombs陰性AIHAの診断は赤血球結合IgGの定量が必要である．治療はCoombs陽性AIHAと同様であるが，予後については症例数が少ないため不明である．

［脇本　直樹］

疾患 4 無形成発作って何？

問題編

● 症例呈示

症例：M.W. 25歳 女性
主訴：動悸，息切れ
家族歴：父は健康で血液疾患や胆石の既往はない．母は胆嚢と脾臓の摘出術を受けている．姉は検診で貧血を指摘されたことがあるが医療機関を受診しておらず，詳細は不明である．両親・祖父母ともに血族結婚ではない．
既往歴：23歳の時，献血前の検査で軽い貧血を指摘されたが，放置していた．
嗜好品：喫煙歴なし．アルコールは付き合い程度．
現病歴：以前より疲れやすさを自覚していたが，医療機関を受診しなかった．約2週間前に風邪をひいたため近医を受診し，総合感冒剤を処方された．発熱・筋肉痛は軽快したものの全身倦怠感が持続するため，当院を受診した．
初診時現症：身長148cm，体重42kg，体温36.8℃，血圧118/82mmHg，脈拍96/分，整，意識清明，栄養中等，表在性リンパ節 頸部・腋・鼠径部 触知せず，全身皮膚に紫斑なし，顔面は蒼白，眼瞼結膜 貧血様，眼球結膜 軽度黄染，心尖部と第2肋間胸骨左縁に収縮期雑音を聴取，呼吸音 異常なし，腹部 平坦・軟，圧痛（−），腫瘤（−）
肝臓：右季肋部に1.5横指触知・弾性軟
脾臓：左肋弓下に1横指触知，腎臓 触知せず，神経学的所見 異常なし
検査所見：
検尿：蛋白（−），糖（−），ウロビリノーゲン（+++），ビリルビン（+），沈渣 異常なし
検便：グアヤック（−），ヒトヘモグロビン（−）

赤沈：1時間値 70mm
血算：RBC 220万/μl，Hb 6.7g/dl，Ht 18％，網赤血球 4.1‰，WBC 8,600/μl（St 15, Seg 64, Mo 3, Eo 2, Ba 1, Ly 15），Plt 18.9万/μl，末梢血の赤血球形態は図1を参照
生化学：GOT 36 IU/l，GPT 19 IU/l，ALP 250 IU/l，LDH 720 IU/l，LAP 113 IU/l，γ-GTP 45.9 IU/l，T.P. 6.1 g/dl，Alb 3.2 g/dl，T.B. 2.5 mg/dl，D.B. 0.5 mg/dl，BUN 12.5 mg/dl，Cr 0.8 mg/dl，UA 7.8 mg/dl，Na 142 mEq/l，K 4.9 mEq/l，Cl 102 mEq/l，FBS 89 mg/dl，T.Chol 122 mg/dl，TG 112 mg/dl
血清：CRP 2.1 mg/dl，Fe 150（80〜140）μg/dl，Ferritin 275（260〜398）ng/dl，Vit B$_{12}$ 576（250〜900）pg/ml，ハプトグロビン<10mg/dl，直接Coombs試験 陰性，間接Coombs試験 陰性
止血検査：PT 82％，APTT 32秒，Fibrinogen 330 mg/dl

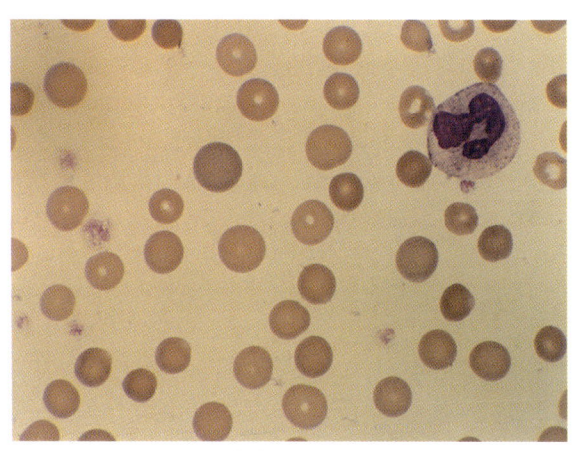

図1 末梢血血液塗抹標本
一部に陥没のある赤血球もあるが，多くの赤血球は陥没がなく，球状を示している（1,000倍，ライトギムザ染色）．

76　Ⅱ. 疾　患　編

　胸部X線：CTR 52％，肺野　異常なし
　腹部エコー：肝臓　やや腫大，膵臓・腎臓　異常なし，腹水（−），脾臓　中等度腫大（11 cm × 7 cm），胆囊内に胆石を認める．

設　問

問題1　本症の診断に有用な検査項目を選択せよ．
(1) NAPスコア
(2) 血清中Vit B₁₂値
(3) 末梢血赤血球形態
(4) 血清中パルボウイルスB₁₉抗体価
(5) 赤血球浸透圧脆弱性試験
a （1），（2），（3）　　b （1），（2），（5）
c （1），（4），（5）　　d （2），（3），（4）
e （3），（4），（5）

問題2　本症において考えられる検査所見を選択せよ．
(1) Ham試験陽性
(2) 赤血球寿命短縮
(3) 骨髄赤芽球減少
(4) 小球状赤血球の出現
(5) 血清リゾチーム高値
a （1），（2），（3）　　b （1），（2），（5）
c （1），（4），（5）　　d （2），（3），（4）
e （3），（4），（5）

問題3　本症の治療として適切でないものを選択せよ．
(1) 保温
(2) 脾摘
(3) 輸血
(4) 副腎皮質ステロイド薬の投与
(5) Vit B₁₂の投与
a （1），（2），（3）　　b （1），（2），（5）
c （1），（4），（5）　　d （2），（3），（4）
e （3），（4），（5）

解　説　編

溶血性貧血について

鑑別診断のための重要ポイント

　図2に溶血性貧血の鑑別の進め方を示す．溶血性貧血において，まず調べておくべき検査は直接Coombs試験である．さらに赤血球形態の観察や遺伝歴の聴取が重要となる．しかし，遺伝歴は必ずしも明確に聴取できないこともあり，多くの遺伝性疾患には孤発例の報告があることから，鑑別の絶対条件にはならない．

1．先天性溶血性貧血と赤血球形態

　図3に示す通り，先天性溶血性貧血は形態学的アプローチから，かなりの鑑別ができる．しかし，厳密な赤血球形態の診断は意外に難しい．これは，採血後長時間経過すると赤血球形態が変化すること，末梢血塗抹標本は不適切な染色，不適切な観察部位により人工的変化を捉えてしまうからである．赤血球形態の観察は十分に熟練した検査技師あるいは医師が行うべきである．また，形態のみから確定的診断を下すことは困難で，遺伝歴や補助的検査により十分に裏づけを得る努力を怠ってはならない．

2．先天性溶血性貧血の分類

　表1に先天性溶血性貧血の分類を示す．1975年の厚生省研究班の調査によれば，本邦の先天性溶血性貧血の約70％は遺伝性球状赤血球症であり，次にサラセミア，ピルビン酸キナーゼ欠損症，遺伝性楕円赤血球症と続くが，他の疾患はいずれも5％未満しかなく，比較的稀である．

遺伝性球状赤血球症（hereditary spherocytosis, HS）について

1．疾患概念

　HSは黄疸・貧血・脾腫を主症状とし，末梢血における小型球状赤血球の出現を特徴とする先天性溶血性貧血である．比較的稀な疾患であり，人口100万人当りの有病者数は5〜20人と推定されているが，本邦における先天性溶血性貧血の約70％はHSであるとされている．本症の遺伝形式は大部分が常染色体優性遺伝であるが，常染色体劣性遺伝を示す症例が一部に存在することが知られている．また，1975年の厚生省調査ではHSの約1/3に遺伝歴が証明されず，孤発症例と考えられている．

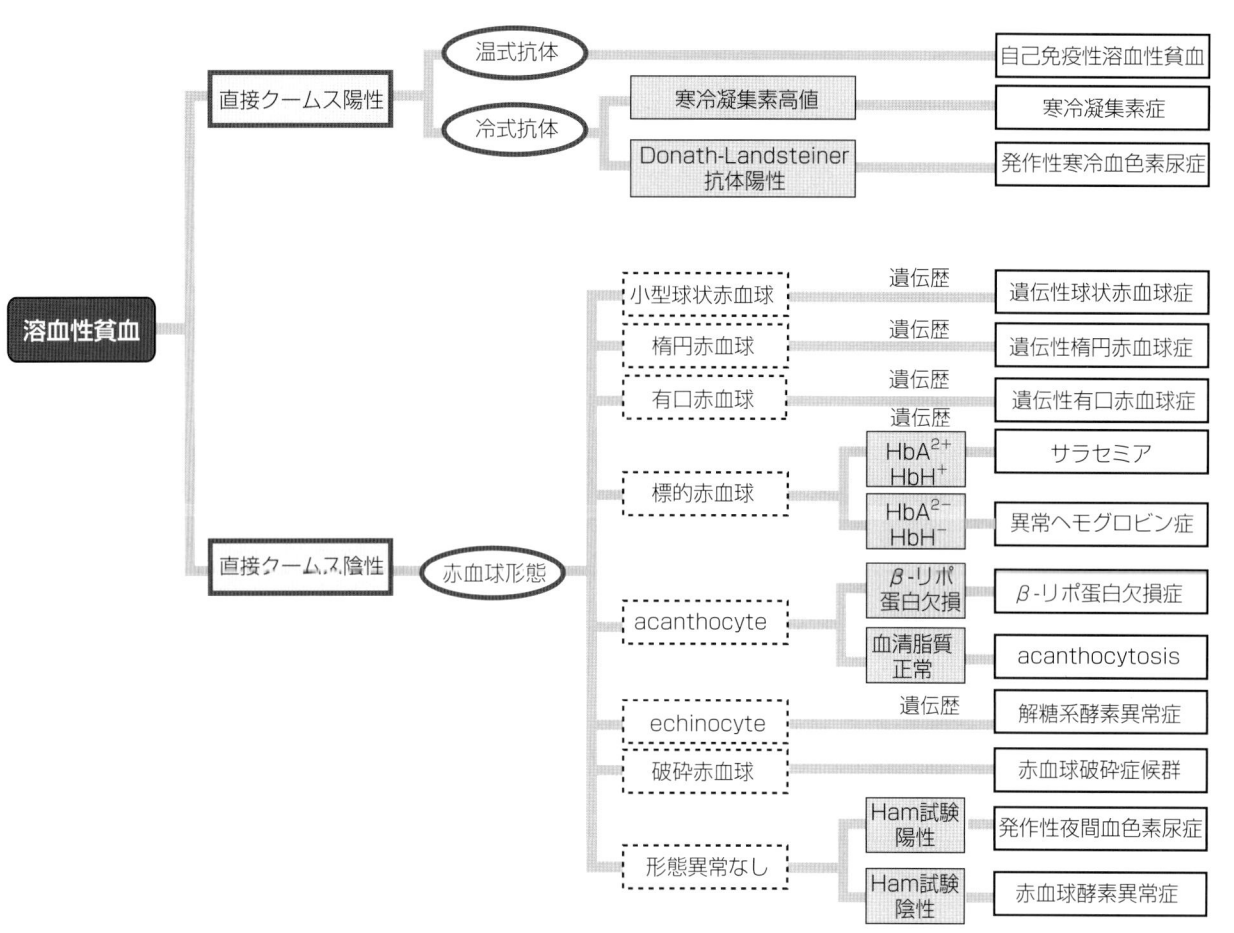

図2 溶血性貧血の鑑別診断

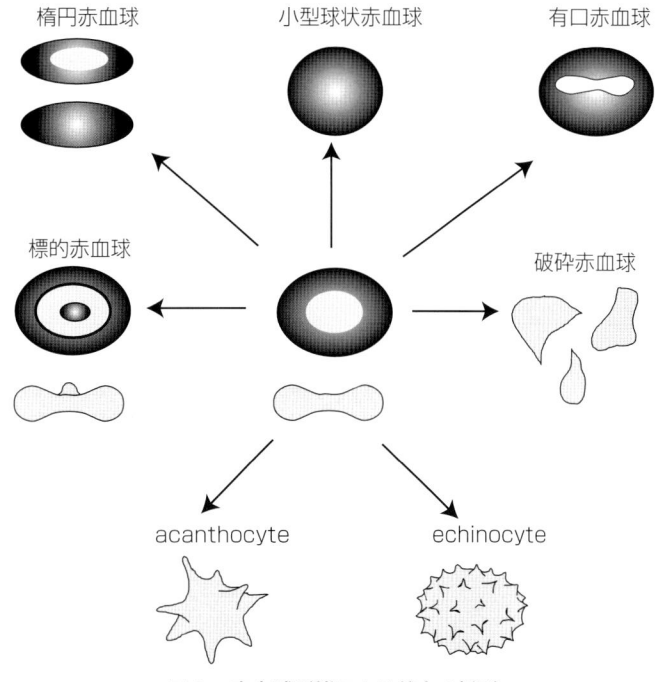

図3 赤血球形態による貧血の鑑別

表1 先天性溶血性貧血の分類

1. 異常ヘモグロビン症	1) サラセミア 2) 鎌状赤血球症 3) 不安定ヘモグロビン症
2. 赤血球膜蛋白異常	1) 遺伝性球状赤血球症 2) 遺伝性楕円赤血球症 3) 遺伝性有口赤血球症 4) バンド3異常症 5) バンド4.2異常症 6) グリコフォリン異常症 7) その他
3. 赤血球膜脂質異常	1) 遺伝性高赤血球膜ホスファチジルコリン溶血性貧血 2) LCAT欠損症 3) αリポタンパク欠損症 4) βリポタンパク欠損症 5) その他
4. 赤血球酵素異常	1) ピルビン酸キナーゼ欠損症 2) G-6-PD欠損症 3) その他

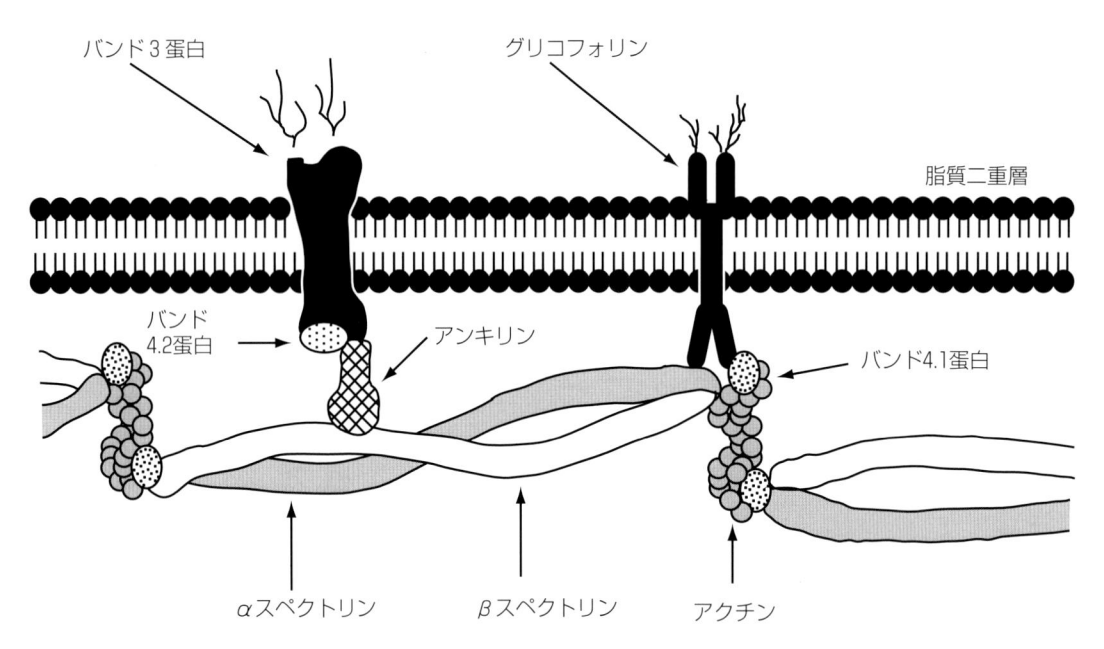

図4 赤血球膜と細胞骨格の分子構造

2. 病　　因 （血液の専門医をめざすヒトのみ必要な知識です）

図4に赤血球膜と細胞骨格の分子構造を示す．赤血球の細胞膜は，脂質二重層と膜蛋白とからなり，膜蛋白はいくつかの介在蛋白を介して膜内側の細胞骨格と垂直方向に結合している．脂質二重層はこの垂直結合によって細胞骨格に支持されているため，その形態を保っているが，膜蛋白や細胞骨格を構成する蛋白に減少ないし欠損が生じると，脂質二重層が不安定となり，少ない表面積で構造を維持しようとして小型球状の赤血球を生じることになる．このように膜構造の不安定化によって変形能が低下したHSの赤血球は，脾臓の内皮細胞間隙を通過できずに停滞し，各種の代謝ストレスを受けて網内系細胞に捕捉され最終的に破壊されるのである．

HSに見られる分子異常としては，世界的にはスペクトリン，アンキリン，バンド3蛋白，バンド4.2蛋白の異常が報告されているが，本邦ではスペクトリンやアンキリンの異常は稀で，バンド3蛋白，バンド4.2蛋白の異常が報告されている．しかし，それぞれHSの20％程度に過ぎず，残りの50〜60％の症例の分子レベルの異常は現在も特定されていない．

3. 症　　候

　黄疸・貧血・脾腫を主症状とするが，間接ビリルビンの平均値は3.4mg/dlで黄疸は目立たず，気付かれないことが少なくない．貧血についても，血色素量の平均値は9.9g/dlであり，生下時からの慣れや造血による代償によって症状として自覚されないことが多い．このように，成人以降も気付かれないでいるHSが存在するため，原因不明の高間接ビリルビン血症や脾腫，若年者の胆石，感染症に伴う貧血を見た場合には，一度はHSを疑ってみる必要がある．また，本症は経過中に溶血発作や無形成発作によって著しい貧血と黄疸の増悪を見ることがあり，注意を要する（後述）．

4. 診　　断

　まず，黄疸・貧血・脾腫・胆石といった臨床症状に加え，病歴聴取により先天性溶血性貧血であるかを評価する．次に末梢血の赤血球形態の観察により小型球状赤血球の出現を確認する．この小型球状赤血球は検査データの上からはMCVの軽度低下とMCHCの高値によって特徴づけられる．さらに，赤血球の低張食塩水に対する浸透圧抵抗の減弱と直接クームス試験陰性が確認できればHSと診断される．

　診断の際に注意を要するのは，

　①孤発例では遺伝歴を確認できず，本人および家族が黄疸に気づいていない場合は先天性か否か判断できないこと

　②他の溶血性貧血でも球状赤血球の出現を認めることがあること

　③赤血球浸透圧抵抗は新鮮血で調べると減弱が目立たず判定しにくいこと，

　などである．

　したがって，補助的検査により他の原因による溶血性貧血を十分に除外することも重要になる．③については，赤血球を24時間静置した後に試験を行うと脆弱性亢進が著明にみられ，有用性が増すとされている．

5. 治　　療

　HSに対しては摘脾が著効を奏するので，原則として全例が適応となる．摘脾後数日で黄疸は消退し，術後約2ヵ月でほとんどの血液学的所見は改善をみる．摘脾は脾臓が感染防御に重要な役割を果たしている乳幼児期を避け，学童期以降に計画されるべきである．胆石合併例では胆嚢摘出術を合わせて行う．

　摘脾は，赤血球の脾臓における破壊亢進を抑制することができるが，根本原因である赤血球膜の異常自体が治るわけではない．したがって当然のことながら，摘脾後も球状赤血球は存在し，赤血球浸透圧抵抗も減弱したままである．

6. 予　　後

　HSの予後はきわめて良好である．摘脾後も溶血の改善が不十分の場合，副脾の有無を確認し，もし存在すればこれも摘出する．

7. 溶血発作と無形成発作

　HSは経過中に溶血発作（hemolytic crisis）と無形成発作（aplastic crisis）という2種類の急性増悪の病態をみることが知られている．溶血発作は，感染症や薬剤投与が高度の溶血を惹起するもので，貧血・黄疸・脾腫といった溶血に基づくいずれの症状も急速に増悪する．一方，無形成発作は，何らかの原因により赤芽球造血が一時的に障害され，急激な貧血の進行をみるものである．無形成発作の原因としてはパルボウイルスB_{19}感染症が有名である．パルボウイルスB_{19}は，小児の伝染性紅斑をきたすウイルスとして知られているが，赤芽球前駆細胞に好んで感染し，溶血性貧血で赤芽球が過形成を起こしている時期に感染すると高度の貧血を認める．無形成発作の時期に骨髄穿刺検査を行うと，純赤芽球癆様の著明な赤芽球の減少と異型性の強い巨大前赤芽球の出現がみられる．

　通常，パルボウイルスB_{19}感染症は一過性で，ウイルスに対するIgM抗体が産生されるとウイルスは漸次排除され，病態は回復する．ウイルス感染による造血障害は一週間程度で回復に向かうため，特異的な治療を要しないが，貧血が高度である場合には輸血が必要になることもある．

　感染経路は，飛沫感染が一般的であるが，輸血による感染も報告されており，注意を要する．

8. 患者の生活指導

　HSにおける貧血は摘脾によって十分な改善が得られるが，溶血発作や無形成発作が起こり得るということを患者に知らせておき，急激な貧血や黄疸が起こったときに直ちに受診すべきであることを認識させておく．胆嚢摘出を行っていない患者では定期的な腹部超音波検査によって胆石の有無を観察すべきである．

● 問題の解説および解答

　本例は身体所見で貧血，黄疸，脾腫という溶血性貧血の3主徴を認め，濃厚な家族歴から先天性溶血性貧血であることが容易に想像される．MCVを計算してみると，81.8 fLと軽度の低下があり，AIHAsなどとは異なっていることが分かる．直接Coombs試験陰性か

らもAIHAは除外される．MCHCは37.1 g/dlと高値であり，赤血球の容積に対する表面積の減少が示唆される．さらに末梢血の赤血球形態の観察所見からHSの診断は比較的容易につく．

しかし，本例はHSにしては貧血が高度（HSにみられる貧血は通常，Hb=10 g/dl程度である）で，網赤血球も低値であり，HSだけでは説明がつかないことになる．そこで想起されるのは，溶血発作と無形成発作というHSにおける2つの急性増悪の病態である．溶血発作の場合は貧血の進行以外に黄疸の増強を認め，検査データも網赤血球が上昇する．これに対して無形成発作は赤血球造血の抑制が起こるため，黄疸は増強せず，網赤血球は低下する．したがって，本例はHSにおける無形成発作が疑われる．血清中パルボウイルスB₁₉抗体価（IgM）の上昇や骨髄穿刺検査における赤芽球の消失・巨大前赤芽球の出現により無形成発作の診断が確定する．HSのみでは通常輸血を要することはないが，本例のように無形成発作が起こった際には輸血が必要になることがある．

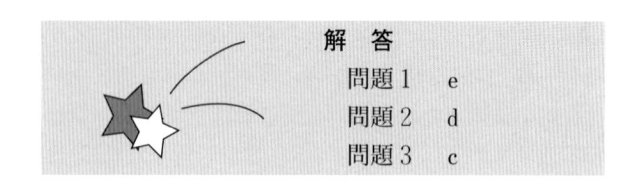

解　答
問題1　e
問題2　d
問題3　c

レベルアップをめざす方へ

HSが疑われた場合の対処の仕方

HSは無症状の例も多く，各種の溶血性貧血のなかでも緊急性のない落ち着いた基礎病態を呈する．診断は容易で，先天性溶血性貧血であることの確認，球状赤血球の観察，他の溶血性貧血の除外ができればよい．特に常染色体優性の遺伝歴が確認されればほぼ疑いなくHSである．赤血球浸透圧抵抗試験は専門医以外で行うことはないと思うが，必須ではない．先にも述べたように，原因不明の黄疸や脾腫，若年者の胆石を診たときにはHSを一度は疑って検査を行って頂きたい．ただし，無形成発作のような高度の貧血を認めた場合は，診断自体も難しく，専門的見地から慎重に対処する必要があるので，専門医に転送して欲しい．

[脇本　直樹]

疾患 5 エリスロポエチンの恩恵

問題編

● 症例呈示

症例：S.M. 67歳 男性
主訴：労作時の息切れ
家族歴：兄と姉が高血圧
既往歴：特記事項なし
嗜好品：タバコ 20本/日 30年間
現病歴：平成2年の健康診断にて蛋白尿をはじめて指摘された．その後も毎年の健康診断にて高血圧と蛋白尿を指摘されるも放置．平成10年に退職し，以後は健康診断を受けたことはない．平成13年8月頃から疲れやすさを感じるようになり，最近になって労作時の息切れを自覚．次第に増強してきたため当院を受診．
初診時現症：身長166cm，体重57kg，体温36.5℃，血圧150/96mmHg，脈拍84/分・整，意識清明，栄養良，表在リンパ節（頸部・腋下・鼠蹊部）触知せず，眼瞼結膜 貧血（＋），眼球結膜 黄染（－），心音 心基部でLevine第Ⅱ度の収縮期雑音聴取，呼吸音 異常なし，腹部 平坦・軟，圧痛（－），腫瘤（－），肝・脾・腎 触知せず，下肢 出血斑（－），浮腫（－），神経学的異常なし．
検査所見：
検尿：蛋白（＋），糖（－），潜血（±），Bence Jones蛋白（－），沈渣 異常なし．
検便：グアヤック（－），ヒトヘモグロビン（－）．
赤沈：1時間値 80mm，2時間値 95mm
血算：RBC 250万/μl，Hb 7.5 g/dl，Ht 22.0％，WBC 4,800（St 5％，Sg 50％，Eo 4％，Mo 4％，Ly 37％），Plt 29万/μl，Ret 14‰．
生化学：GOT 19 IU/l，GPT 3 IU/l，ALP 195 IU/l，LDH 459 IU/l，γGTP 32 IU/l，T.P. 6.0g/dl，Alb 3.31g/dl，T.B. 0.43mg/dl，BUN 68.9mg/dl，Cr 5.73mg/dl，UA 10.2mg/dl，Na 139.4mEq/l，K 5.1mEq/l，Cl 108mEq/l，Ca 6.5mg/dl，P 6.5mg/dl，T-chol 217mg/dl，TG 69mg/dl，HDL-Chol 49mg/dl
血清：CRP（－），Fe 118 μg/dl，TIBC 250（260～398）mg/dl，Ferritin 780（23～263）ng/dl．
血清蛋白分画：T.P. 6.0g/dl，(Alb 55.1％，α1-Glb 5.6％，α2 14.1％，β 12.2％，γ 22.7％)．
止血機能：出血時間3分，PT 90％，APTT 34秒，Fibrinogen 270mg/dl．
骨髄検査：有核細胞数 15.4万，巨核球 62/μl，M/E比：3.7，異常細胞を認めない．
胸部X線：CTR 49％，肺野 異常なし．
腹部エコー：肝臓・胆嚢・膵臓・脾臓 異常なし．腎臓 左右とも萎縮（左6.2×3.3cm，右4.5×2.2cm）．腹水（－）．

● 設 問

問題1 本症の診断に必要な検査項目を選択せよ．
a．血清ビタミンB₁₂
b．血清エリスロポエチン
c．直接Coombs試験
d．Ham試験
e．NAPスコア

問題2 本症の治療として適切なものを選択せよ．
(1) 副腎皮質ステロイド
(2) 遺伝子組換えエリスロポエチン
(3) 血液透析
(4) シクロスポリン
(5) 同種骨髄移植

a (1), (2)　b (1), (5)　c (2), (3)　d (3), (4)　e (4), (5)

問題 3　本症の治療経過中に多くみられる合併症を選択せよ．
(1) 高血圧
(2) 胆石症
(3) 脾臓破裂
(4) 血小板減少
(5) 血栓・塞栓症

a (1), (2)　b (1), (5)　c (2), (3)　d (3), (4)　e (4), (5)

解説編

二次性貧血について

1．疾患概念

造血器や赤血球の異常などの固有の血液疾患による貧血ではなく，何らかの基礎疾患があるために二次的に生じた貧血を症候性貧血あるいは二次性貧血 (secondary anemia) という．これには，慢性炎症性疾患や悪性腫瘍などに続発し，共通する病態生理学的特徴を有するいわゆる「慢性疾患に伴う貧血 (anemia of chronic disorders, ACD) と総称される一群と，腎疾患，感染症，悪性腫瘍，肝疾患，内分泌疾患などの随伴疾患に伴う，それぞれの疾患に特徴的な貧血が含まれる（「貧血の鑑別診断法」の表3を参照）．これらの二次性貧血は実地診療では鉄欠乏性貧血と同じくらいかそれ以上の頻度でみられ，その診断と治療は臨床的にも重要である．

2．鑑別診断のための重要なポイント

1）診察の際に注意すべき点

二次性貧血に特徴的な診察所見はない．二次性貧血の原因には多彩な基礎疾患があるので，これらを常に念頭において身体所見をとりながら診察を進める．

2）検査所見で注目すべき点

(1) スクリーニング検査

血算と一般的な生化学検査の他に鉄関連の検査（血清鉄，総鉄結合能，血清フェリチン）と塗抹標本での赤血球形態の観察を行う．二次性貧血は正球性〜小球性のパターンをとることが多いが，MCVが80fl未満を示す小球性貧血では鉄欠乏性貧血とACDとの鑑別がしばしば問題となる．

(2) 二次検査

スクリーニング検査によって原因疾患が推定されたら，それぞれの疾患に特異的な検査を行い，診断を確定する．腎性貧血では，一般的な腎機能のほかに，血中エリスロポエチン濃度の測定も参考になる．

腎性貧血について

1．疾患概念

二次性貧血のうち，基礎疾患が腎不全であるものを腎性貧血という．この貧血は腎機能の低下に伴い，腎不全の原因とは無関係に認められる．一般に，腎不全の進行とともに貧血は高度となるが，クレアチニンクリアランス（Ccr）で40ml/分以下，血清クレアチニン値で1.6mg/dl以上になると貧血が認められるようになり，Ccrが20ml/分以下になるとほとんどの症例でヘマトクリット（Ht）値は30％以下に低下し，透析導入時にはHt値は20％前後にまで低下する．

2．腎性貧血の成因と病態

腎性貧血の成因には，腎組織の荒廃によEPOの産生低下，排泄機能低下による造血抑制物質の体内貯留，溶血の亢進，低栄養，出血傾向や透析に伴う失血，などさまざまな因子が関与している（表1）．このうち，EPOの産生低下が最も比重の重いファクターである．

EPOは分子量3.4kDの糖蛋白で，骨髄中の赤血球系造血前駆細胞の増殖，分化，生存を促し，赤血球産生を律速的に調節している．EPOの主要産生部位は腎の傍尿細管細胞（peritubular interstitial cell）である．近位尿細管上皮細胞に存在すると考えられている酸素センサーによって，貧血による低酸素が感知されると，何らかのシグナルが傍尿細管細胞へ伝達され，EPO遺伝子の発現とmRNAの転写が促進されてEPOの産生が亢進する．腎不全によってEPO産生が障害を受ける機序としては，EPO産生細胞自体の障害あるいはセンサー機能の異常が考えられる．

3．腎性貧血の診断

貧血のパターンは通常，正球性正色素性であるが，鉄欠乏やアルミニウム中毒のある場合には小球性低色素性となり，ビタミンB$_{12}$や葉酸の欠乏を伴うときには大球性となる．網赤血球数は，貧血があるにもかか

表1 腎性貧血の成因

1. 赤血球産生の低下
   - EPOの不足
   - 尿毒症性物質
   - 二次性副甲状腺機能亢進症
   - 骨髄線維症
2. 溶血の亢進
   - 透　析
   - 薬　剤
   - 微小血管病変
   - 低リン酸血症
3. 失　血
   - 透析，検査に伴う失血
   - 出血傾向（消化管出血など）
4. 欠乏症
   - 鉄欠乏
   - 葉酸欠乏
   - トランスフェリンの喪失

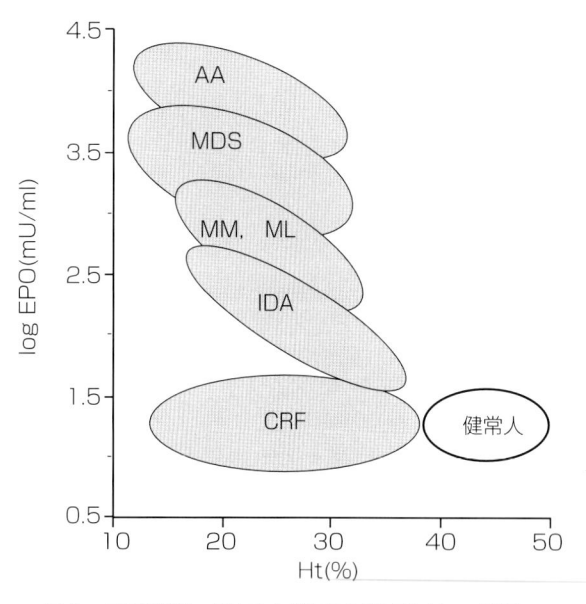

図1 各種疾患における血清EPO濃度とHtの関係
（血中EPO濃度臨床研究会より）
AA：再生不良性貧血，MDS：骨髄異形成症候群，MM：多発性骨髄腫，ML：悪性リンパ腫，IDA：鉄欠乏性貧血，CRF：慢性腎不全

わらず正常範囲に止まる．赤血球形態を観察すると，赤血球表面に小突起のある有棘赤血球（acanthocyte）や破片状の分裂赤血球（schizocyte）が認められる．前者は腎不全に特徴的とされているが，病的意義は少ない．しかし，後者は微小血管病変に基づく変化と考えられ，多数認められる場合には溶血性尿毒症症候群（hemolytic uremic syndrome）を考慮する必要がある．

白血球数，白血球像，血小板数は通常正常であるが，これは腎不全の原因となった基礎疾患によって変化がみられる．一方，血小板機能は低下しており，出血傾向の原因となる．骨髄像は正常で，赤芽球系細胞に形態異常や成熟障害は認めない．また，赤血球系造血前駆細胞の数とEPOに対する反応性も正常である．二次性副甲状腺機能亢進症を合併する場合には骨髄の線維化（汎発性線維性骨炎）を認めることがある．

腎性貧血の診断には血中EPO濃度の測定が有用である．血中EPO濃度は，腎機能が正常であればHt値と負の相関を示す．しかし，腎不全の場合には，貧血があっても血中EPO濃度の上昇はなく，正常範囲に止まり（図1），相対的なEPO不足の状態にあると考えられる．腎不全が存在し，ここに述べたような所見が認められ，貧血の原因となる他の既知の疾患が除外できれば，腎性貧血と診断できる．

4．腎性貧血の治療

腎性貧血は，無治療のままだと，易疲労感，不眠，うつ状態，大脳機能や性機能の低下，左室肥大などをもたらし，患者の活動性やQOLを著しく低下させる．これに対する治療は，かつては輸血や蛋白同化ホルモンに限られていたが，遺伝子組換えヒトエリスロポエチン（rhEPO）が1990年に臨床の場へ登場して以来，これらの問題点は払拭され，腎性貧血の治療は一変したといっても過言ではない．わが国では1986年からrhEPOによる治験が開始され，1990年1月からは透析施行中の腎性貧血患者に，1994年3月からは保存期の腎性貧血患者に適応が拡大され，rhEPOは現在，腎性貧血に対する第一選択の治療薬として広く使われている．

1）rhEPOによる腎性貧血治療の実際

わが国では，現在，エポエチンアルファとエポエチンベータの2種類の製剤が使用されているが，両者の臨床的な生物活性には著しい差異はない．rhEPOの半減期は静脈注射の場合には4～9時間，皮下注射の場合は24時間である．動物実験では，腎あるいは肝を摘出した場合にもrhEPOの半減期は変化しないことから，rhEPOの代謝は腎および肝に依存せず，エリスロポエチンレセプターを有する赤血球系造血前駆細胞での消費が重要と考えられている．腎性貧血に対するrhEPOの適応は，Ht 30％未満の貧血を有し，貧血に伴い日常生活に支障の認められる血清Cr 2mg/dl以上（Ccr 30ml/分以下）の腎不全患者とされている．ただし，rhEPOの投与法は一人一人の患者の状態（年齢，合併症など）を考慮して決定する必要がある．

（1）維持血液透析患者に対する投与法

初期投与量として，1回1,500ないし3,000国際単位（IU）を週3回，静脈内投与する．貧血の改善が認め

表2　rhEPOのおもな副作用

1. 血圧の上昇
2. 頭痛
3. 血栓・塞栓症（シャントの閉塞）
4. アナフィラキシー
5. 肝機能障害
6. 高カリウム血症
7. 感冒様症状

表3　rhEPOの効果を減弱させる因子

- 欠乏症（鉄，ビタミンB_{12}，葉酸）
- 鉄の利用障害（感染症，悪性腫瘍，炎症性疾患）
- 溶血
- 出血
- 脾機能亢進症（肝硬変など）
- 二次性副甲状腺機能亢進症
- コントロール不良の尿毒症
- アルミニウム中毒
- 薬剤による造血抑制（ACE阻害剤など）

られれば，維持量として1回750～3,000 IUを週2～3回投与する．いずれの場合も貧血の程度，年齢などの状況に応じ適宜増減するが，維持量での最高投与量は1回3,000 IU週3回とする．

（2）保存期腎不全患者，携行式自己腹膜透析（CAPD）患者に対する投与法

初期投与法として，週1回6,000 IUを皮下あるいは静脈内投与する．貧血の改善が認められれば，維持量として1週あたり6,000 IU以下の範囲で適宜調節するが，通院の便宜上12,000 IUを2週間に1回皮下投与する場合が多い．

2）rhEPOの効果

rhEPOによって貧血が改善することによって得られる最大のメリットは，腎不全患者の心機能，運動機能，性機能，知的活動などが向上し，そのQOLが改善することと，同種輸血が回避されることによって輸血副作用から腎不全患者が解放されることにある．

3）rhEPOの副作用（表2）

rhEPOの副作用は現在ほぼ明らかになり，新たなものは認められない．しかし，エリスロポエチン抗体の出現やエリスロポエチンが腎細胞癌の増殖を刺激するなどの報告もあり，長期間の投与が行われる腎性貧血患者では引き続き注意深い観察が必要と思われる．

4）rhEPO抵抗性貧血

一部の腎性貧血に対してrhEPOの効果が明らかでない場合がある．rhEPO 9,000 IU/週を投与してもHt値を25％以上に維持できない場合をrhEPO抵抗性貧血と定義すると，わが国では約3％の患者が該当する．rhEPO抵抗性貧血の原因としては，表3に示したrhEPOの効果を減弱させる因子があげられるが，このうち最も重要なのは鉄欠乏である．

問題の解説および解答

本症例は，詳細は不明であるが長期にわたる蛋白尿があり，生化学所見と腹部エコー所見から，初診時にはすでに腎萎縮を伴う慢性腎不全の状態にある．その後の検査で，血中エリスロポエチン値は35.8mU/ml（正常8～36）であることが判明し，貧血の原因は腎不全によるものと考えられた．さらに，入院後，腎機能の悪化がみられたため第7病日から血液透析を開始し，貧血に対してrhEPO3,000U週3回投与を開始したところ，貧血の改善が認められた．

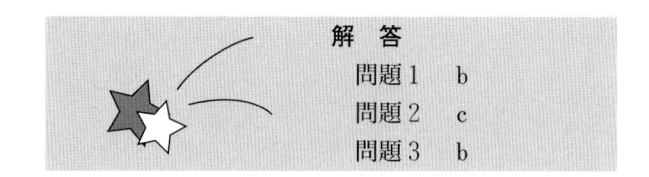

解　答
問題1　b
問題2　c
問題3　b

レベルアップをめざす方へ

腎性貧血に対するEPO療法のガイドライン

　　　rhEPOによる腎性貧血の治療が確立した現在，最も関心のもたれているテーマは，コスト面を含めてrhEPOをどのように使うのが最も効果的かという問題である．rhEPOによってヘマトクリットを高くすると高血圧や血栓症の増加が懸念されることから，わが国ではrhEPOによる目標ヘマトクリットは30％とされてきたが，実際の腎不全患者ではヘマトクリットを33～36％にあげることによってより良い予後や高いQOLを得ることができることが次第に明らかになってきた．このような背景から，欧米を中心に腎性貧血に対するEPO療法のガイドラインが作られている．わが国でも現在，ガイドラインの作成作業が進行中である．

腎性貧血以外のEPOの適応

わが国では，腎性貧血のほか，未熟児貧血の治療や自己血貯血の補助にEPOの保険適応が認められている．このほか，慢性関節リウマチや悪性腫瘍に伴う貧血，一部の骨髄異形成症候群などにEPOの貧血改善効果があることが明らかになっているが，これらに対しては保険適応は得られていない．

[別所　正美]

疾患 6 移植は必要ですか？

問題編

● 症例呈示

症例：M.K. 25歳 女性
主訴：汎血球減少症の精査
家族歴：特記事項なし
既往歴：特記事項なし
嗜好品：なし
現病歴：2001年10月1日，悪寒，頭痛，咽頭痛を伴う39℃台の発熱が出現したため3日近医を受診，感冒と診断され，総合感冒薬と抗生薬を処方された．その後も改善しないため6日再診．採血の結果でWBC 500/μl, Hb 10.0g/dl, Plt 1.2万/μlと汎血球減少を指摘されたため，精査加療を目的に当院を紹介された．
初診時現症：身長142cm，体重38kg，体温37.2℃，血圧120/72mmHg，脈拍102/分・整，意識清明，栄養良，表在性リンパ節頸部・腋窩・鼠径部 触知せず，顔面 蒼白，眼瞼結膜 貧血様，眼球結膜 黄染なし，心音・呼吸音 異常なし，腹部 平坦・軟，圧痛（－），腫瘤（－）
検査所見：
検尿：蛋白（－），糖（－），沈渣異常なし
検便：グアヤック（－），ヒトヘモグロビン（－）
赤沈：1時間値34.0mm，2時間値76.0mm
検血：RBC 246万/μl, Hb 7.8g/dl, Ht 28%, WBC 900/μl（Neu 7, Mo 3, Eo 0, Ba 0, Ly 90），Plt 0.8万/μl, reticulocyte 0.4万/μl
生化学：GOT 20 IU/l, GPT 35 IU/l, ALP 142 IU/l, LDH 85 IU/l, γGTP 20 IU/l, T.P. 5.7g/dl, Alb 3.7g/dl, T.B. 0.5mg/dl, BUN 16.0mg/dl, Cr 0.43mg/dl, UA 2.9mg/dl, Na 143mEq/l, K 4.1mEq/l, Cl 108mEq/l, Ca 4.3mEq/l, P 4.4mg/dl, Mg 2.0mg/dl, FBS 79mg/dl, T.Chol 91mg/dl, TG 41mg/dl
血清：CRP 12.6mg/dl, Fe 160μg/dl, Ferritin 346ng/ml, haptoglobin 46mg/ml, Vit B$_{12}$ 760pg/ml, 葉酸 3.1ng/ml
血清蛋白分画：T.P. 5.7g/dl, Alb 64.6%, α1 Glob. 3.8%, α2 9.0%, β 8.5%, γ 14.1%
止血検査：PT 11.5秒，APTT 40.5秒，Fibrinogen 366mg/dl, FDP 3.6μg/ml, FDP-DD 0.4μg/ml
骨髄穿刺：有核細胞数0.9万/μl, 巨核球 0/μl, M/E比1.0
骨髄生検像：図1参照
胸部X線：CTR 46%，肺野 異常なし
胸部エコー：肝臓・胆嚢・脾臓などに異常なし

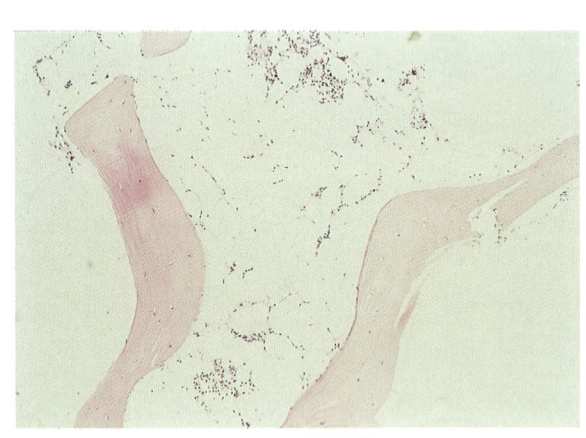

図1 骨髄生検像

● 設問

問題1 本症の鑑別診断として重要なものを選択せよ．

(1) 巨赤芽球性貧血
(2) 骨髄異形成症候群
(3) ヘアリー細胞性白血病
(4) 発作性夜間血色素尿症
(5) 急性単球性白血病

a (1), (2), (3)　b (1), (2), (5)　c (1), (4), (5)
d (2), (3), (4)　e (3), (4), (5)

問題2 本症の診断に有用な検査項目を選択せよ．
(1) 腹部CTスキャン
(2) 骨髄MRI
(3) 血球のフローサイトメトリー
(4) 骨髄シンチグラフィー
(5) シリングテスト

a (1), (2), (3)　b (1), (2), (5)　c (1), (4), (5)
d (2), (3), (4)　e (3), (4), (5)

問題3 本症の治療として適切なものを選択せよ．
(1) 顆粒球コロニー刺激因子
(2) 抗胸腺細胞グロブリン
(3) 副腎皮質ステロイド
(4) 活性化ビタミンD
(5) シクロスポリン

a (1), (2), (3)　b (1), (2), (5)　c (1), (4), (5)
d (2), (3), (4)　e (3), (4), (5)

解 説 編

汎血球減少について

1．鑑別診断のための重要ポイント

汎血球減少とは，成人で赤血球数，男$400×10^4/\mu$l，女$350×10^4/\mu$l以下，白血球数$4,000/\mu$l以下，血小板数$10×10^4/\mu$l以下の状態を指す．程度の軽い汎血球減少はさまざまな原因で起こりうるが，出血や感染症を起こすような高度の汎血球減少を呈し，かつ末梢血に芽球の増加を認めない疾患は表1にあげた疾患に限られる．以下に診断の手順を述べる．

2．骨髄の細胞密度の評価

診断を下すうえでまず重要なことは，骨髄が低形成か，正・過形成であるかを決定することである．この細胞密度の評価は簡単なようにみえて実はそうではない．手軽に行える検査は胸骨または腸骨からの骨髄穿刺である．しかし，穿刺の場合，骨髄が全体としては低形成であるにもかかわらず，残存する一部の造血巣をたまたま穿刺したために誤って正形成と判断したり，骨髄の線維化や過形成によるdry tapを低形成と誤認したりすることがある．このため，細胞密度を評価する際には，腸骨からの骨髄生検が必須である．ただし，腸骨の骨髄細胞密度が必ずしも全身の骨髄の状態を反映しているとは限らない．腸骨の造血巣が虫食い状に残存している場合は，生検を行ったとしても判断を誤ることがある．このため，胸腰椎のMRI（STIR法）や^{111}Inを用いた骨髄シンチグラフィーによって他部位の骨髄も同時に評価する必要がある．

3．細胞形態による低形成性骨髄の鑑別診断

骨髄が低形成と判断された場合，次に行うのは骨髄塗抹標本の観察である．これによって，表1のうち低形成白血病（芽球の増加）や急性前骨髄性白血病（前骨髄球の増加，ファゴット細胞の出現）を診断することができる．ヘアリー細胞白血病では，白血病細胞が小リンパ球に似ているため診断が難しいが，多くの場合骨髄生検で線維化が証明される．脱顆粒やpseudo-Pelger核異常を伴う好中球や，微小巨核球の割合が増加している場合には，低形成であっても骨髄異形成症候群（myelodysplastic syndrome, MDS）を疑う．ただし，2核の赤芽球や核異型を持つ赤芽球の増加は再

表1　汎血球減少の鑑別診断

●骨髄が低形成を示すもの
- 再生不良性貧血
- 低形成の骨髄異形成症候群
- 発作性夜間ヘモグロビン尿症の一部
- 低形成性白血病

●骨髄が正～過形成を示すもの
- 一次性の血液異常
- 骨髄異形成症候群
- 発作性夜間ヘモグロビン尿症の一部
- 急性前骨髄球性白血病の一部
- hairy cell白血病
- 骨髄線維症
- 二次性の血液異常
- 全身性エリテマトーデス
- 脾機能亢進症（Banti症候群，肝硬変など）
- ビタミンB$_{12}$または葉酸の欠乏
- 敗血症などの重症感染症
- アルコール依存症

生不良性貧血でもしばしばみられるため，これらのみによってMDSと診断すべきではない．形態を評価できないほど骨髄が低形成の場合には再生不良性貧血と診断できる．

4．生化学検査とフローサイトメトリー

発作性夜間血色素尿症（paroxysmal nocturnal hemoglobinuria, PNH）の一部は骨髄不全で発症する．LDHや間接ビリルビンの上昇などの溶血所見に加えて，Ham試験や砂糖水試験などが陽性になる．また，フローサイトメトリーによって末梢血を調べると，CD55やCD59などのグリコシルホスファチジルイノシトール（GPI）アンカー膜蛋白欠損血球が検出される．

5．境界領域の骨髄不全

以上の検査結果に当てはまらずに残ってくるのは，低形成骨髄を示すMDSの不応性貧血のうち形態異常の乏しいものと，骨髄細胞がある程度残存する再生不良性貧血である．これらはもともと境界領域の病態であるうえ，いずれにしても再生不良性貧血に準じた治療を行うことになるので，両者を厳密に区別する必要はない．ただし，第7番染色体のモノソミーを示す例は予後が悪いので，診断時からFISH法を施行し，このモノソミーが検出された場合には造血幹細胞移植を念頭において治療する必要がある．逆に，高感度のフローサイトメトリーで，0.003％以上のPNH形質の赤血球が検出される場合には，免疫病態による良性の骨髄不全（前白血病状態ではない）と考えて良い．

再生不良性貧血（aplastic anemia）について

1．疾患概念

再生不良性貧血は，末梢血でのすべての血球の減少（汎血球減少）と骨髄の細胞密度の低下（低形成）を主徴とする一つの症候群である．同じ徴候を示す疾患群から，概念のより明確な他の疾患を除外することによって初めて診断することができる．病気の本態は「すべての血液細胞の種」にあたる造血幹細胞の持続的な減少である．

成人の再生不良性貧血には，原因不明の特発性（一次性）と，さまざまな薬剤や放射線被曝・ベンゼンなどによる二次性がある．わが国では80％以上が特発性である．特殊型として，PNHに伴うものと，肝炎後に発症するものがある．再生不良性貧血は重症度によって予後や治療方針が大きく異なるため，血球減少の程度によって重症，中等症，軽症の三つに分けられる．中等症と軽症は，国際的には非重症（中等症）として扱われる．また，同じ重症であっても，造血幹細胞の減少が急速に進む例とゆっくり進む例がある．赤血球は，その他の血球に比べて寿命が長いため，急性型では網赤血球減少や血小板減少の程度に比して貧血の程度は軽く，出血傾向や好中球減少による発熱で発症することが多い．一方，慢性型では症状が乏しいため検診などをきっかけに診断されることがある．

2．病因

先天性のFanconi貧血患者の血液細胞では，マイトマイシンCのようなDNA架橋剤によって誘導される染色体の脆弱性が健常者の細胞よりも亢進しており，造血幹細胞にアポトーシスが起こりやすい．

肝炎後再生不良性貧血は，A，B，Cなどの既知のウイルス以外の原因による急性肝炎の回復期に発症する．若年の男性に比較的多く重症化しやすい．肝炎の原因はウイルスと考えられているが実体は不明である．特発性再生不良性貧血でも上気道炎症状が先行する例があることから，何らかのウイルスが発症に関与していると想像されている．

造血幹細胞が減少する機序としては，造血幹細胞自身の質的異常と，免疫学的機序による造血幹細胞の傷害の二つが重要と考えられている．造血幹細胞の質的異常は，再生不良性貧血と診断された患者のなかに，細胞形態が正常であるにも関わらず染色体異常が検出される例や，のちに骨髄異形成症候群や急性骨髄性白血病に移行する例があることから想像されている．一方，免疫学的機序による造血の抑制は，抗胸腺細胞グロブリンantithymocyte globulin（ATG）やシクロスポリンなどの免疫抑制療法が再生不良性貧血患者の約7割に奏効することが根拠となっている．最近では，再生不良性貧血のかかりやすさと特定のHLA-DR型（DR2）と間に相関がみられることや，造血幹細胞への免疫学的攻撃を免れたPNH形質の顆粒球や赤血球が多くの再生不良性貧血患者に検出されること，などの免疫学的機序を示唆する新たな証拠が得られつつある．しかし，免疫反応の標的となる自己抗原はまだ見つかっていない．

3．症候

主要症状は息切れ・動悸・めまい，などの貧血症状と，皮下出血斑・歯肉出血・鼻出血などの出血傾向である．好中球減少の強い例では発熱がみられる．軽症・中等症例や，貧血の進行が遅い重症例では症状が乏しいため，検診などのスクリーニング検査で偶然汎血球減少を指摘されることがある．

他覚症状としては顔面蒼白，貧血様の眼瞼結膜，皮下出血，歯肉出血などがみられる．血小板減少が高度の場合，眼底出血を認めることがある．

4．診　　断

鑑別診断のポイントに述べた手順にしたがって，骨髄低形成と汎血球減少をきたす他の疾患を除外する．とくに重要な点は，骨髄生検とMRIによる骨髄低形成の確認である．MRIのSTIR法で検索すると胸腰椎は均一な低信号となり，T1強調像では高信号を示す．[111]Inによる骨髄シンチグラフィでは全身の骨髄への取込み低下がみられる．

染色体は原則として正常であるが，病的意義の明らかでない染色体異常を認めることがある．フェロカイネティクスでは[59]Fe静注後の血漿鉄消失時間（PIDT）の著明な延長・血漿鉄交替率（PITR）の低下・赤血球鉄利用率（％RCU）の低下がみられる．

5．治　　療

1）造血回復を目指した治療

根本的な造血回復を目指す治療として，1）免疫抑制療法，2）アンドロジェン療法，3）骨髄移植がある．図2に重症度別の治療方針を示す．いずれの治療法にも副作用があるので，実際の治療の対象になるのは重症例と中等症のうち輸血を必要とするか，あるいは汎血球減少が進行する例である．

血球減少が進行するものの，輸血が必要な状態までには至っていない例に対しては毒性の低い治療から開始する．これには免疫抑制剤のシクロスポリン（3～6 mg/kg/日を2ヵ月以上内服）や酢酸メテノロン・メピチオスタン（0.5mg/kg/日）などのアンドロジェンがある．アンドロジェンは腎に作用してエリスロポエチンの産生を高めると同時に，造血幹細胞に直接作用して増殖を促すとされている．

一方，汎血球減少の進行が早く，当初から輸血を必要とする重症・中等症例に対してはウマATG（15mg/kg/日を5日間点滴）とシクロスポリンの併用療法か，HLA一致同胞からの骨髄移植を行う．ATGはヒトの胸腺細胞でウマを免疫することによって作られたグロブリン製剤である．造血幹細胞を抑制するT細胞を排除することによって造血を回復させると考えられているが，作用機序の詳細は不明である．HLA一致血縁ドナーが得られる場合，20歳以下の重症患者では骨髄移植が第一選択である．45歳以上の患者では移植に伴う合併症の頻度が高いため，重症型であってもまず免疫抑制療法を行う．20～45歳の重症患者では個々の患者の状態や希望に応じて治療を選択する．再生不良性貧血に対する非血縁ドナーからの骨髄移植は，10歳以上の小児や成人では長期生存率が50％台であるため，免疫抑制療法などの無効例が対象となる．

2）支持療法

（1）輸　　血

患者の自覚症状にもよるが，ヘモグロビンを6～7 g/dl以上に維持するように白血球除去赤血球（可能であれば洗浄を加えたもの）を輸血する．頻回の輸血を必要とする例では，ヘモジデローシスの予防のために鉄キレート剤のデフェロキサミンを投与する．予防

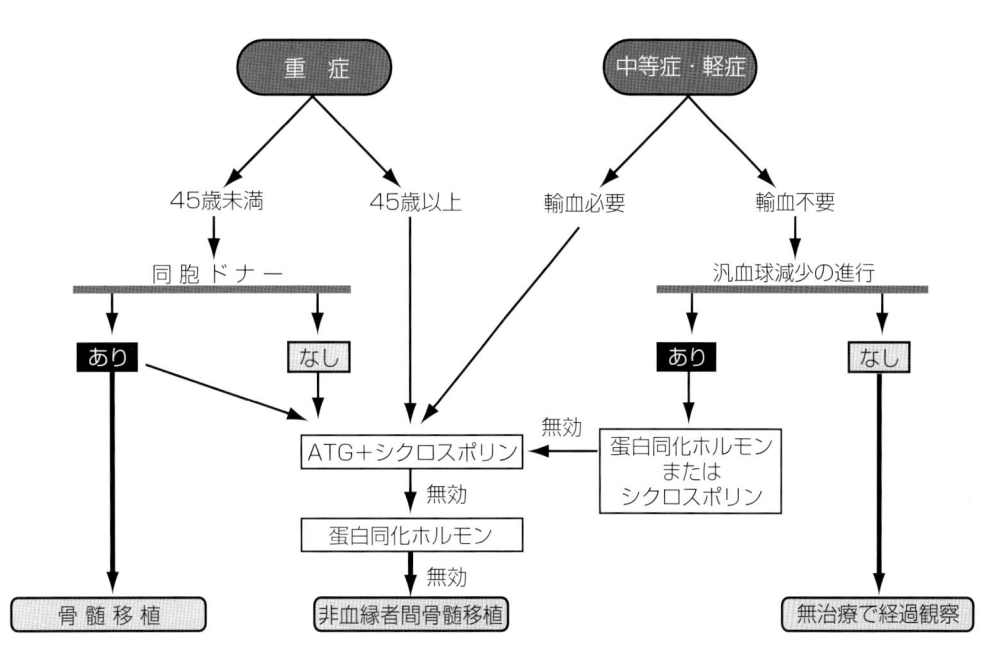

図2　再生不良性貧血の治療方針

的な血小板輸血は抗HLA抗体の産生を促し，血小板輸血に対する不応性を誘発しやすい．このため，血小板数が1万/μl以下であっても，出血傾向が著しくなければ通常輸血は行わない．

(2) 造血因子

500/μl以下の高度の好中球減少時では重症感染症の頻度が高くなるため顆粒球コロニー刺激因子（G-CSF）を投与する．ほとんどの例で好中球が増加するが，効果は通常一時的である．エリスロポエチンは一部の例で貧血を改善するが保険適用はない．

6．予　後

軽症・中等症のなかには，汎血球減少があってもまったく進行しない例や自然に回復する例もある．重症例は一般に汎血球減少が進行し，支持療法のみでは半年で50％が死亡するとされていた．最近では，抗生物質，G-CSF，成分輸血などの支持療法が発達し，免疫抑制療法や骨髄移植が発症後早期に行われるようになったため，重症例でも90％以上が長期生存する．免疫抑制療法や骨髄移植を行えば8割以上が輸血不要となるまで改善する．ただし，来院時から好中球数がゼロに近く，G-CSF投与後も好中球が増加しない例は依然として予後不良であり，早期に造血幹細胞移植が行えなければ感染症のため死亡する例が多い．一部の重症例や発症後長期間を経過した患者は免疫抑制療法に抵抗し，定期的な赤血球輸血・血小板輸血を必要とする．赤血球輸血が重なると糖尿病・心不全・肝障害などのヘモクロマトーシスの症状が現れる．また欧米の報告では，免疫抑制療法により改善した長期生存患者の約15％が骨髄異形成症候群，その一部が急性骨髄性白血病に移行するとされている．約30％は発作性夜間ヘモグロビン尿症に移行する．

問題の解説および解答

臨床症状と検査所見から，骨髄が正形成を示す巨赤芽球性貧血と，芽球の増加を示す急性単球性白血病は否定できる．骨髄MRIや骨髄シンチグラフィーによって全身の骨髄が低形成であることを確認する．本例ではいずれの所見も低形成であった．また，フローサイトメトリーによるGPIアンカー膜蛋白の検査でもCD59⁻CD55⁻血球の著増は認められなかったため，重症再生不良性貧血と診断した．HLA一致同胞が得られなかったため，ATG，シクロスポリン，G-CSFによる免疫抑制療法を行ったところ，造血は順調に回復した．

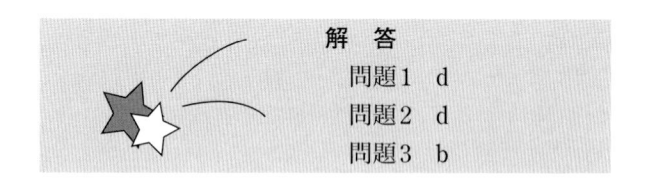

```
      解　答
      問題1　d
      問題2　d
      問題3　b
```

レベルアップをめざす方へ

「とりあえずパルス療法」は正解か？

ATGが再生不良性貧血の治療に導入されるまでは，わが国ではメチルプレドゾロン大量（パルス）療法が重症再生不良性貧血に対する初期治療として推奨されていた．ATGについては，「恐い薬」，「高齢者には使いにくい」などの先入観があるためか，高齢の患者や境界領域の骨髄不全に対しては，とりあえずパルス療法が行われることが現在でもあるようである．比較的重症度の低い再生不良性貧血ではパルス療法によって改善する例もあるが，有効率は低く，奏効しても寛解が持続することは稀である．一方で，糖尿病や大腿骨頭壊死などの深刻な副作用を起こす可能性がある．なかには，パルス療法のために感染症を併発し，ATGを受ける機会を逸した例もある．したがって，とりあえずパルス療法という考え方は誤りである．造血の回復を目指すのであれば，ATGを中心とした免疫抑制療法を行う必要がある．

免疫病態の存在は予知できるか？

再生不良性貧血は本来症候群なので，種々の病態がその発症に関与していると考えられる．免疫病態が発症に関与していない患者に対して免疫抑制療法を行うと，改善しないばかりか抵抗力を低下させることになる．現在もっとも信頼できる免疫病態のマーカーと考えられているのがPNH形質の血液細胞の存在である．末梢血中にCD59⁻CD55⁻のCD11b⁺顆粒球やglycophorin A⁺赤血球などのPNH細胞がそれぞれの分画の0.003％以上存在する場合には，免疫病態が存在すると考えられる．ただし，PNH細胞の増加がみられなくても免疫病態がない（免疫抑制療法が効かない）というわけではない．この微

少PNH細胞の検出は，中等症の再生不良性貧血や不応性貧血の治療方針を決定する際にとくに有用である．PNH細胞の増加は不応性貧血症例の約15％に検出されるが，芽球の多いタイプのMDSや鉄芽球性貧血で検出されることはまずない．PNH細胞が増加している不応性貧血の多くはシクロスポリンやATGなどの免疫抑制療法に反応して改善する．したがって，PNH細胞の検出は骨髄不全の病態を診断するうえでもっとも重要な検査と言うこともできる．

[中 尾 真 二]

疾患 7　血液疾患？免疫疾患？

問題編

症例呈示

症例：M. N.　56歳　女性
主訴：動悸，ふらつき
家族歴：特記事項なし
既往歴：28歳より慢性関節リウマチ
嗜好品：なし
現病歴：慢性関節リウマチのため整形外科病院へ通院し，プレディニン6錠とプレドニン10mgを内服していた．平成11年秋頃より動悸，ふらつきが出現．9月に11.0g/dlであったHbが11月24日には4.7g/dlに低下していた．直ちに入院し胃カメラ，腹部エコーなどの精査を受けたが異常はみられず，便潜血も陰性であった．原因不明の貧血として週1回200mlのMAP血輸血を受けていた．平成12年2月肺炎を併発したため，貧血の精査を兼ねて当院を紹介された．
初診時症：身長155.3cm，体重39.9kg，体温37.2℃，血圧140/82mmHg，脈拍72/分・整，意識清明，栄養良，表在性リンパ節頸部・腋・鼠径部　触知せず，顔面　蒼白，眼瞼結膜　貧血（＋），眼球結膜黄染なし，心音・呼吸音　異常なし，腹部　平坦・軟，圧痛（−），腫瘤（−），手指のスワンネック変形（＋）
検査所見：
検尿：蛋白（−），糖（−），沈渣異常なし
検便：グアヤック（−），ヒトヘモグロビン（−）
赤沈：1時間値48mm，2時間値65mm
検血：RBC 278万/μl, Hb 7.6g/dl, Ht 24.5％, WBC 8,800/μl（Neu 81, Mo 3, Eo 2, Ba 0, Ly 14）, Plt 27.0万/μl, reticulocyte 0.5万/μl
生化学：GOT 34IU/l, GPT 43IU/l, ALP 349IU/l, LDH 199IU/l, γGTP 39IU/l, T.P. 7.2g/dl, Alb 4.2g/dl, T. Bil. 0.4mg/dl, BUN 19.0mg/dl, Cr 0.69mg/dl, UA 4.5mg/dl, Na 141mEq/l, K 4.0mEq/l, Cl 101mEq/l, FBS 110mg/dl, T. Chol 218mg/dl, TG 91mg/dl, HDL-Chol 62mg/dl
血清：CRP 0.8, Fe 210μg/dl, Ferritin 1609ng/dl, haptoglobin 138mg/dl, Vit B$_{12}$ 1,120pg/ml, 葉酸 3.4ng/ml, エリスロポエチン 4,500mU/ml, クームス試験　直接間接とも陰性，パルボウイルスB19抗体　IgG（＋），IgM（−），RF 460IU/ml
血清蛋白分画：T.P. 7.2g/dl, Alb 57.4, α1-Glb 4.2, α 2.9.7, β 9.3, γ 19.4％
Ham試験・砂糖水試験：陰性
止血検査：PT 10.8秒（78％），APTT 34.6秒，Fibrinogen 488mg/dl
骨髄検査：有核細胞数16万/μl，巨核球　60/μl, M/E比 23.5
骨髄像：図1を参照
胸部X線：CTR 51％，肺野　異常なし
胸部エコー：肝臓・胆嚢・膵臓・脾臓　異常なし
胸部CT：異常なし

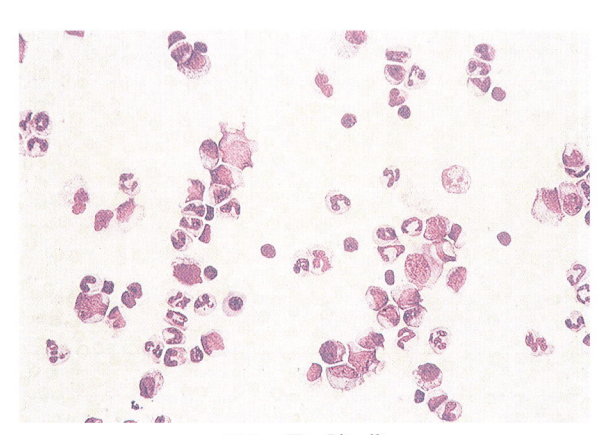

図1　骨髄像

設　問

問題1　本症の貧血の病態として考えにくいものを選択せよ．
(1) 慢性出血
(2) 溶血
(3) 赤血球産生の抑制
(4) 赤血球系造血幹細胞の異常
(5) 栄養素の不足

a (1), (2), (3)　　b (1), (2), (5)　　c (1), (4), (5)
d (2), (3), (4)　　e (3), (4), (5)

問題2　本症の原因となりうる疾患を選択せよ．
(1) 伝染性単核症
(2) 慢性骨髄性白血病
(3) 腎不全
(4) 顆粒リンパ球増多症
(5) 全身性エリテマトーデス

a (1), (2), (3)　　b (1), (2), (5)　　c (1), (4), (5)
d (2), (3), (4)　　e (3), (4), (5)

問題3　本症の治療として適切なものを選択せよ．
(1) エリスロポエチン
(2) 経口鉄剤
(3) 副腎皮質ステロイド
(4) シクロフォスファミド
(5) シクロスポリン

a (1), (2), (3)　　b (1), (2), (5)　　c (1), (4), (5)
d (2), (3), (4)　　e (3), (4), (5)

解　説　編

骨髄中の赤芽球の増加を伴わない貧血について

鑑別疾患のための重要ポイント

　一般に貧血が起こると，生体はこれを補うために赤血球造血を亢進させるため，骨髄では赤芽球の割合が増加する．貧血がありながら骨髄中に赤芽球がほとんどみられない場合，病態は造血幹細胞の減少に限られる．そのなかでも，白血球数や巨核球数に異常がみられない場合には赤芽球癆と診断できる．ただ，赤芽球癆は一つの症候群であるため，どのような病態が存在するかを鑑別する必要がある．

　表1は赤芽球癆の分類を示している．まず，急性か慢性かを判断する．急性一過性赤芽球癆のうち頻度の高いaplastic crisisは，溶血性貧血患者がパルボウイルスB19に感染した場合に発症する特殊な病態である．このため，LDHの上昇やハプトグロビンの低下などの溶血の徴候がなければ否定できる．次に後天性のうちで二次性の赤芽球癆を順に否定する．まず検索すべき項目は胸腺腫の有無である．成人赤芽球癆患者の約15％に胸腺腫を合併すると言われている．胸部X線やCTで胸腺腫が疑われた場合，治療は胸腺腫の摘出が優先される．次に骨髄や末梢血の血液細胞形態を十分に観察する．顆粒リンパ球の割合が増えている場合には，顆粒リンパ球増多症に続発した赤芽球癆を疑う．一方，好中球の脱顆粒・核異常や微小巨核球が増加している場合には骨髄異形成症候群の存在が疑われる．これらは，通常の慢性赤芽球癆とは治療方法が異なるため，あらかじめ鑑別することが重要である．さらに，先行するウイルス感染や自己免疫疾患の有無を，病歴の聴取やウイルス抗体価の動きによって判断する．これらの他に内服していた薬物の影響が否定されれば特発性赤芽球癆と診断できる．

表1　赤芽球癆の分類

1. 急性一過性赤芽球癆
    1) 溶血性貧血のaplastic crisis
    2) 薬物起因性
    3) ウイルス感染（肝炎・EBウイルスなど）

2. 慢性赤芽球癆
    1) 先天性赤芽球癆
       Diamond-Blackfan症候群
    2) 後天性赤芽球癆
       a. 特発性
       b. 薬物または化学薬品によるもの
       c. 胸腺腫を伴うもの
       d. SLE, RAなどの自己免疫疾患に伴うもの
       e. 悪性リンパ腫, CLL, LGL白血病などのリンパ増殖性疾患に伴うもの

赤芽球癆（pure red cell aplasia）について

1．疾患概念
赤芽球癆は高度の正球性正色素性貧血と，末梢血の網赤血球および骨髄赤芽球が著減ないし消失する疾患である．白血球数と血小板数に異常を認めないことが特徴である．

2．病因
先天性の例はDiamond-Blackfan貧血と呼ばれ，乳幼児に発症する．多くは散発例であるが，10〜25％は常染色体優勢または劣性の遺伝性である．種々の奇形を合併することが多い．遺伝性のDiamond-Blackfan貧血の1/4では，19番染色体長腕に位置するリボゾーム蛋白S19遺伝子に高頻度に変異が検出される．しかし，この遺伝子異常と赤芽球癆の発症メカニズムとの関係は不明である．

急性型一過性赤芽球癆のうち，溶血性貧血のaplastic crisisは，伝染性紅斑（りんご病）を起こすヒトパルボウイルスB19が赤血球系造血前駆細胞に感染することによって起こる．正常人では，このウイルスが感染し赤血球産生が一時的に停止しても，すでに作られていた赤血球の寿命が長いため貧血は起こらない．しかし，赤血球寿命が短い溶血性貧血患者では貧血が急速に進行し，患者は高度の貧血症状を呈する．通常は一過性であるが，ヒトパルボウイルスB19に対する中和抗体（IgG）を産生できない免疫不全患者では感染が持続し，慢性赤芽球癆の病像を呈することがある．

薬剤性の原因としては抗てんかん薬，抗生物質，抗炎症薬，降圧剤などさまざまなものが報告されている（表2）．

成人の慢性赤芽球癆では，全体の約15％に胸腺腫がみられることや，免疫抑制療法が多くの例で奏効することから，免疫学的機序による赤血球造血の抑制が発症のメカニズムと考えられている．その抑制機序として，赤血球系造血前駆細胞，エリスロポエチン，またはエリスロポエチンのレセプターに対する抗体や，赤血球系造血前駆細胞に対する抑制性Tリンパ球の存在などが示されている．また，T細胞型の顆粒リンパ球増多症（granular lymphocyte proliferative disorder；GLPD）が赤芽球癆をよく合併することから，顆粒リンパ球が特発性赤芽球癆の病態にも関与している可能性がある．

3．症候
顔色不良・息切れ・動悸などの貧血症状を認める．後天性赤芽球癆ではこれら以外に特徴的な症状はないが，Diamond-Blackfan貧血では骨格異常や肝脾腫を認めることがある．

4．検査成績
末梢血液検査では高度の正球性正色素性ときに大球性の貧血と，網赤血球の著減がみられる．顆粒リンパ球が増加している場合には二次性が疑われる．骨髄穿刺では赤芽球が著減（5％以下）するか，あるいは消失している（図1）．骨髄細胞に異形成や染色体異常がみられる場合には，骨髄異形成症候群に続発する赤芽球癆が疑われる．胸腺腫の有無をみるためにCTスキャンを含めた精査を行う．胸腺腫患者のうち赤芽球癆を合併するものは約7％とされている．抗核抗体，抗DNA抗体，リウマチ因子，などが陽性の例がある．GLPDによる赤芽球癆では，末梢血リンパ球の表面マーカーの検索でCD56陽性細胞やCD57陽性細胞の増加がみられる．

5．診断
高度の正球性正色素性貧血にもかかわらず網赤血球がほとんど存在せず，他の血球に異常を認めない場合には本疾患が疑われる．骨髄穿刺を行えば診断は容易である．病歴を取る際に伝染性紅斑患者との接触の有無，薬剤服用歴，重症筋無力症の既往，などを聴取する．

表2 特に赤芽球系低形成をきたしうる薬剤（Erslevによる）

・アルドメット	・アザチオプリン	・ブロムスルファレン
・カルバマゼピン	・セファロチン	・クロラムフェニコール
・クロルプロマジン	・コトリモキサゾール	・D-ペニシラミン
・ジフェニルヒダントイン	・フェノプロフェン	・ガンマベンゼン・ヘキサクロライド
・金	・インドメタシン	・イソニアジド
・マロプリム	・メラゾラマイド	・ペントクロロフェノール
・プロカインアミド	・サルファサラジン	・チアンフェニコール
・バルプロ酸		

6. 治　　療

Diamond-Blackfan貧血に対しては副腎皮質ステロイドが75％の例に奏効する．慢性赤芽球癆のうち胸腺腫を認める例では摘出術により約半数で改善がみられる．胸腺腫のない例に対してはシクロスポリンの単独またはプレドニゾロン（40〜60mg/日）との併用療法を行う．7〜8割で寛解が得られるが，一部の例ではシクロスポリンの維持投与が必要である．無効例に対しては，シクロフォスファミド，メソトレキセート，抗胸腺細胞グロブリンなどの免疫抑制薬を試みる．顆粒リンパ球増多症に伴う赤芽球癆ではシクロフォスファミドがとくに有効である．多くの例は治療に反応して速やかに改善するので，強い貧血がある場合でも輸血を急ぐ必要はない．輸血依存例に対しては鉄キレート剤のデフェロキサミンの皮下投与または静脈内持続投与を行う．

7. 予　　後

Diamond-Blackfan貧血のうち，副腎皮質ステロイドに反応する例の予後は良い．急性型赤芽球癆の予後は一般に良好である．慢性特発性赤芽球癆でも免疫抑制薬に反応する例では予後は良い．ただし，治療に反応しない一部の例は頻回の赤血球輸血のためヘモジデローシスを来し，糖尿病，心不全，肝障害のため死亡する．背景に骨髄異形成症候群や顆粒リンパ球増多症がある場合には長期予後は不良である．

● 問題の解説および解答

本症例は，消化管をはじめとしてさまざまな検査が行われているにもかかわらず明らかな出血源がなく，検査所見に溶血を示唆する異常がない．さらに，骨髄中に赤芽球がほとんど見られないことから慢性出血や溶血は否定できる．赤血球造血に必要な栄養素の不足もみられない．したがって，残る病態として考えられるのは赤血球造血の抑制と赤血球造血前駆細胞自身の異常である．

二次性の赤芽球癆の原因として，ウイルス感染，自己免疫疾患，リンパ増殖疾患などがある．骨髄増殖疾患が赤芽球癆を続発することはない．腎不全では貧血は起こるが，赤芽球癆のように赤血球造血が高度に低下することはない．本例は慢性関節リウマチに続発した二次性の赤芽球癆と考えられる．ただし，慢性関節リウマチの罹病期間が長いので，特発性赤芽球癆が合併した可能性もある．

治療は免疫抑制薬が中心である．

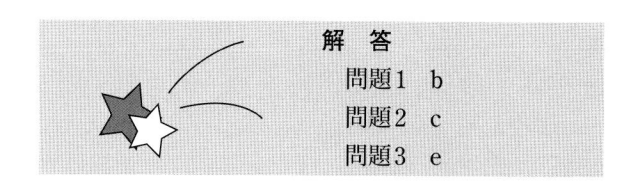

解　答
問題1　b
問題2　c
問題3　e

● レベルアップをめざす方へ

専門医でなくてもどれだけ診断できるか？

貧血患者を診た際に，通常の血球数とともに必ず調べる必要があるのが網赤血球数である．貧血がありながら網赤血球がほんとど存在せず，白血球や血小板に異常がみられなければ，骨髄穿刺をしなくてもそれだけで赤芽球癆と診断できる．本例は，網赤血球数が調べられていなかったために不必要な消化管検索や大量の輸血を受けなければならなかった不幸な例と言える．

稀な疾患であっても重要なのは何故か？

赤芽球癆は，血液内科専門医でもあっても数年に1度診るか診ないかという稀な疾患である．それにも関わらず，その存在や病態を理解しておくことが重要なのは，血液疾患のなかでも特に治りやすい疾患であるためである．なかでもシクロスポリンは単剤で特発性赤芽球癆患者の7〜8割に奏効する．本例も，外来でのシクロスポリン療法開始後2週間で網赤血球が著増し，速やかに輸血が不要となった．したがって，高度の貧血を呈する血液疾患のなかに赤芽球癆という治りやすい病気があることを知っておくことが重要である．

[中　尾　真　二]

疾患 8 補体の功罪

問題編

症例呈示

症例：S.O. 43歳 男性
主訴：褐色尿
家族歴：特記事項なし
既往歴：特記事項なし
現病歴：それまで健診で異常を指摘されたことがなかったが，1995年1月，会社の健診で貧血を指摘された．近医を受診し，汎血球減少とLDHの軽度増加を指摘されたが，自覚症状に乏しく放置していた．10月はじめに感冒様症状があり，10月14日朝，褐色尿（コカコーラ様）に気づいたが，排尿時痛，頻尿，腰背部痛などはなかった．褐色尿は夕方には薄くなったが翌日以降も持続し，軽い労作時の動悸などの貧血症状も出現したため，10月20日当科を受診．
初診時現症：身長168cm，体重68kg，体温36.8℃，血圧138/72mmHg，脈拍72/分・整，意識清明，栄養良，表在リンパ節 頸部・腋・鼠径部 触知せず，眼瞼結膜 軽度貧血，眼球結膜 黄染なし，心音・呼吸音異常なし，腹部 平坦・軟，圧痛（−），腫瘤（−），肝臓・脾臓・腎臓 触知せず，四肢 浮腫（−），神経学的所見 異常なし．
検査所見：
検尿：蛋白（＋），糖（−），ウロビリノーゲン（＋），潜血（2＋），沈渣 R 0-0-1, W 1-0-1, 上皮（＋），顆粒円柱（＋），細菌（−）
検便：便ヘモグロビン（−）
検血：RBC 284万/μl, Hb 8.8g/dl, Ht 27.7%, WBC 2,640/μl (St 1, Seg 40, Eo 2, Ba 0, Mo 9, Ly 48), Plt 8.7万/μl, Ret 8.5%
NAP 陽性率38％，指数86
骨髄：有核細胞12万/μl M/E比0.4，芽球の増加や異型性を認めず
生化学：GOT 41 IU/l, GPT 29 IU/l, LDH 2,640 IU/l, ALP 104 IU/l, LAP 30 IU/l, γGTP 19 IU/l, TP 6.8/dl, Alb 4.3 g/dl, T.B. 1.7mg/dl, D.B. 0.6mg/dl, I.B. 1.1mg/dl, BUN 17mg/dl, Cr 0.8mg/dl, UA 5.0mg/dl, Na 140mEq/l, K 4.5 mEq/l, Cl 103 mEq/dl, FBS 89mg/dl, T.chol 239mg/dl, TG 196mg/dl
血清：CRP（−），Fe 61μg/dl, TIBC 358μg/dl, ハプトグロビン 感度以下，クームス試験 直接，間接ともに陰性，寒冷凝集反応 32倍
胸部X線：CTR 50％ 肺野 異常なし
腹部エコー：異常所見を認めず

設問

問題1 本症の診断に有用な検査項目を選択せよ．
(1) 砂糖水試験（Sugar water test）
(2) 染色体検査
(3) 赤血球抵抗試験
(4) DAF, CD59（フローサイトメトリー）
(5) Ham 試験
a (1), (2), (4)　　b (1), (3), (4)　　c (1), (4), (5)
d (2), (3), (4)　　e (3), (4), (5)

問題2 本症に多い合併症を選択せよ．
(1) 骨髄不全
(2) ニューロパチー
(3) 鉄欠乏性貧血
(4) Budd-Chiari症候群
(5) 腎結石
a (1), (2), (4)　　b (1), (3), (4)　　c (1), (4), (5)

d (2), (3), (4)　　e (3), (4), (5)

問題3　以下の記載のうち，正しいものを選択せよ．
(1) 輸血を必要とする場合，洗浄赤血球を用いる．
(2) 摘脾が有効である．
(3) 造血不全（低形成性骨髄）を伴う例では蛋白同化ホルモンや免疫抑制療法投与が試みられる．
(4) 再生不良性貧血は，その経過中にしばしば本疾患を合併する．
(5) 一部の例は病因に薬物アレルギーが関与する．

a (1), (2), (4)　　b (1), (3), (4)　　c (1), (4), (5)
d (2), (3), (4)　　e (3), (4), (5)

解説編

補体の功罪について

　補体は多くの血清蛋白からなり，細菌などの異物が侵入すると，異物の表面，あるいは異物に結合した抗体により，図1に示すように，古典経路や第2経路を介して活性化される．抗体が異物に結合すると，抗原抗体複合体中のFc部分が補体（古典経路）を活性化し，初期反応の結果，C3転換酵素が形成される．この酵素の働きによりC3分子が分解され，大量のC3bが細菌の表面に結合し，補体受容体を持つ貪食細胞による貪食や殺菌を促進される（オプソニン化）とともに，第2経路の活性化も誘導される．後期反応の最終産物である膜傷害複合体は細菌膜に穴をあけてこれを破壊する．

　補体の活性化は異物の表面で起こるが，補体自体には自己と非自己を区別する機構はないので，このままでは周囲に存在する自己の細胞も傷害されることになる．異物の侵入がなくても補体は第2経路を介して少しずつ活性化されている．これらの活性化された補体成分による傷害を防ぐために，生体には一連の補体制御蛋白が存在し，その一部は細胞表面に発現している．この補体制御蛋白の欠損（あるいは細胞表面への発現の異常）が起きると，下記のように自己の細胞も補体による傷害を被ることになる．

発作性夜間血色素尿症（Paroxysmal Nocturnal Hemoglobinuria ; PNH）について

1．疾患概念と病因

　PNHでは，赤血球表面にあるDAF（CD55）やCD59といった補体制御蛋白が消失あるいは減少しており，その結果，赤血球の補体感受性が高くなり，血管内溶血をきたす．溶血によって遊離した血色素（Hb）は尿中に排出され，血色素尿症が生じる．DAFとCD59はいずれもGlycosylphosphatidylinositol（GPI）アンカーと呼ばれる共通の構造（糖脂質）を介して細胞膜に結合しており，PNH血球では蛋白質自体には異常はないが，GPIアンカーの欠損によりDAFやCD59の細胞表面への発現が障害されている．このGPIアンカー欠損は，PIG-A遺伝子（その遺伝子産物

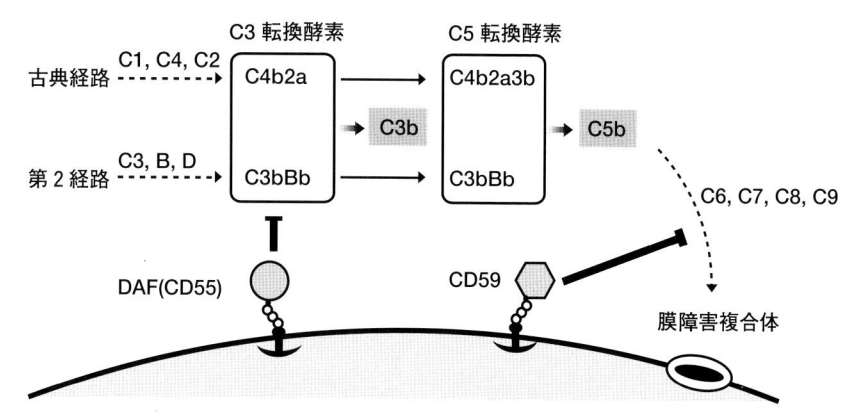

図1　補体活性化経路と補体制御蛋白
補体制御蛋白のうちDAFとCD59はGPIアンカーを介してすべての血液細胞表面に発現し，とくに赤血球ではこれらの欠損により補体感受性が亢進し，溶血をきたす．

はGPIアンカーの生合成に必須である）の異常によって起こることが明らかにされた．以上，PNHにおける溶血の機序をまとめると，1) PIG-A遺伝子に変異が生じ，2) GPIアンカー合成が障害され，3) 補体制御蛋白DAF，CD59の細胞表面への発現が消失あるいは減少し，4) 赤血球の補体感受性が亢進し，溶血をきたす（図1）．

PNH患者では，造血幹細胞にPIG-A遺伝子の突然変異が起きている．この異常幹細胞に由来する血球はすべて同じPIG-A変異を示し（PNHクローン），赤血球だけでなく，好中球，単球や血小板にもDAFとCD59の発現異常（欠損）が検出される．骨髄，末梢血における異常細胞の割合は患者によってさまざまで，また，完全欠損を示す例と部分欠損例が見られる．後で示すように，なかには完全欠損血球（III型）と部分欠損血球（II型）の両者が検出される例もあり，この場合，2個（あるいはそれ以上）のPNHクローンが存在すると考えられる．実際，PNH患者の一部で複数（少数）のPNHクローンの存在が証明されており，多くの場合は，1個の大きなクローンと小クローンからなる．

2. 症　　状
典型的な場合，溶血は夜間に起こり，患者は翌朝褐色尿に気づく（夕方にかけ薄くなる）．このパターンはPNHに特徴的であるが，血色素尿症を伴わない例も少なくない．ほとんどの患者は貧血を有するが，その程度はさまざまで，また，発作時以外にも軽度の黄疸を見ることがある．患者の多くは貧血以外に白血球減少や血小板減少を伴い，その程度に応じて感染症や出血傾向を示す．白血球や血小板の寿命の短縮は見られないので，白血球減少や血小板減少は骨髄機能不全によるとされ，後述のように，PNHは再生不良性貧血との密接な関連が指摘されている．その他，血栓症（とくに静脈血栓）の合併が報告されている．欧米に比べて日本ではその頻度は低いが，起こった場合，しばしば致死的である．

3. 検　　査
溶血発作時には尿Hbが陽性となるが，発作時以外にもヘモジデリン尿が検出される．別項に記載されている溶血性貧血の所見，すなわち，貧血，網赤血球の増加，骨髄赤芽球の増加（M/E比の低下），間接ビリルビンの上昇，LDH上昇，ハプトグロビンの低下などを認める．また，PNHではしばしば好中球アルカリホスファターゼ（NAP）活性の低下がみられるが，これはNAPがGPIアンカー型蛋白であるためである．造血不全を伴った例では白血球減少や血小板減少を示す一方，上記の溶血所見があまり目立たないこともあ

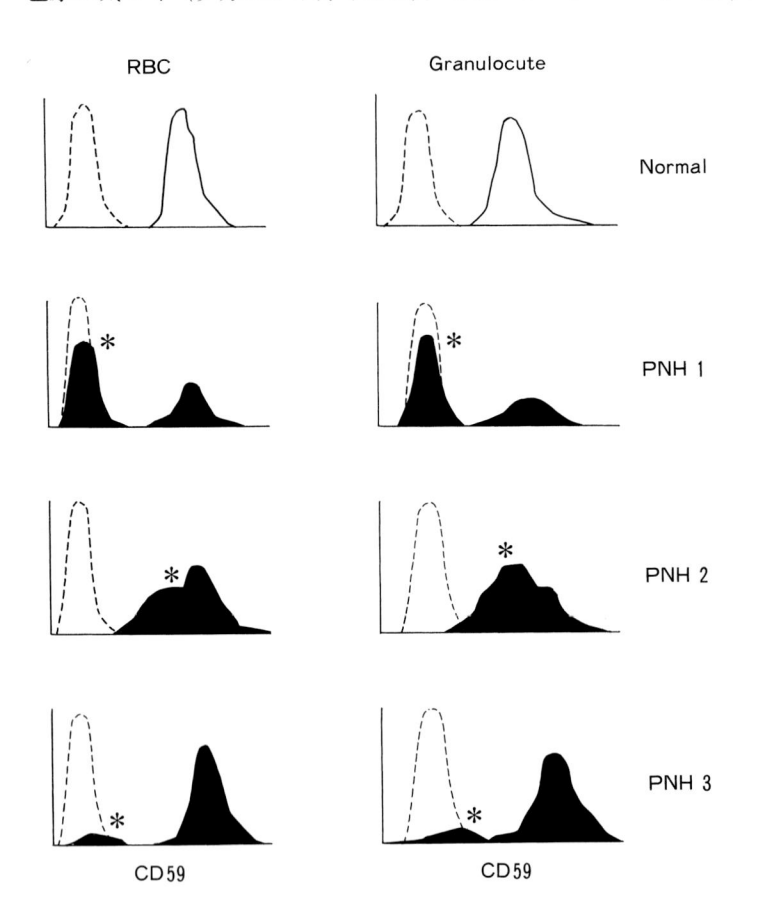

図2 血液細胞表面CD59の発現（フローサイトメトリー）

PNH患者では，CD59欠損血球と欠損のない血球が混在し，症例1の異常血球は完全欠損，症例2では部分欠損を示す．症例3は汎血球減少を示し，溶血所見は明らかでなかったが，CD59の発現を見たところ，異常血球（小分画）が検出された．DAF（CD55）も同様な所見を示した．

破線はコントロール，実線は健常人を示し，患者のパターンを黒塗りで示した．
＊異常ピーク

る．

4．診　　断

　PNHの診断には従来からHam testと砂糖水試験（sugar-water test）が行われてきた．後者は簡便であるがHam testに比べて特異性がやや低い．最近ではPNHクローンの検出に特異性，感度とも優れたフローサイトメトリー（細胞表面DAFやCD59の発現を蛍光抗体法によって検出する）が用いられるようになってきた（図2）．また，再生不良性貧血や骨髄異形成症候群といった造血幹細胞疾患ではその経過中にしばしばPNHを合併するので，これらの疾患では溶血性貧血の所見が明らかでなくてもPNHクローンの有無を確かめるために上記の検査が行われることが多い．稀に白血病の発症も報告されている．

5．治　　療

　溶血発作時には，感染を合併した例では感染症の治療を行い，感染症の合併がなく，発作の続く例ではプレドニゾロン投与が試みられる．プレドニゾロンは多くの場合，速やかに溶血を抑えるが，中止すると再増悪することがある．貧血に対して輸血が必要な場合，洗浄赤血球を輸血する．また，溶血発作時にはHbによる腎尿細管障害をきたし，発作が強い場合は腎不全を起こすこともあるので，水分補給とハプトグロビン投与が行われる．造血不全に対しては，従来から蛋白同化ホルモンや副腎皮質ホルモンが投与されてきた．最近では再生不良性貧血と同様の免疫抑制療法も試みられている．

　血栓症を合併したPNH患者に対する処置は他の血栓症の患者と変わりなく，血栓溶解療法（ウロキナーゼなど）と再発防止（ヘパリン，ワーファリンなど）が行われる．稀にヘパリン投与後に溶血の増悪が報告されている．

　根治療法は骨髄移植であるが，PNHは一般に予後良好な疾患であるため，生命予後に関わる重症骨髄不全や血栓症を合併する例について，主として血縁者間移植（一卵性双生児を含む）が行われている．

6．予　　後

　PNHの予後は個々の患者でかなり異なっている．欧米患者における生存期間は10～15年とされ，造血不全が軽度で血栓症の合併もない患者の予後はよい．長期生存例の一部には自然寛解も見られる．血栓症の合併はしばしば致死的であるが，日本人患者におけるその頻度は欧米例より低く，日本人患者の予後は欧米人より良いと思われるが，両者に有意な差があるかどうかについて日米PNH患者の比較検討が進行中である．

問題の解説および解答

　検査所見から後天性溶血性貧血でHb尿（血管内溶血）を伴っていることが分かる．血管内溶血は自己免疫性溶血性貧血，とくに発作性寒冷血色素尿症や，機械的原因による溶血でも見られることがあり，また，G6PD欠乏症患者では感染や化学物質によりこれが誘発されることがある．本例は特徴的な溶血発作のパターンを示し，また汎血球減少を伴っていることからPNHが考えられる．従来，その診断は砂糖水試験，Ham試験により行われてきたが，最近ではDAF（CD55），CD59の発現異常をみるフローサイトメトリーによる検査が普及してきた．ちなみに，PNHでは染色体異常はほとんど検出されていない．

　患者の多くは造血不全を伴い，その程度に応じて出血傾向や感染症の合併が見られ，また，感染を起こすとしばしば溶血発作が誘発される．血栓症は脳静脈あるいは腹腔内静脈（とくに肝静脈）によく見られ，後者の場合，腹痛発作やBudd-Chiari症候群をきたす．

　PNHでは，Hbが尿中に失われるため鉄欠乏状態をきたしやすく，これに対して鉄剤の投与が行われるが，溶血発作を誘発または増悪させることがあるので，少量投与あるいはステロイドとの併用が工夫されている．

　輸血を必要とする場合，赤血球と一緒に補体が入ると溶血発作を誘発あるいは増悪させるので洗浄赤血球を用いる．PNHの多くは造血不全を伴い，治療を要する場合，再生不良性貧血に準じた治療が試みられる．また，再生不良性貧血や骨髄異形成症候群ではその経過中にしばしばPNHを合併し，病因を含め，これらの関係が注目されている．

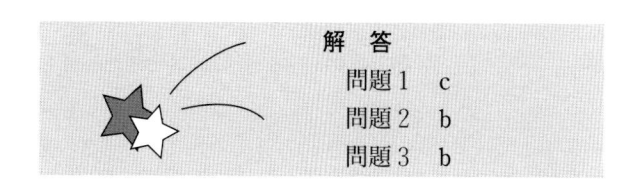

解　答
問題1　c
問題2　b
問題3　b

レベルアップをめざす方へ：PIG-A遺伝子とPNH

表1　GPIアンカー生合成にかかわる遺伝子群

遺伝子	染色体上の位置
PIG-A	Xp22.1
PIG-C	1q23-25
PIG-H	14q11-q24
PIG-P	21q22.2
GPI1	16p13.3
PIG-L	17p12
DPM1	20q13
DPM2	9q33
DPM3	1q12-21
SL15	17p13.1-p12
PIG-M	1q22
PIG-N	18q21
PIG-B	15q21-22
PIG-F	2p16-21
PIG-O	9p13
GPI8	1p31
GAA1	8q24.3
PIG-S	17
PIG-T	20q12-q13,12

PIG-A遺伝子の遺伝子産物（PIG-A蛋白）はGPIアンカー合成経路の最初のステップで機能するが，このステップにはPIG-A以外に少なくとも4個の遺伝子（PIG-C,PIG-H,PIG-P,GPI1）も関わっている．GPIアンカー生合成に関与する多数の遺伝子中，PIG-AだけがX染色体上に位置し，これ以外の遺伝子で局在の明らかとなった遺伝子はすべて常染色体上に位置している．

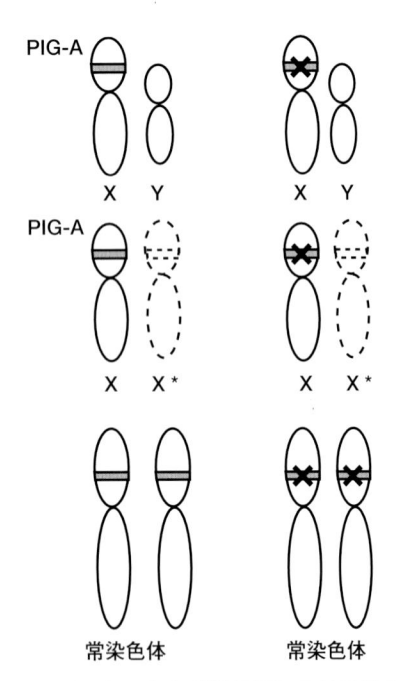

図3　GPIアンカー生合成遺伝子における突然変異とGPIアンカー欠損

PIG-A遺伝子はX染色体上に，他のGPIアンカー生合成にかかわる遺伝子は常染色体上に存在する．女性の場合，X染色体の片方は不活性化されている（本文参照）．

1．GPIアンカー生合成経路は10あまりのステップからなり，PIG-A以外にも多くの遺伝子が関与する（表1）．しかしながら，これまでPNH患者ではPIG-A遺伝子の異常しか見つかっていないのはなぜだろうか？

これは表1に示すようにGPIアンカー生合成に関わる遺伝子のなかでPIG-AだけがX染色体上に存在し，他は常染色体上にあるためと考えられている．常染色体上にある遺伝子の場合，通常，両方のアレルに活性があるので，1個の細胞に二つの突然変異が重なってはじめてGPIアンカーの合成に異常が起きるが，その確率は著しく低い．これに対し，X染色体上のPIG-A遺伝子の場合，男性ではX染色体は1本であり，また，女性は2本有するが片方が不活性化されているので，いずれも1個の突然変異（1 hit）でGPIアンカー合成異常が起こる（図3）．

2．上記のように，実際上，すべてのPNH患者ではPIG-Aの異常が検出される．では，PIG-Aに突然変異が起きればPNHが発症するか？

1個（あるいは少数）の造血幹細胞にPIG-A遺伝子変異が起きても，このPNHクローンが拡大しなければ（異常幹細胞に由来する血球がある程度増えなければ）溶血は起こらない．では，PIG-A変異を有する造血幹細胞は，変異のない造血幹細胞よりも強い増殖を示すであろうか？　PNHモデルマウス（GPI欠損キメラマウス）における観察をはじめとする種々の検討の結果，PIG-Aの異常だけではPNHクローンの増殖は起こらず，PNHの発症には至らないと結論された．したがって，その発症にはPIG-Aの以外にさらに別の異常が加わる必要があり，次のような可能性が考えられている．PNHは溶血以外に骨髄不全を伴い，あるいは再生不良性貧血の経過中にしばしばPNHを発症することが知られている．骨髄不全は何らかの病的因子が血液細胞あるいはその環境を障害することによって生じると考えられるが，第1の可能性は，PNHクローンはGPIアンカー型蛋白を欠損するためにかえってこの病的因子に抵抗性を示し，他の血液細胞に対して相対的な増殖優位性を示すというもので，例えば，GPIアンカー型蛋白を標的とした自己免疫異常などが考えられる．もう一つは，PIG-A以外に別の遺伝子異常が加わってPNHが発症するという可能性である．これらPNHの発症機序については現在，精力的な研究が行われている．

[待井　隆志]

疾患 9 移植 or 化学療法

問題編

症例呈示

症例：48歳　男性．一流商社の課長
主訴：易疲労感
家族歴：特記事項なし
既往歴：特記事項なし
嗜好品：タバコ　30本/日　30年間
現病歴：2月ほど前よりゴルフの後などに疲れやすくなった．2～3日前より感冒様症状と微熱あり，咽頭痛もあったので会社の診療所を受診した．眼球結膜が貧血状であり，血液検査で，白血球増加，貧血，血小板減少が発見されて，当科に紹介入院となった．
初診時現症：身長174cm，体重68kg，体温37.4℃，血圧138/86，脈拍/分・整，意識清明，栄養良，表在性リンパ節　頸部・腋下・鼠径部　触知せず，眼瞼結膜　貧血状，眼球結膜　黄染なし，心音・呼吸音　異常なし，腹部　平坦・軟，肝脾腫触知せず　圧痛なし，出血斑　なし，神経学的所見　異常なし．
検査所見：
検尿：蛋白（−），糖（−）
検便：グアヤック（−），ヒトヘモグロビン（−）
赤沈：1時間値35mm
血算：RBC 250万/μl，Hb 7.5 g/dl，Ht 24.7%，WBC 13,000/μl（Mbl 78, Pro 2, My 2, St 1, Seg 9, Mo 1, Ly 7%），Plt 5.7万/μl
生化学：GOT 31 IU/l，GPT 38 IU/l，ALP 195 IU/l，LDH 690 IU/l，LAP 25 IU/l，T. P. 6.7g/dl，Alb 3.4g/dl，T. B. 1.13mg/dl，D. B. 0.96mg/dl，BUN 7.3mg/dl，Cr 1.0mg/dl，UA 8.6 mg/dl，Na 143mEq/l，K 4.6 mEq/l，Cl 99mEq/l，FBS 96mg/dl，T. Chol 156mg/dl
血清：CRP 3.2mg/dl
止血検査：PT 92%，APTT 32秒，Fibrinogen 440mg/dl
骨髄検査：有核細胞数 65万/μl，巨核数 0/μl，M/E 比9.5，芽球90%，芽球の80%はペルオキシダーゼ反応陽性，アウエル小体あり，染色体 t(8;21)
胸部X線：CTP 52%，肺野異常なし
胸部エコー：肝臓やや腫大，胆嚢・膵臓・腎臓異常なし，腹水（−），脾臓度軽度腫大（8 cm × 6 cm）

入院時検査所見より急性骨髄性白血病と診断した．JALSG プロトコールに登録後，寛解導入療法を施行し32日後に完全寛解となった．プロトコールに従い地固め療法第一コースを有害事象なく終了．HLA 検査にて52歳の姉と適合していることが判明した．AB 型はマイナーミスマッチ．

設問

問題1　本症の診断と病型分類に有用な検査項目を選択せよ．
(1) 骨髄での芽球比率
(2) アウエル小体陽性
(3) 芽球のペルオキシダーゼ反応陽性
(4) 白血球増加
(5) LDH 値上昇

a (1), (2), (3)　　b (1), (2), (5)　　c (1), (4), (5)
d (2), (3), (4)　　e (3), (4), (5)

問題2　この患者の寛解導入療法のときに使用されたと思われる抗白血病薬を選択せよ．
(1) プレドニソロン
(2) レチノイン酸

(3) イダルビシン
(4) シタラビン
(5) ビンクリスチン
a (1), (2)　b (1), (5)　c (2), (3)　d (3), (4)　e (4), (5)

問題3　この患者の今後の治療方針や予後に関する現在のエビデンスを選択せよ.

(1) t (8；21) 急性骨髄性白血病は化学療法のみでも予後は比較的良好である.
(2) 染色体異常のない急性白血病の予後は,異常のある急性白血病の予後より良好である.
(3) 血縁ドナーがいることより造血幹細胞移植療法を選択するのが良い.
(4) 年齢を考慮して化学療法を選択し再発したら造血幹細胞移植療法を行うのが良い.
(5) 第一コースの寛解導入療法で完全寛解となる急性骨髄性白血病の予後は比較的良好である.

a (1), (2), (3)　b (1), (2), (5)　c (1), (4), (5)
d (2), (3), (4)　e (3), (4), (5)

解　説　編

● 急性骨髄性白血病の治療の選択について

1．治療の原則

急性骨髄性白血病（AML）は近年の化学療法や造血幹細胞移植療法の進歩により治癒可能な疾患となり,より高率の治癒を目指した治療の改良が続けられている.治癒を得るためには,できる限り強力な治療が良いことをこれまでの白血病治療の歴史が教えてきたが,急性前骨髄球性白血病において驚異的に高い寛解率と治癒率の得られるレチノイン酸による分化誘導療法は,必ずしも強力療法のみが治癒を得るための治療手段ではないことも教えている.

この患者に対する治療の選択に当たっては以下のようなエビデンスを参考にする.わが国でのデータのあるものはわが国のエビデンスを,わが国には信頼すべきデータのないものは欧米のエビデンスを以下に示す.

(1) 成人AML（M3を除く）の寛解導入療法において,シタラビン（Ara-C）の24時間持続点滴はエノシタビン（BHAC）の3時間点滴投与より優れている.
(2) イダルビシンはダウノルビシンよりも急性骨髄性白血病に対する寛解導入効果が優れている.
(3) エトポシドの追加は,単球系白血病の完全寛解率を向上させない.
(4) 成人AMLの地固め療法において,Ara-Cの大量療法は,普通量ないしは中等量療法よりも予後を改善する.
(5) 成人AMLの寛解導入療法においAra-Cの大量療法は,普通量と比較し完全寛解率は上げないものの予後を改善するが,有害事象も多発するので注意を要する.
(6) 成人AMLにおいて,第一寛解期の同胞ドナー同種骨髄移植療法は,無病生存期間でみるとAra-C大量療法よりやや優れているが,再発後の再寛解導入率の違いにより,全生存期間でみると逆にAra-C大量療法が良い.
(7) 成人AMLにおいて,第一寛解期の強力地固め療法後の自家骨髄移植療法の無病生存は,無治療観察群より優れているが,再全生存率でみると差はなくなる.
(8) 成人AMLにおいて,維持・強化療法を施行すれば予後は改善するが,Ara-C大量療法などの強力な地固め療法を行えば必要ないかもしれない.
(9) 成人AMLにおいて,維持・強化療法終了後に使用されるウベニメックスには抗白血病効果はみられない.
(10) 全トランス型レチノイン酸による急性前骨髄球性白血病の分化誘導療法は高い完全寛解率をもたらし,予後も改善し,小児急性リンパ性白血病に匹敵する治癒成績が得られる.合併症の少ないことより医療費も削減される.

2．この時点で造血幹細胞移植（SCT）選択すべきか化学療法を選択すべきか

1）造血幹細胞移植を選択すべきという考え

t (8；21) AMLに化学療法を施行すれば,JALSGの成績では,寛解後の長期生存率は40％前後である.一方,48歳とやや年齢が高いが日本造血幹細胞移植学会の登録成績によれば,この年齢層でも同胞ドナーのSCTにより,第一寛解期のAMLでは長期生存率は55％前後である.また,JALSGのプロトコールでは地固め療法を後2回,維持・強化療法を6回施行しな

ければならないので，今後最低1年2ヵ月は治療しなければならない．移植なら早ければ8ヵ月で職場復帰ができる．これらのデータを患者に見せて，インフォームド・コンセントが得られれば，移植を行うべきである．

2）まず化学療法を優先すべきという考え

この患者のような第一寛解期におけるSCTか化学療法を選択すべきかどうかの無作為比較研究は日本では一度も行われていないので，日本の患者におけるどちらが良いかのエビデンスはない．確かに日本造血幹細胞移植登録の成績は欧米の成績より10％程度は良いが，登録バイアスの可能性は否定できない．その点，JALSGは前方向研究の成績であるのでバイアスは少なく信頼できるデータである．

SCTは年齢が高くなればなるほどgraft-versus-host-disease（GVHD）の頻度と重症度が高くなり，したがって移植に伴う合併症も多い．48歳と年齢も高く長期的なものも含め，治療関連死は30％程度になると予測される．化学療法なら5％程度である．最近報告された米国のインターグループのintention-to-treat解析の成績では，むしろ生存率は化学療法群のほうが良い．t（8；21）の化学療法の成績は比較的良好であるとされているので，バイアスについてもよく説明し，今は化学療法を優先し地固め療法後に職場復帰させつつ，維持・強化療法を行う．再発後の化学療法の長期成績は良くないので，再発したら迷うことなくSCTを行う．

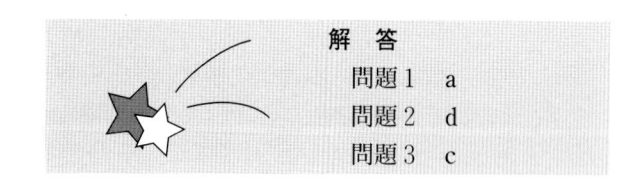

問題の解説および解答

白血球増加，貧血，血小板減少に加え，末梢血に芽球が多数出ており急性白血病であることが予想される．診断は骨髄所見により行うべきであり，通常使われるFAB分類では芽球が30％を急性白血病，芽球のペルオキシダーゼ陽性率3％以上を急性骨髄性白血病とする．アウエル小体があれば骨髄性白血病と診断してもよい．

急性前骨髄球性白血病にはレチノイン酸が選択されるが，それ以外の急性骨髄性白血病には，イダルビシンかダウノルビシンにシタラビンを併用する寛解導入療法を行う．この2剤にエトポシドや6メルカプトプリンを追加することもあるが，日本でのエビデンスはエトポシドの追加効果を認めていない．

t（8；21）陽性の急性骨髄性白血病は化学療法のみでも予後は比較的良好であり，これとinv（16）および急性前骨髄球性白血病のt（15；17）の染色体異常を有する急性白血病の予後は良好である．染色体異常のない急性白血病の予後はこれに次ぐ．第一コースの寛解導入療法で完全寛解となるような薬剤感受性の高い急性骨髄性白血病の予後は比較的良好である．その他の予後良好因子としては，年齢が若いこと，治療開始時の白血球数が少ないことがある．

解 答
問題1　a
問題2　d
問題3　c

レベルアップをめざす方へ

この患者において，移植を選択するか化学療法を選択するかについて，日本でのエビデンスはないことより答えは出せない．だから患者にデータを見せても患者も迷うだけであろう．インフォームすべきエビデンスがないのであるから，患者のコンセントは取れないのではないだろうか．

AMLの第一寛解期では，年齢が若ければSCTは適応になる．事実，小児グループの前方向研究では，SCTが優れているという報告がほとんどである．しかし，年齢が高くなればなるほど移植関連の有害事象は多くなり，48歳となるとかなりの有害事象を覚悟しなければならない．強力化学療法の場合も同様であり，小児では成績はよくなるが，成人では有害事象のために強力治療の成績は頭打ちとなっている．

上の米国のインターグループ・スタディはもちろんのことヨーロッパの多施設共同研究による成人AMLの第一寛解期の前方向研究においては，intention-to-treat解析を行うと，SCTは必ずしも優れていると言いがたい．さらに，SCT群の年齢中央値は20代後半から30代前半の所にあり，この患者のような40代後半の患者の予後は報告されている成績より悪いと見るべきであろう．化学療法においても年齢因子は同様であるが，JALSGの年齢中央値は48歳前後にあり，この患者の年齢に近い．

SCTを施行する前に再発したり，全身状態が悪い患者ではSCTが行われない．後者の場合は，不十分の化学療法が行われることが多い．したがって，SCTの施行の有無のみの比較では，後者のような患者はしばしば化学療法群に入れられているので，化学療法群にとっては不利なバイアスになる．そのため，同胞がいてSCTを目的としてHLAの検索をした患者のみを対象とし，HLAが適合するドナーがいる場合はSCTを施行する，いなければ施行しないと決めて，intention-to-treat解析で比較するのが，より客観的であり統計学的には正しいとされる．

　日本造血幹細胞移植学会の登録症例の成績は，施行できる状態にある患者の予後を示しているので，インフォームド・コンセントを取るときのデータとして十分信頼できるとの議論もある．しかし，SCTを施行できると判断されるほど良い状態にある患者の化学療法のデータが同時になければ比較はできない．

　予後は，医学面のみではなく社会経済的側面も関与している．少なくとも小児急性リンパ性白血病では，社会経済的地位の高い家庭の患者の予後は，そうでない患者に比べて良いことがいくつかのグループより報告されている．だから，例え遠隔地へ行ってでもSCTを受けようとする患者の予後は良くなる可能性は高い．

　これらのバイアスを除くには，あらかじめ登録している患者のうち，HLAを検査した患者のみで，ドナーのある・なしでの前方向の比較が必要であり，統計学的にはこれが正しいとされるのである．

　治療期間に関しては通常SCTのほうが短いので，同じ成績ならSCTが社会的適応になる．この患者は，働き盛りの商社の課長であるので，なるべく早い職場復帰を希望すると思われる．しかし，年齢が高くなるほど頻度と重症度が増すGVHDが，もしこの患者に発症するとしたら，当然社会復帰は遅れる．その点，化学療法ではSCTに比較して有害事象は少ないので，治療終了時期を予測できる．化学療法の場合も，地固め療法でAra-C大量療法が選択すれば，治療期間は短縮される．

　なお，日本では幸いなことに国民皆医療保険制度のために，経済的負担はほとんど変わらないので，あまり問題とならないが，医療費はSCTのほうが高くなる．

　この患者には同胞ドナーがいるわけであるから，もし再発したら，その時点でもSCTは行える．再発後の化学療法の予後は不良なので，GVHDなどの有害事象の可能性はあっても，迷うことなくSCTを行うべきである．GVHDと表裏一体をなすgraft-versus-leukemia effectが期待できるので，例えGVHDの頻度と重症度が増しても，白血病そのものに対しては両刃の剣となって抗白血病効果を示し，必ずしも不利にはならない．

　冒頭に述べたように，エビデンスがない以上正確な答えは出せない．しかし，もし私がこの患者であれば，先に化学療法を受け，再発したらSCTという順序を選択すると思う．

［大 野 竜 三］

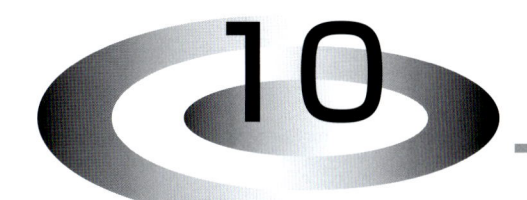

疾患 10 DIC必発，すぐ専門医へ！

問題編

● 症例呈示

症例：N.N. 49歳 男性
主訴：歯肉出血
家族歴：特記事項なし
既往歴：特記事項なし
嗜好品：喫煙歴なし，機会飲酒
現病歴：毎年の健診では血液異常を指摘されたことがなかった．平成12年2月下旬より，歯肉出血，四肢点状出血，紫斑，発熱，動悸，易疲労感を認めるようになった．近医を受診したところ汎血球減少を指摘され，精査加療目的にて同年3月3日当院を紹介された．
初診時現症：身長180cm，体重79kg，体温37.8℃，血圧142/88mmHg，脈拍92/分整，表在リンパ節触知せず，眼瞼結膜貧血あり，眼球結膜黄疸なし，口腔内歯肉出血あり，心音純，呼吸音異常なし，腹部平坦，軟，肝脾触知せず，下腿浮腫なし，四肢点状出血および紫斑を認める．

検査成績：末梢血 WBC 1,300/μl（Mbl 1％，Pro 38％，Meta 2％，St 3％，Seg 13％，Lym 43％），RBC 262万/μl，Hb 7.2g/dl，Plt 0.8万/μl 凝固系 APTT 42秒，PT 48％，Fib 120mg/dl，FDP 3,102ng/ml，D-ダイマー23.4μg/ml，SFMC（＋），AT-III 121％，プラスミノーゲン77％，TAT 17.8ng/ml，PIC 16.8μg/ml

骨髄塗抹標本を示す（図1）．

● 設問

問題1 本症の診断はFAB分類でどれか．
a．M1
b．M2
c．M3
d．M4
e．M5

問題2 本症についての記載で正しいものを選択せよ．
(1) 特異な染色体異常t（15；17）を90％以上の症例に認める．
(2) PML/RARα融合タンパクが認められる．
(3) 融合タンパクは高いチロシンキナーゼ活性を有する．
(4) 骨髄巨核球は増加している．
(5) 本症ではDICを合併している．

a (1), (2), (3)　　b (1), (2), (5)　　c (1), (4), (5)
d (2), (3), (4)　　e (3), (4), (5)

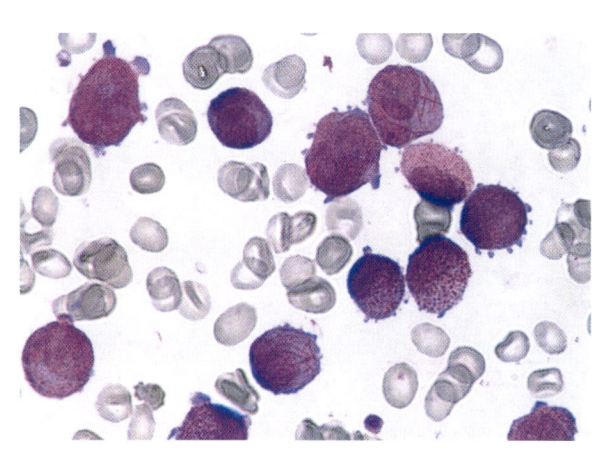

図1　骨髄塗沫標本

問題3 本症の治療について正しいものはどれか．
(1) ただちに化学療法を行う．

(2) オールトランス型レチノイン酸（ATRA）による分化誘導療法が第1選択である．
(3) ATRAの継続投与により耐性が生じやすい．
(4) ATRAによりDICの改善は容易である．
(5) 完全寛解導入後は造血幹細胞移植を予定する．

a (1), (2), (3)　　b (1), (2), (5)　　c (1), (4), (5)
d (2), (3), (4)　　e (3), (4), (5)

解説編

表1　汎血球減少症をきたす疾患

1. 骨髄造血能の低下	1) 骨髄低形成：再生不良性貧血 2) 骨髄組織の圧排・置換：骨髄線維症，癌の骨髄転移，大理石（骨）病 3) 造血器腫瘍：白血病，悪性リンパ腫，多発性骨髄腫
2. 無効造血	1) 造血幹細胞の異常：骨髄異形成症候群，鉄芽球性貧血 2) ビタミンB_{12}・葉酸の欠乏：巨赤芽球性貧血
3. 血球の崩壊亢進	1) 造血幹細胞の異常：発作性夜間血色素尿症 2) 免疫学的異常：SLE 3) 組織球増殖症：血球貪食症候群，悪性組織球症，Langerhans細胞組織球症（histiocytosis X）
4. 脾腫をきたす疾患	1) 脾機能亢進症：門脈圧亢進症 2) 腫瘍性疾患：悪性リンパ腫 3) 代謝性疾患：Gaucher病，Niemann-Pick病 4) 感染症：粟粒結核，マラリア，カラアザール 5) 原因不明：サルコイドーシス

汎血球減少症へのアプローチ

　末梢血検査で赤血球，白血球，血小板の3血球成分がすべて減少している状態を汎血球減少症pancytopeniaという．この汎血球減少症はさまざまな疾患でみられ，その発症メカニズムは骨髄における血球産生の低下，無効造血，末梢での血球破壊の亢進，脾腫による血球の体内分布の異常などが考えられる（表1）．本症のように血球減少に起因する臨床症状，すなわち白血球減少の結果による何らかの感染症のための発熱，貧血による動悸，易疲労感，血小板減少に伴う出血症状を呈する場合は速やかに確定診断を下さなければならない．

汎血球減少症の鑑別診断の進め方

　血球減少の程度は基礎疾患によってさまざまである．最も重要な点は白血球分画の評価であるが，幼若細胞を認めた場合は白血病をまず考えなくてはならない．未熟好中球と赤芽球が出現している場合（leuko-erythroblastosis）は白血病に加えて，骨髄線維症，癌の骨髄転移なども鑑別しなくてはならない．貧血は通常正球性正色素性貧血であることが多いが，大球性貧血を認めた場合は巨赤芽球性貧血や骨髄異形成症候群（MDS）の可能性を考える．

　同時に骨髄検査を可及的速やかに施行することが重要である．骨髄穿刺で吸引不能（dry tap）の場合は骨髄線維症か白血病細胞や癌細胞が骨髄に充満している場合が想定されるので必ず骨髄生検を行う．塗抹標本では骨髄細胞数，異常細胞の有無，血球形態などについて観察し診断する．異常細胞が出現している場合，各種組織化学，染色体検査，細胞表面マーカー，遺伝子検査などもオーダーする．骨髄がきわめて低形成で脂肪髄であれば再生不良性貧血の可能性が高いが，細胞密度の評価には複数の穿刺部位からの標本を観察するとともに骨髄生検が重要である．骨髄が正ないし過形成にもかかわらず汎血球減少を認める場合は無効造血や血球破壊の亢進を考える．

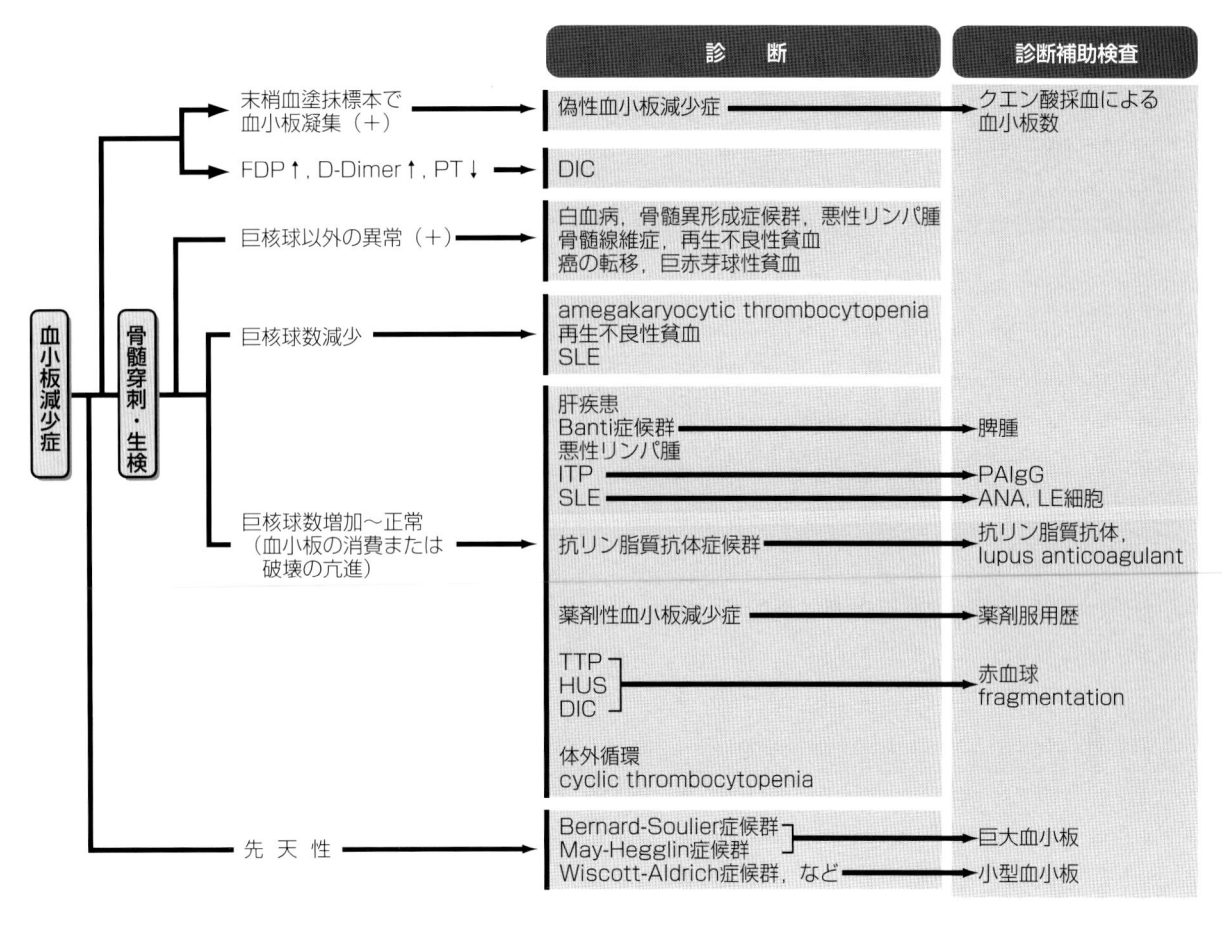

疾患10. DIC必発, すぐ専門医へ! 107

図2 血小板減少症の鑑別

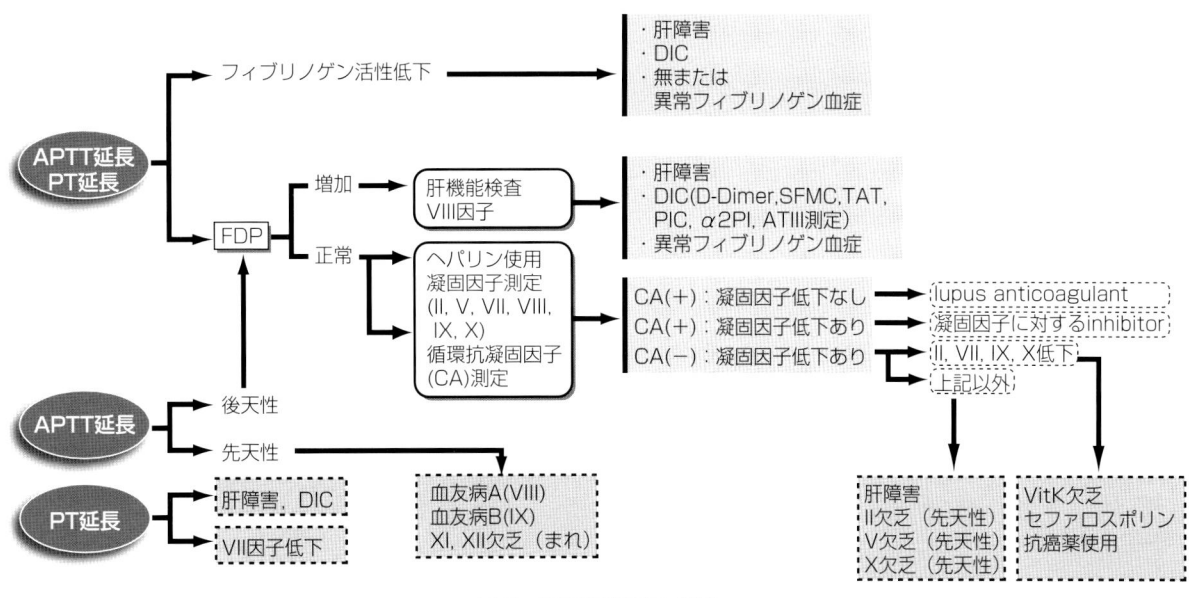

図3 凝固異常症の鑑別

出血症状へのアプローチ

出血症状としては皮膚に出るものとして5 mm以下の紫斑を点状出血, 5 mm以上の紫斑を斑状出血という. その他, 歯肉, 消化管からの出血, 血尿, 月経過多, 関節内出血, 筋肉内出血などがある. これらの症状は患者の訴えに個人差があるために注意深い問診と

理学的所見の客観的評価が重要である．

血小板減少や機能異常による出血傾向では皮膚の紫斑や口腔粘膜，歯肉からの出血が多い．これに対して血友病などの凝固異常の場合は関節内や筋肉内などの深部出血が多い．

出血傾向に対する鑑別を行うための手順を血小板減少の場合と凝固異常の場合に分け，図に示す（図2, 3）．血小板減少症の場合はまず偽性血小板減少症を除外するために，クエン酸加採血で血小板数を算定する．偽性血小板減少症が除外された後は，骨髄穿刺で巨核球数の評価を行う．巨核球数が正常あるいは増加している場合は，血小板の消費または破壊の亢進あるいは分布異常を考える．凝固異常の場合でAPTT, PTともに延長する場合は肝障害，DIC，抗生物質やヘパリンの使用の有無を考える．これらが除外されれば凝固因子や循環抗凝固因子を測定し，図3に従って鑑別を進める．

急性前骨髄球性白血病（APL）について

1. 病因と疾患概念

異常な前骨髄球の増加する急性白血病をFAB分類ではM3（APL）として独立させている．このAPL細胞は胞体内に多数の粗大なアズール顆粒を有し，アウエル小体が束になったfaggot細胞を認めることを特徴とする．微細なアズール顆粒を有し，一見単球性白血病の形態を示すvariant formも存在するが，一般に形態学的所見からの診断は容易である．

頻度的にはAPLは急性骨髄性白血病（AML）の10～15％を占める．APLの90％以上の症例に特異な染色体異常t（15；17）（q22；q21）を認め，転座の結果17番染色体上のレチノイン酸受容体遺伝子（RARα）と15番染色体上のPML遺伝子が融合し，PML/RARαキメラ遺伝子が形成される．その他，APLでは少数

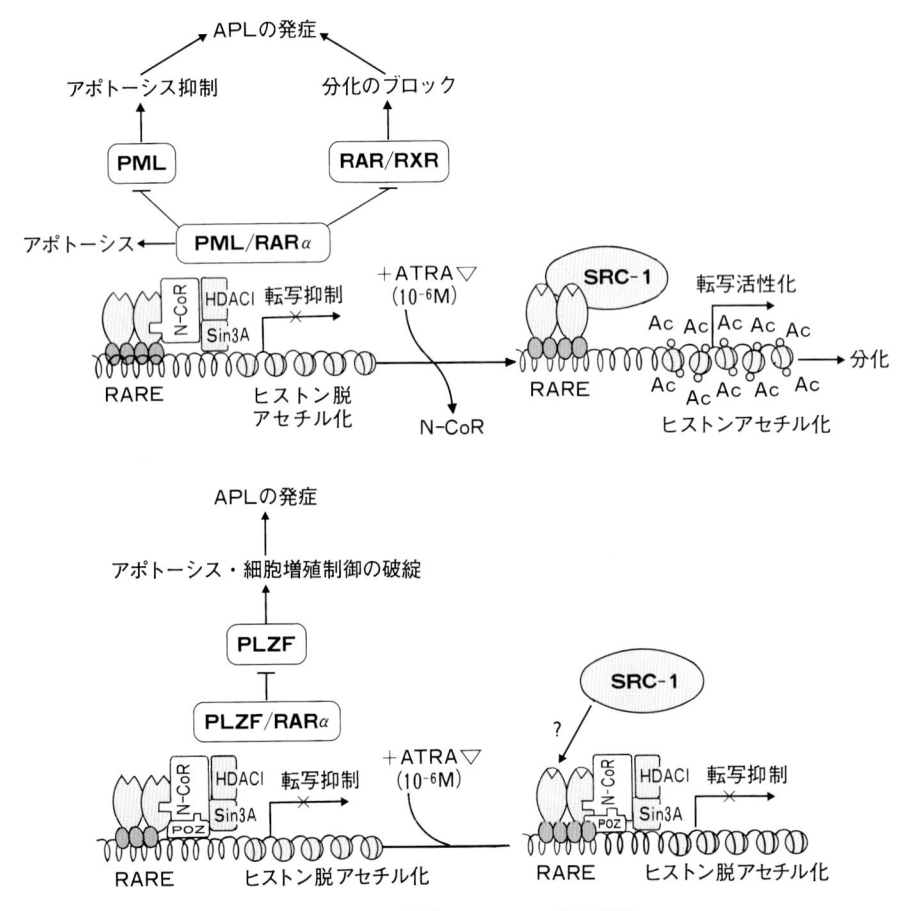

図4　APLの発症とATRAの作用機構

PML/RARαはPMLあるいはRARαに対してdominant negativeに働き骨髄系細胞の分化をブロックする．PML/RARαは，RA非存在化ではコリプレッサーと呼ばれるN-CoR/Sin3Aを介してHDACと複合体を形成し転写が抑制されている．ここに高用量のATRA（10^{-6}M）が作用するとN-CoRが遊離して，コアクチベーターであるSRC-1をリクルートし標的遺伝子の転写が活性化され分化が誘導される．これに対してPLZF/RARαではN-CoRはPLZFのPOZ領域とPLZF/RARαのRARα部分と結合しており，ATRAが作用しても転写は抑制されたままであり細胞分化は起こらない．

例ではあるがRARαにPLZF，NPM，NuMA，STAT5b遺伝子が融合する症例が報告されている．興味深いことにt(15;17)を有するAPLはATRAの効果を認めるが，t(11;17)の結果生じるPLZF/RARαを有するAPLではATRAは無効である．これらのキメラ遺伝子はAPLの発症やオールトランス型レチノイン酸(ATRA)の作用機構を考えるうえできわめて重要である．

PML/RARαキメラ遺伝子のトランスジェニックマウスは完全ではないがAPLの病態を再現することより，この融合タンパクの形成がAPL発症の必要な条件とされている（ただし十分条件ではない）．すなわちPML/RARαはPMLあるいはRARαに対するドミナントネガテイブ（dominant negative）変異体と考えられ，血球分化に関与するPMLあるいはRARαの本来の働きを抑制することで，骨髄系細胞の分化を阻害し，白血病の発症に関与しているものと思われる（図4）．

2．臨床像

初発症状としては汎血球減少症を伴うことが多く，発熱，貧血症状，出血症状を伴う．急性白血病では白血球数が増加する場合も多いが，APLでは白血球減少をきたすことがほとんどである．高頻度にDICを合併するために，出血症状が初発症状となることが多く，診断が遅れると脳出血などの致死的な出血をきたすことがままあるので，専門医に素早く移送することが肝要である．APLにおけるDICの合併は，胞体内のアズール顆粒が組織トロンボプラスチン様活性を持つためと考えられる．

3．診断

特徴的な細胞形態に加え，臨床的にDICを合併するなど一般的に診断は容易である．さらに染色体検査でt(15;17)，遺伝子検査でPML/RARαキメラ遺伝子を検出すれば診断は確実である．しかしながら，染色体や遺伝子検査には時間を有するので，末梢血あるいは骨髄塗抹標本をもとにした形態学的検査で速やかに診断しなくてはならない．

4．治療

APLの寛解導入には経口剤であるビタミンA誘導体ATRAによる分化誘導療法を用いる．ATRA単独でも90％以上の完全寛解導入が期待できる．これまでの白血病の治療は複数の抗癌剤で白血病細胞を完全に死滅させ治癒を目指す，いわゆるtotal cell killの概念に基づく化学療法を中心に発展してきた．しかしながら，化学療法は抗癌剤の白血病細胞への特異性が低く，正常造血幹細胞も障害されるために骨髄抑制による感染症，出血などの致命的な合併症をきたすことや，さらに抗癌剤そのものによる副作用や，再発を繰り返すことで抗癌剤に耐性を示す難治例の存在も治療上の大きな問題点であった．これに対してATRAによる分化誘導療法は白血病細胞を死滅させるのではなく，何らかの原因で障害されている分化ブロックを解除し，白血病細胞を成熟細胞に分化誘導しようとする治療法であり，骨髄抑制が認められないために致死的な合併症を認めないという利点がある．さらに，そのために医療費の軽減にもつながっている．

従来，APLはアンソラサイクリン系抗癌剤に対して感受性が高く，ダウノルビシンを中心とした化学療法で寛解導入に成功すれば，長期生存も可能であった．しかしながら，化学療法によって白血病細胞が破壊されると凝固活性物質が放出されDICを悪化させることで，治療早期に脳出血などの合併症で死亡する例が多かった．ATRAはDICそのもののコントロールも容易であり，現在では出血による早期死亡例はほとんど認めない．現在ではAPLにおけるDICの治療はATRAと血小板輸血などの補充療法をしっかり行っていれば，ヘパリンなどの抗凝固療法を使用しないでもよいとされる．

ATRAによる副作用は一般に軽微であるが，皮膚乾燥症状，頭痛，肝障害，コレステロールおよび中性脂肪の上昇などが見られる．ときとして治療開始1～3週間後に白血球増加とともに発熱，呼吸不全，浮腫，胸水などを主徴とするいわゆるレチノイン酸症候群をきたすことがある．レチノイン酸症候群は致死的であるが，早期のステロイド大量投与が有効とされている．また，白血球増加が引き金になることより，化学療法を併用することで発症率を減らすことが可能である．

表2　初回APLに対する化学療法とATRAの治療成績の比較
（JALSG-AML89とAML92 study）

プロトコール	症例数		早期死亡率 <14日	<28日
AML89（化学療法）	64	70%	11%	20%
AML92（レチノイン酸）	109	89%	4%	8%

110　II. 疾患編

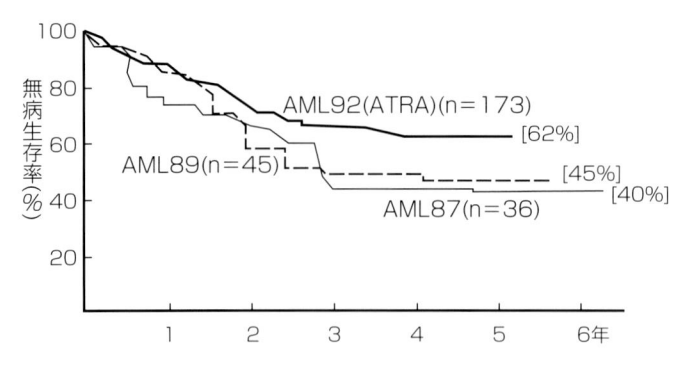

図5　APLの治療成績：化学療法による寛解導入群（AML87，AML89）とATRAによる寛解導入群（AML92）の比較（JALSG）

5．治療成績，予後

　少し古いデータではあるが，本邦におけるAPLの治療成績を化学療法のみで治療したJALSG-AML89とATRAで治療したJALSG-AML92 studyの結果を表2に示す．ATRAによるAML92 studyでは完全寛解率は89％であるが，化学療法では認められた早期死亡例がATRAの導入により大幅に減少している．これは先に述べたようにATRAによりDICのコントロールが容易になったためと考えられる．

　ATRAで寛解導入後は通常のAMLの治療に準じて，抗癌剤を用いて地固め療法，維持療法を行う．長期予後も化学療法より明らかに優れており，4年無病生存率はAML89の45％に対し62％に達している（図5）．したがって，APLでは初回寛解時に造血幹細胞移植は行わず，再発時に考慮するのがコンセンサスとなっている．われわれの施設での検討でもATRAで寛解導入後，化学療法施行中に再発する例も多いが，造血幹細胞移植をうまく取り入れることにより70％以上の5年生存率が得られており，APLはいまや完全に治すことのできる白血病といえる．

　APLの治療効果の判定には染色体異常やPML/RARαキメラ遺伝子がマーカーになるために，治療中は経時的にこれらをモニタリングする必要がある．

問題の解説および解答

　本例は汎血球減少症とDICの合併を認め，骨髄塗抹標本では，胞体に豊富なアズール顆粒とfaggot細胞を認め，容易にAPLと診断できる．FAB分類ではM3に属する．

　APLは特異な染色体異常t（15；17）を有し，その結果PML/RARαキメラ遺伝子が生じ，病態形成に深く関与する．治療はATRAによる分化誘導療法が第一選択となり，化学療法単独による治療はDICを悪化させることもあり通常行われない．また，ATRA導入により5年生存率が著しく向上したために，造血幹細胞移植は再発時に考慮する．ATRAの副作用で重要なものは治療初期に認められる呼吸不全を主体とする致死的なレチノイン酸症候群と継続使用によって生じるATRA耐性である．チロシンキナーゼ活性を有するのは慢性骨髄性白血病に認められるフィラデルフィア染色体（t（9；22））の結果形成されるBCR/ABLキメラ分子である．

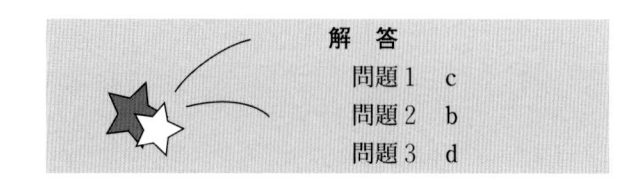

解　答
問題1　c
問題2　b
問題3　d

レベルアップをめざす方へ

ATRAの作用機序

　近年の転写因子研究の流れのなかで，AML M2に特異的なAML1/MTG8やAPLに認められるPML/RARαなどはヒストンアセチル化を介した遺伝子発現の制御により，細胞を癌化させると考えられるようになった．PML/RARαはRARαのCoR-boxを介してコリプレッサーと呼ばれるN-CoR/SMRTと結合しヒストン脱アセチル化酵素（HDAC）と複合体を形成し，この複合体はdominant negativeに標的遺伝子の転写を抑制している．そこに高濃度（10^{-6}M）のATRAを加えると，コリプレッサーが

はずれてアセチル化酵素である核内受容体コアクチベーター（SRC-1）と結合して標的遺伝子の転写を活性化し，分化誘導をもたらすとのモデルが報告されている（図4）．最終的にはATRAによりPML/RARαが完全に分解され，PMLあるいはRARαに対するdominant negative効果がなくなると考えられている．

　ヒストン脱アセチル化酵素阻害剤（HDACI）であるトリコスタチン（TSA）は，この転写抑制をin vitroで解除することが知られている．実際にHDACIとATRAを併用することで，ATRAが効かないPLZF/RARαキメラ遺伝子を有するAPL細胞やATRA耐性APL細胞の分化誘導が可能であることも報告されている．今後臨床的にも種々のHDACIを用いた"transcription therapy"は新しい治療法として注目されるものと思われる．

亜ヒ酸によるATRA耐性APLの治療

　ATRAが導入され10年以上たった今日，ATRA耐性症例の増加は臨床的に大きな問題である．このようななかで，当初中国における民間療法として用いられてきた亜ヒ酸はAPL細胞のアポトーシスを誘導し，臨床的に耐性症例にも有効であることが明らかになってきた．米国やフランスではすでに臨床試験も終了しており，本邦でも1日も早い臨床試験の開始が望まれる．

［木　崎　昌　弘］

疾患 11 再発のリスクは？

問題編

● 症例呈示

症例：Y.H. 24歳 男性
主訴：鼻出血
家族歴：特記事項なし
既往歴：特記事項なし
現病歴：生来健康で，健康診断にて異常を指摘されたことはなかった．平成9年5月初旬より全身倦怠感，食欲不振が持続し，しばしば鼻出血あり．5月下旬に発熱し，夜間に鼻出血が止まらなくなったため緊急入院となった．
初診時現症：身長170cm，体重66kg，体温37.6℃，血圧116/70mmHg，脈拍72/分・整，眼瞼結膜 軽度貧血，眼球結膜 黄染なし，心音・呼吸音 正常，右季肋下に肝を2横指，左季肋下に脾を2横指触知，下腿浮腫なし，表在リンパ節触知せず，皮膚に点状出血あり，神経学的異常所見なし
検査所見：

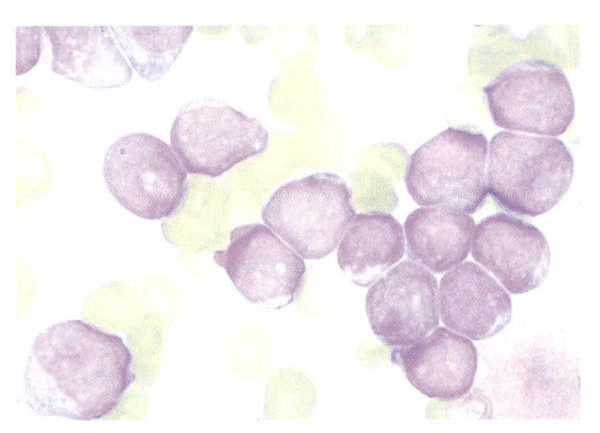

図1 骨髄像のメイギムザ染色

血液：WBC 25,500/μl (Ly 1%, Blast 99%), RBC 272万/μl, Hb 7.9 g/dl, Ht 22.3%, Plt 0.6万/μl
生化学：GOT 84 IU/l, GPT 108 IU/l, ALP 710 IU/l (94〜316), LDH 675 IU/l, γ-GTP 151 IU/l, T.bil 1.1 mg/dl, TP 6.1 g/dl, Alb 3.8 g/dl, BUN 14 mg/dl, Cr 0.9 mg/dl, UA 8.7 mg/dl, Na 141 mEq/l, K 3.8 mEq/l, Cl 105 mEq/l, FBS 115 mg/dl, T.Chol 105 mg/dl
血清：CRP 7.9 mg/dl, IgG 1,069 mg/dl, IgA 144 mg/dl, IgM 158 mg/dl
凝固：PT 96%, APTT 93.4%, Fibrinogen 445 mg/dl
検尿：pH 6.5，蛋白（−），糖（−），潜血（−），沈渣 異常なし
腹部超音波：肝脾腫あり，胆膵腎異常なし，腹水なし
骨髄検査：有核細胞数75万/μl，巨核球数3/μl
骨髄像：ミエロペルオキシダーゼ染色陰性の幼若芽球を認めた（図1参照）．

● 設問

問題1 本症の鑑別診断に有用な項目を選択せよ．
(1) 染色体分析
(2) 血清中可溶性インターロイキン2受容体
(3) 血清中リゾチーム
(4) 血清中 Vit B12
(5) 細胞表面マーカー
a (1), (2) b (1), (5) c (2), (3) d (3), (4) e (4), (5)

問題2 本症に多い合併症を選択せよ．
(1) 高尿酸血症
(2) 血栓症

(3) 末梢神経障害
(4) 敗血症
(5) 消化管出血

a (1), (2), (3)　　b (1), (2), (5)　　c (1), (4), (5)
d (2), (3), (4)　　e (3), (4), (5)

問題3　本症の治療として適切なものを選択せよ．

(1) ヒドロキシウレア
(2) アロプリノール
(3) アンスラサイクリン系抗癌剤
(4) 骨髄移植
(5) メルファラン

a (1), (2), (3)　　b (1), (2), (5)　　c (1), (4), (5)
d (2), (3), (4)　　e (3), (4), (5)

解 説 編

急性リンパ性白血病（acute lymphoblastic leukemia；ALL）について

1．疾患概念

ALLは分化/成熟傾向の乏しいリンパ系前駆細胞のクローナルな増殖性疾患である．骨髄においてB細胞，T細胞，稀にNK細胞由来と考えられる形質をもった白血病の腫瘍性増殖を認め，また，ときに複数の細胞系列の形質を発現したacute mixed lineage leukemiaや，細胞系列や分化段階を決定できる抗原発現に乏しいacute undifferentiated leukemiaと分類される病型もみられる．

わが国における急性白血病の年間発症頻度は10万人あたり3〜4人で，その約20％がリンパ性である．小児では3〜4歳にB細胞系ALLの発症ピークを認めるが，成人での発症頻度はほぼ一定である．

2．病 因

ALL細胞は，B細胞やT細胞の分化過程における未分化リンパ系細胞から発生すると考えられる（図2）．骨髄中の多能性幹細胞からリンパ系前駆細胞へ分化すると，Ig（免疫グロブリン）やTCR（T細胞リセプター）遺伝子の再構成が開始される．このとき，機能的なIgやTCRの再構成に失敗すればアポトーシスが起

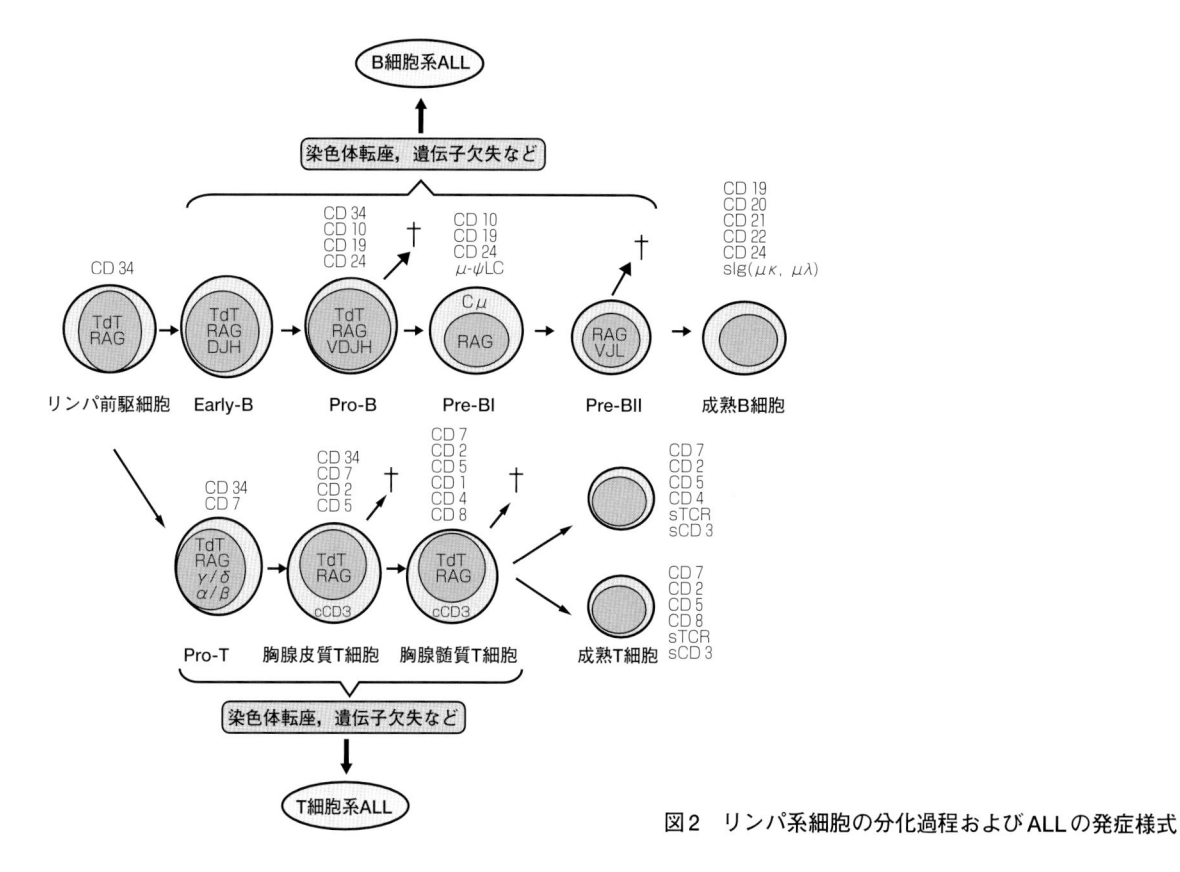

図2　リンパ系細胞の分化過程およびALLの発症様式

きるが，成功すれば細胞内μ鎖あるいは細胞内CD3が出現する．B細胞系では引き続きIgL鎖遺伝子の再構成が起き，これにも成功すればH鎖とL鎖からなるIgが表面に発現し成熟B細胞となる．T細胞系ではCD4とCD8二重陽性T細胞が胸腺上皮細胞上でクローン選択を受け，CD4あるいはCD8単独陽性T細胞が成熟T細胞となる．これらの分化過程において染色体転座や遺伝子欠失が起きることが，ALL発症の引き金となると考えられている．

3．症　　候

(1) 白血病細胞の増殖や浸潤によるもの：リンパ節腫脹，肝脾腫，縦隔腫瘍，皮膚浸潤，中枢神経浸潤，髄外腫瘤，骨痛，関節痛など

(2) 正常造血の機能低下によるもの：貧血，顆粒球低下による感染症，血小板低下による出血傾向

(3) 白血病細胞崩壊によるもの：tumor lysis syndrome，乏尿，高尿酸血症，DICなど

発症は急で，発熱，貧血，出血傾向のいずれかで医療機関を受診し，血液検査異常（血算，血液像）により診断されることが多い．典型例では検査所見上，白血病細胞が末梢血に出現するため白血球数が増加し，正球性正色素性貧血と血小板減少が認められる．LDH，尿酸値の上昇を認めることがある．

4．診　　断

骨髄穿刺にて免疫学的に均一なリンパ芽球の増生を確認し診断を行う．メイギムザ染色による細胞形態とミエロペルオキシダーゼ染色による細胞生化学検査に加えて，細胞表面マーカーと染色体検査が特に重要である．骨髄系マーカー（ミエロペルオキシダーゼ，CD13, 33）陰性かつリンパ系マーカー陽性の芽球増生を認める．FAB分類では，形態的に以下の3群に分類したが，最近のWHO分類では，形態よりもマーカーや染色体転座（表1）を重視している．

L1：やや小型で狭い胞体と核小体不明瞭な円形の核を有する．

L2：大型でやや広い胞体と核小体の明瞭な不整の核を有する．

L3：大型で好塩基性に染まり空胞を伴う胞体を有する．

1）鑑別すべき疾患

(1) リンパ腫の白血病化：一般に成熟B/T細胞マーカーを有する．Tリンパ芽球性リンパ腫とT-ALLの鑑別は困難な場合があり，最近ではleukemia/lymphomaとまとめて扱う．

(2) CLL，Prolymphocytic leukemia，原発性マクログロブリン血症：成熟B細胞（CLLではCD5陽性）マーカーを有する．

(3) CMLのリンパ系急性転化：p210型t(9;22)の場合，鑑別困難な場合もある．慢性期の存在，寛解時にもt(9;22)陽性などが決め手．

(4) AML，特にペルオキシダーゼ陰性のM0，M7：骨髄系あるいは血小板マーカーを有する．

(5) 反応性リンパ球増多症：原因疾患（感染症）の存在，多クローン性，成熟B細胞あるいは成熟T細胞

表1　ALLの分類

分化レベル	Early-B ALL	Pro-B, Pre-B ALL	B-ALL	T-ALL
頻　度	<10%	>70%	<5%	20%
形　態（FAB分類）	L1, L2	L1, L2	L3	L1, L2
分化マーカー				
CD34	+	+, −	−	−
CD19	+	+	+	−
CD10	−/+	+	−	−
細胞内μ鎖	−	−, +	+	−
細胞表面IgM	−	−	+	−
CD7, CD5	−	−	−	+
細胞内CD3	−	−	−	+
よく認められる染色体転座	t(4;11)	t(9;22) t(12;21) t(1;19)	8q23転座	14q11転座 7q35転座

Pro-BとPre-Bの区別は，細胞内μ鎖の有無による．Pro-B ALLはcommon ALLと呼ばれる場合もある．

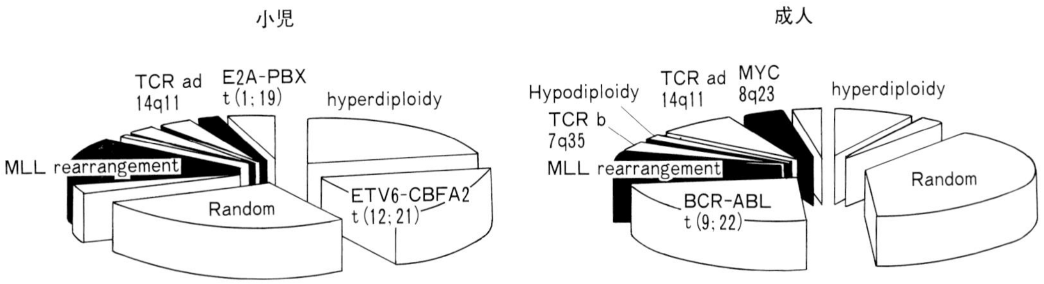

図3 ALLにおける染色体異常の頻度
Hyperdiploidyは染色体50本以上，hypodiploidyは45本以下を意味する．
(Ching-Hon Pui, et al, 1998より改変引用)

マーカーを有する．

2）分子生物学からの視点

ALLに認められる染色体転座はALL細胞の分化段階と関係し，ALLの発生に関わっている．しかし，定型的な染色体異常の認められない場合も多い（図3）．

t（9；22）（Ph染色体）はBCR-ABLキメラ遺伝子を形成し，その産物はチロシンリン酸化酵素活性を有し，恒常的にシグナルを伝達するため白血病を引き起こす．BCR遺伝子切断部位によってp210$^{BCR-ABL}$あるいはp190$^{BCR-ABL}$のキメラ転写物が生じるが，前者はCMLとALLに，後者はALLに認められる．Ph染色体陽性ALLの頻度は年令と関係し，成人では30％，小児では5％以下である．

t（12；21）は，ETV6-CBFA2（TEL-AML1と呼ぶ場合もある）キメラ遺伝子を形成し，その産物は転写因子AMLの働きを抑制するように働く．小児未熟B細胞ALLの30％に認められるが，成人ALLには認められない．予後良好マーカーである．

t（1；19）は，E2A-PBXキメラ遺伝子を形成し，異常な転写を介してB細胞分化を阻害する．細胞内にμ鎖を有するPre-B細胞ALLに認められる．さらに分化の進んだB細胞ALLでは，8q23（c-myc遺伝子）転座が認められる．

T細胞ALLでは，14q11（TCR α/β遺伝子）や7q35（TCR β遺伝子）と癌遺伝子の間での転座が認められる．

この他，17p13（p53癌抑制遺伝子）や9p21（p16CDKインヒビター遺伝子）における欠失や遺伝子変異，さらに癌遺伝子RASの点突然変異が，おのおの10〜20％の頻度で認められる．

5．治療

ALLの治療は抗腫瘍療法と支持療法に大きく分けられる．

1）抗腫瘍療法

寛解導入療法，地固め療法，強化/維持療法の3相からなる多剤併用化学療法を基本とする．まず，完全寛解（見かけ上の芽球消失と造血の回復した状態）を得ることを最初の目標とし，アンスラサイクリン系抗癌剤，ビンクリスチン，ステロイド，L-アスパラギナーゼなどの併用化学療法を行う（寛解導入療法）．80％以上の患者に完全寛解が得られるが，体内には初診時の1/1,000〜10,000程度の芽球が残存するため，上記以外の抗癌剤も使用した化学療法を間欠的に行う（地固め療法および強化/維持療法）．中枢神経系へは脳脊髄関門のため抗癌剤は到達しにくいので，メソトレキセート，シトシンアラビノサイド，ステロイドなどの髄腔内投与を行い，中枢神経浸潤を予防する．年齢が55歳以下で，予後不良因子を有する場合の第一寛解期，あるいは第二寛解期には造血幹細胞移植（骨髄移植あるいは末梢血幹細胞移植）の適応となる．

2）支持療法

原疾患および治療に随伴する造血器障害の結果，易感染性と出血の二大合併症が発生しうる．また，この二つがALLの二大死因となっている．易感染性（敗血症に移行しやすい）に対しては，G-CSFの投与や無菌室での管理が必要であり，また，出血に対しては血小板輸注が不可欠である．さらに，初期，大量の白血病細胞壊死に伴うtumor lysisや高尿酸血症に対して輸液，利尿剤，アロプリノール投与などを行う．

ALLの治療成績は小児に較べ，成人では著しく不良であるが，この差がもたらされる理由については，1）細胞生物学的な相違，例えば，予後不良とされるPh染色体陽性ALLは成人に多く，予後良好とされるt（12；21）転座ALLは小児にのみ認められる，2）成人に比べ小児のほうが，単位面積当たりの薬剤投与量が多い，の2点が指摘されている．

6．予後

年齢要因が大きく，40歳以上であれば5年間無病生存を続ける可能性は20％以下であるが，小児全体

では70％以上である．予後不良因子としては，成人あるいは1歳未満，初診時白血球数高値（5万/μl以上），染色体転座t(9;22)あるいはt(4;11)，腫瘤形成，中枢神経浸潤などが挙げられる．一方，2〜9歳，染色体多数倍体（＞50），t(12;21)転座は予後良好因子である．細胞表面マーカーは予後には大きな影響を与えない．

患者の生活指導について

現在，化学療法の進歩や骨髄移植により，ALLの予後は次第に改善されてきている．しかし，成人ALL症例での予後は必ずしも満足いく結果を得ていない．この状況を踏まえて患者に十分な治療内容の説明を行い，生じうる合併症（特に出血，感染）に対する注意と，治療に伴う大きな苦痛を十分理解していただき，医療チームと患者との良好な人間関係を構築することが重要と言える．

問題の解説および解答

骨髄で幼弱な芽球が増生していることが診断の手がかりである．その場合，まず細胞の帰属をはっきりさせることが重要．細胞形態（マルクスメアーのメイギムザ染色，ペルオキシダーゼ染色，エステラーゼ二重染色，PAS染色），表面マーカー，染色体分析は最も基本的な検査であり，予後を推測するうえでも不可欠である．鑑別すべき疾患として，AML（特にペルオキシダーゼ陰性のM0，M7），リンパ腫の骨髄浸潤などが挙げられるが，上述のようにマーカーが決め手となる．本症例は急速な発症で，比較的小型で均一，胞体が狭く顆粒の少ないペルオキシダーゼ陰性芽球が大部分を占め，マーカーから未分化型のB細胞性ALL（L1）と診断された．

本症での二大死因は出血と感染であるが，治療初期に見られる合併症として，tumor lysis，高尿酸血症にも注意を要する．現在，治療の基本は多剤併用化学療法であり，適応は限られるが，治癒あるいは延命を期待しうる方法として造血幹細胞移植が考慮される．

解　答
問題1　b
問題2　c
問題3　d

レベルアップをめざす方へ

専門医への紹介までに

急性白血病が疑われた際，諸検査は迅速に行われる必要があり，数日間放置することによって，致死的な経過をとることも珍しくない．おもな死因は出血と感染症である．したがって，発熱，貧血，出血傾向などを主訴に外来を受診してきた患者で，血球数，血液像に異常を認めた場合には，ただちに血液専門医へ紹介することが必要となる．その際，合併するDIC，高尿酸血症の有無，腫瘍浸潤による肝脾腫，リンパ節腫脹，髄外腫瘤，皮膚病変や神経症状などにも注意を払う必要がある．また，発熱を認める場合には感染巣の検索も行っておいたほうが良い．さらに，以前の血液検査所見（がある場合）は，診断の大きなポイントとなる．

治療は，血液専門医が常勤し症例数が多い施設で行うべきである．それまでの間，緊急的に，合併するDICの治療，出血に対する血小板輸血，感染症に対する抗生物質の投与，補液などが必要となることもある．しかし，骨髄像に影響を及ぼすこともあるので，骨髄検査の前の赤血球輸血やステロイドの使用は避けたほうが賢明である．白血球数が著しく多い時は，高尿酸血症による乏尿を阻止するため，補液や尿のアルカリ化などを行う必要もある．

［直江　知樹］

疾患 12 ATLA抗体陽性，どの程度危険？

問題編

症例呈示

症例：H. S. 39歳 男性，鹿児島県出身
主訴：嘔気，全身倦怠感
家族歴：特記事項なし
既往歴：特記事項なし
現病歴：平成12年5月，近医にて白血球増多を指摘されたが，無症状のため放置していた．10月より腰痛が持続し，嘔気，全身倦怠感が著明となったため緊急入院となった．
初診時現症：身長169cm，体重60kg，体温37.1℃，血圧130/81mmHg，脈拍88/分・整，結膜 貧血・黄疸なし，心音・呼吸音 正常，腹部 正常，下腿浮腫なし，皮膚 正常，表在リンパ節触知せず，神経学的異常所見なし
検査所見：
血液：WBC 33,300/μl (Seg 41％, Eo 1％, Mo 5％, Ly 9％, A-Ly 44％), RBC 475万/μl, Hb 15.1 g/dl, Ht 44.0％, Plt 17.9万/μl

生化学：GOT 35 IU/l, GPT 50 IU/l, ALP 679 IU/l (94～316), LDH 671 IU/l, γ-GTP 56 IU/l, T.bil 0.8mg/dl, TP 6.5g/dl, Alb 4.7g/dl, T.Chol 190mg/dl, BUN 24mg/dl, Cr 1.6mg/dl, UA 11.4mg/dl, Na 141mEq/l, K 4.1mEq/l, Cl 96mEq/l, Ca 14.6mg/dl, FBS 110mg/dl

血清：CRP 0.11mg/dl, IgG 853mg/dl, IgA 120mg/dl, IgM 217mg/dl, 可溶性インターロイキン2受容体 23,100U/ml, HTLV-I (ATLA) 抗体陽性

凝固：PT 94.3％, APTT 95.8％, Fibrinogen 426mg/dl

検尿：pH 6.5, 蛋白 (−), 糖 (−), 潜血 (−), 沈渣 異常なし

骨髄検査：有核細胞数15万/μl, 巨核球20/μl
骨髄細胞表面マーカー：CD2, 4, 5, 25陽性, CD3弱陽性, 他は陰性
末梢血液像：図1参照

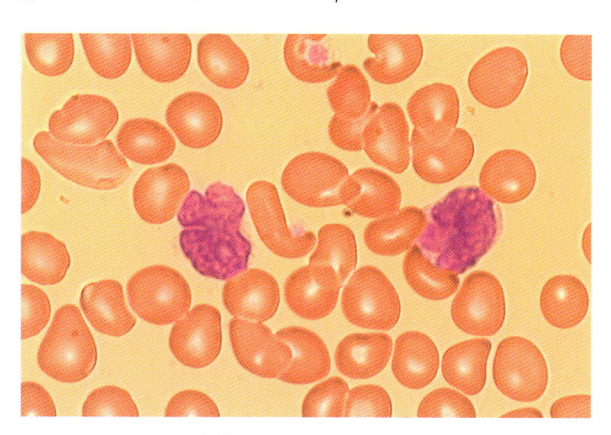

図1 末梢血液像のメイギムザ染色

設問

問題1 本症に多い合併症を選択せよ．
(1) 皮膚病変
(2) 高カルシウム血症
(3) 日和見感染症
(4) 消化管出血
(5) 高血圧症

a (1), (2), (3)　　b (1), (2), (5)　　c (1), (4), (5)
d (2), (3), (4)　　e (3), (4), (5)

問題2 本症の治療として適切なものを選択せよ．
(1) アルキル化剤
(2) ATRA

(3) G-CSF
(4) 副腎皮質ホルモン
(5) ビスフォスフォネート製剤
a (1), (2), (3)　b (1), (2), (5)　c (1), (4), (5)
d (2), (3), (4)　e (3), (4), (5)

問題3 本症の記載として正しいものを選択せよ．

(1) HTLV-I感染者の過半数が本症を発症する．
(2) 若年者に発症のピークを認める．
(3) 九州出身者に多い．
(4) 授乳による垂直感染は本症の発症要因となる．
(5) 高LDH血症合併例の予後は不良である．
a (1), (2), (3)　b (1), (2), (5)　c (1), (4), (5)
d (2), (3), (4)　e (3), (4), (5)

解 説 編

成人T細胞性白血病/リンパ腫 (adult T-cell leukemia/lymphoma；ATL/L) について

1．疾患概念

1977年に高月らは，九州・沖縄地方に多発するT細胞性腫瘍をその臨床的特徴から独立した疾患であることを認識し，成人T細胞性白血病/リンパ腫（adult T-cell leukemia/lymphoma；ATL/L）として提唱した．1980年代のはじめには，human T-cell leukemia virus type I（HTLV-I）が原因ウイルスであることが発見され，ウイルス学的検査の導入によって診断が確固たるものとなった．現在，ATLは末梢性Tリンパ球の腫瘍性増殖で，患者血清中にHTLV-I抗体が陽性，腫瘍細胞DNAにHTLV-Iプロウイルスが単クローン性に組み込まれているものと定義される．

2．病　因

ATLの原因ウイルスはレトロウイルスであるHTLV-Iである．HTLV-Iは通常のレトロウイルスが有するgag，pol，env遺伝子に加えて，envと3'側LTR末端の間にpXと呼ばれる特有の遺伝子を持つ．このpX遺伝子とenv遺伝子の一部がコードする分子量40kDaの蛋白Tax（p40^{tax}）が，ATL細胞の不死化，腫瘍化に重要な役割を果たしている．

HTLV-I抗体陽性者はすべて自己のリンパ球DNA中にプロウイルスが組み込まれており，その体液は感染源となる．おもな感染経路は，1）母乳を介する母子間の垂直感染，2）夫婦間の水平感染，3）輸血による感染である．いずれも生きた感染細胞が直接新しい宿主細胞に接触するためで，遊離のウイルスのみで感染することはほとんどありえない．また，2)3)の感染様式では，ウイルスに感染してもATLの発症には至らないと言われている．

HTLV-I感染者が生涯を通じてATLを発症する率は5％以下とされており，その発症はHTLV-I感染後，数十年後（平均55年）に生ずるため，患者の90％以上は40歳以上の中・高年者である．

3．症　候

1）腫瘍細胞の増殖，浸潤によるもの

皮膚症状（紅皮症様から腫瘤形成まで多様，表皮内浸潤によるPautrier微小膿瘍は特徴的），呼吸器症状（呼吸困難，喀痰，咳嗽），消化器症状（下痢，腹痛），中枢神経症状（失見当識，脳神経麻痺），骨症状（骨痛，病的骨折），リンパ節腫大，肝脾腫など

2）腫瘍細胞の産生するサイトカインによるもの：

発熱，高カルシウム血症，好酸球増多症，好中球増多症など

3）細胞性免疫の障害によるもの

カリニ肺炎，ウイルス感染症（サイトメガロウイルス，帯状疱疹），真菌感染症など

検査所見上は，血液像でのATL細胞（大小不同で核は複数のくびれを有し，花弁状でflower cellと呼ばれる．核網は粗くクロマチンは凝集し，細胞質は無顆粒）の出現が特徴的であり，しばしば好酸球増加，好中球増加を認める．通常，貧血や血小板減少は軽度である．また，LDH，可溶性インターロイキン2受容体は病勢と相関することが多い．

ATLの臨床病態は多彩であり，Lymphoma Study Group（LSG）によって，4型の分類基準が設けられている（表1）．

1）くすぶり型

末梢血リンパ球数4,000/μl以下であるが，少数の異常リンパ球が認められるもの．しばしば皮膚病変，呼吸器病変を伴い，緩慢な経過を示すものが多いが，短期間に急性型へ移行する場合もある．

2）慢　性　型

末梢血リンパ球数4,000/μl以上かつTリンパ球数

表1 ATL臨床病型の診断基準

	くすぶり型	慢性型	リンパ腫型	急性型
抗HTLV-1抗体	+	+	+	+
リンパ球数（×10³/μl）	< 4	≧ 4[a]	< 4	*
異常リンパ球	≧ 5%	+[b]	≦ 1%	+[b]
flower cell	時折	時折	no	+
LDH	≦ 1.5N	≦ 2N	*	*
補正カルシウム値（mEq/l）	< 5.5	< 5.5	*	*
組織で確認されたリンパ節腫脹	no	*	+	*
腫瘍病変				
皮膚病変	**	*	*	*
肺病変	**	*	*	*
リンパ節	no	*	yes	*
肝腫大	no	*	*	*
脾腫大	no	*	*	*
中枢神経	no	no	*	*
骨	no	no	*	*
腹水	no	no	*	*
胸水	no	no	*	*
消化管	no	no	*	*

N：正常値上限
 *：他の病型で規定される条件以外の制約はないことを示す．
 **：他の条件を満たせば必須ではない．しかし，異常リンパ球が末梢血で5%以下の場合，組織で認識される腫瘍病変が必要．
 a：Tリンパ球増加（3.5×10³/μl以上）を伴う．
 b：異常リンパ球が5%以下の場合，組織で確認される腫瘍病変が存在すること．

（Shimoyama M, et al, 1991より改変引用）

数3,500/μl以上のもので，通常異常リンパ球（小型で異型性は弱い）が大多数を占める．急性型に比べて症状に乏しく，臨床的には慢性リンパ性白血病に類似する．約2/3の症例が比較的短期間に急性型へ移行する．

3）リンパ腫型

末梢血リンパ球数4,000/μl未満，異常リンパ球が1%以下で，リンパ腫と診断される病変のあるもの．臨床的には悪性リンパ腫に類似する．

4）急性型

最も典型的な病型で，皮膚病変，肝脾腫，リンパ節腫大などを高率に伴い，末梢血中の白血球増加および多数の異常リンパ球（flower cell）を認める．また，高LDH血症や高カルシウム血症が高頻度に見られる．

4．診　　断

ATLの臨床症状は多彩であるが，皮疹，リンパ節腫大，肝脾腫，高カルシウム血症は特徴的である．これらの臨床症状に加え，血液像でのATL細胞の出現，腫瘍細胞の表面マーカーが末梢型Tリンパ球由来であること（末梢型Tリンパ球マーカーであるCD2, 3, 4, 5に加え，CD25陽性を特徴とする．TdTや胸腺抗原であるCD1aは認められない），検査所見でのLDH上昇，可溶性インターロイキン2受容体高値，HTLV-1抗体陽性などの所見はATLを強く疑わせる．腫瘍細胞中にHTLV-Iプロウイルスの単クローン性の組み込みを証明できれば診断は確実なものとなる．

鑑別すべき疾患としては，HTLV-1陰性のT細胞性腫瘍が挙げられるが，これらの鑑別は抗体検査やHTLV-1プロウイルスの検出によって可能である．しかし，ごく稀にHTLV-1陰性ATLの存在も報告されており，その鑑別は困難な場合も多い．

5．治　　療

ATLの病態は多様性に富み，単一の治療戦略で対処することはできない．患者の予後を全体として改善させるためには，正確な病型診断が必要であり，病態に見合った治療法の選択が重要である．

1）くすぶり型/慢性型に対する治療

くすぶり型の大部分および慢性型の一部の症例は，臨床経過が緩慢で，無治療でも比較的長期生存できる可能性がある．このような症例に抗癌剤を投与し，病態を一時的に改善させることは可能だが，必ずしも早期の治療が生存期間に良い影響を与えるとは限らない．当面は注意深く経過観察し，急性型へ移行した時点で治療を開始するのが基本である．しかし慢性型でもLDH，BUN，アルブミンのいずれかが異常値を示している症例は予後不良群となり，LSGでは，急性型

/慢性型と同様に多剤併用化学療法の対象としている．将来的には，悪性度の低い段階において最善の治療法を確立し，急性期への移行を阻止することが望まれる．

2）急性型/リンパ腫型に対する治療

急性型/リンパ腫型に対する標準的治療は確立していないが，高カルシウム血症を伴って急速に全身状態が悪化するため，悪性リンパ腫に準じた多剤併用化学療法が行われている．最近では，同種骨髄移植によって比較的長期の寛解を維持できた症例も報告されており，また，欧米を中心にインターフェロンとazidothymidine（AZT）の併用療法が一定の効果をあげている．さらに，モノクローナル抗体の応用など新しい試みも検討されている．しかし，特定の有効な薬剤やdose intensityを強めた化学療法での有効性は確立しておらず，生存率の改善には至っていない．

合併症の治療

細胞性免疫の障害により，ATL患者には日和見感染症が必発である．サイトメガロウイルス，カリニ原虫，真菌などによる通常では生じにくい難治性感染症，特に間質性肺炎が重視される．それらに対しては，それぞれガンシクロビル，ST合剤，アンホテリシンBなどを投与する．高カルシウム血症に対してはビスフォスフォネート製剤が有効である．

6．予　後

急性型およびリンパ腫型の予後はきわめて不良である．この原因としては，ATL患者には高齢者が多いこと，全身状態が不良であること，免疫不全による日和見感染症を合併しやすいこと，さまざまな臓器への浸潤を伴うこと，ATL細胞の産生するPTH様蛋白（PTH-related protein；PTH-rP）による高カルシウム血症の合併例が多いこと，抗癌剤に対する感受性が低いことなどが考えられ，急速に進行して大部分は1年以内に死亡する．感染症は約8割が肺感染症であり，次いで敗血症である．細菌性に加え，真菌性，ウイルス性，原虫性（カリニ肺炎），結核性などTリンパ球の免疫不全によるものも多い．

くすぶり型の場合には，すでにATL細胞のクローンが形成されているにもかかわらず，生存期間は無治療で5年以上にも及ぶ．また，慢性型の50％生存期間は2～3年である．慢性型はさらに予後因子解析の結果から，予後良好群（LDH，BUN，アルブミンのすべてが正常値）と予後不良群（前述のいずれかが異常値）に亜分類され，予後不良群は急性型やリンパ腫型と同様な生存曲線を示す．

HTLV-1関連疾患

HTLV-1はATL以外にもさまざまな病態を引き起こす．HTLV-I関連脊髄症（HTLV-I-associated myelopathy；HAM）は，HTLV-I感染者に発症する痙性対麻痺を特徴とした慢性の神経疾患として有名である．その他の病態として，HTLV-I関連細気管支肺胞異常症（HTLV-I-associated bronchiolo-alveolar disorder；HABA），HTLV-Iぶどう膜炎，関節炎などが知られている．

患者の生活指導について

HTLV-Iキャリアーの患者に対しては，ATLの発症頻度がきわめて低いこと，日常生活における他人への感染はほとんどないことを十分に説明し，不安の軽減に努める．くすぶり型/慢性型の患者に対しては，日和見感染症に対する注意事項や慎重な病状の経過観察が必要であることを説明し，定期的な外来受診を欠かさないよう指導することが中心となる．急性型/リンパ腫型に対しては未だ有効な治療法は確率しておらず，状態の悪化する患者に対しては，骨痛や高カルシウム血症による消化器症状の軽減など，対症療法に重点を置き，患者本人の苦痛除去に努めることが重要である．

問題の解答および解説

末梢血に多数の異型リンパ球を認め，その形態学的特徴（核に切れ込みのあるflower cell）が診断の鍵となる．表面マーカーはCD25を発現する末梢型Tリンパ球由来であることを示す．九州出身者で，高カルシウム血症によると思われる消化器症状，病的骨折によると思われる腰痛を認め，HTLV-I抗体陽性所見などから急性型ATLと診断される．問題1～3については解説編を参照．

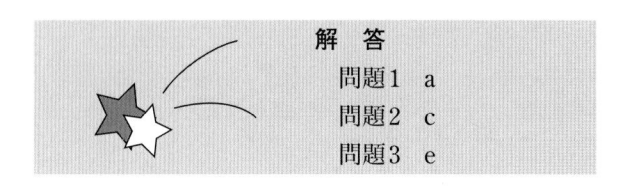

解　答
問題1　a
問題2　c
問題3　e

［直　江　知　樹］

疾患 13 高齢者の貧血には要注意

問題編

● 症例呈示

症例：Y.O. 74歳　男性
主訴：易疲労感
家族歴：特記事項なし
既往歴：特記事項なし
嗜好品：酒1合/日，タバコなし
現病歴：3ヵ月前から疲れやすくなったが，放置していた．1ヵ月前から坂道や階段の昇降時に息切れを自覚するため受診した．
初診時現症：身長162cm，体重57kg，体温37.1℃，脈拍78/分 整．血圧152/86mmHg．顔色は蒼白，眼瞼結膜は貧血様．眼球結膜に黄染なし．口腔粘膜は貧血様で歯肉に出血を認める．心に収縮期雑音を聴取する．肺に異常なし．腹部は平坦で肝脾腫を触知しない．体幹部および上下肢の皮膚に点状出血および紫斑を認める．
検査所見：
検尿：蛋白（−），糖（−）
検便：グアヤック（−），ヒトヘモグロビン（−）
検血：赤血球194万/μl，Hb 6.4g/dl，Ht 20.1％，網赤血球18‰，WBC 3,100/μl（Mbl 2, My 3, Meta 5, Seg 33, Mo 10, Ba 2, Ly 45），Plt 1.3万/μl
生化学：GOT 23 IU/l, GPT 30 IU/l, LDH 645 IU/l, T.B. 2.3mg/dl, D.B. 0.4mg/dl, Cr 0.7mg/dl, UA 6.3mg/dl, T. Chol 180mg/dl
血清：CRP 1.5mg/dl, Fe 163（80〜140）μg/dl, TIBC 385（250〜398）μg/dl, Ferritin 356（23〜263）ng/ml, Vit B$_{12}$ 1,350（250〜900）pg/ml．
止血検査：Fibrinogen 243mg/dl, PT 13秒（対照14秒）APTT 32秒（対照36秒），FDP 14 mg/dl
血清蛋白：T.P. 7.2g/dl, Alb 4.3g/dl, IgG 1,360mg/dl, IgA 250mg/dl, IgM 146mg/dl
骨髄検査：細胞数23.5万/μl, 巨核球数93/μl, M/E＝2/3, 芽球7％, 多核赤芽球（＋）, 巨赤芽球様変化（＋）, 微小巨核球（micromegakaryocyte）（＋）．

● 設問

問題1 本症の診断に有用な検査はどれか．
(1) 血小板結合IgG（PA IgG）
(2) 直接Coombs試験
(3) Ferrokinetics
(4) 骨髄像
(5) 染色体検査
a(1),(2),(3)　b(1),(2),(5)　c(1),(4),(5)
d(2),(3),(4)　e(3),(4),(5)

問題2 本症の記述として正しいのはどれか．
(1) 高齢者に好発する．
(2) 急性白血病に移行する頻度が高い．
(3) 化学療法や放射線治療後に発病する．
(4) 汎血球減少は脾機能亢進による．
(5) 血管内溶血をみる．
a(1),(2),(3)　b(1),(2),(5)　c(1),(4),(5)
d(2),(3),(4)　e(3),(4),(5)

問題3 この症例に対する治療として適切なのはどれか．
(1) 蛋白同化ホルモン
(2) SPAC（経口Ara-C）
(3) 多剤併用化学療法
(4) 同種造血幹細胞移植

122　II. 疾　患　編

(5) 輸血

a (1), (2), (3)　b (1), (2), (5)　c (1), (4), (5)　d (2), (3), (4)　e (3), (4), (5)

解　説　編

高齢者における汎血球減少症について

鑑別診断のための重要ポイント

高齢者では貧血の一般症状である労作時の息切れや動悸，全身倦怠感などは「歳のせい」と放置されることが少なくない．白血球減少が進行すると易感染性となり，発熱や咽頭痛，咳，痰などの感染症状が出現し，これが汎血球減少症の発見のきっかけとなることもある．また，血小板減少が高度な場合には四肢や体幹部の点状出血や紫斑，鼻出血や歯肉出血などの出血傾向が主訴となることも少なくない．

1. 汎血球減少症とは

貧血，白血球減少および血小板減少を同時に認める状態をいう．厚生省特発造血障害調査研究班の診断基準では赤血球：男 400 万/μl，女 350 万/μl，白血球：4,000/μl，血小板：10 万/μl を血球減少の区分としている．これらのすべてを満たす場合が汎血球減少（pancytopenia）である．いずれか 2 つを満たす場合を 2 系統血球減少（bicytopenia）といい，汎血球減少と類似の病態であることが多い．

2. 汎血球減少をきたす疾患とその原因

汎血球減少をきたす疾患は表 1 に示すように血液疾患ばかりでなく，さまざまな疾患や病態に随伴してみられる．なかでも高齢者に頻度が高い疾患は骨髄異形成症候群（myelodysplastic syndrome, MDS）である．汎血球減少の鑑別診断には骨髄穿刺や生検が必須である．骨髄に異常細胞が増殖する病態として骨髄腫や悪性リンパ腫，癌の骨髄転移などがある．癌の転移の場合はしばしば骨髄が吸引不能（dry tap）で骨髄生検が必要である．汎血球減少をきたす疾患として SLE，敗血症，脾機能亢進症，血球貪食症候群などの鑑別が重要である．

骨髄異形成症候群（myelodysplastic syndrome, MDS）について

表1　汎血球減少の成因

I. 血球産生低下に基づくもの

A. 造血幹細胞の異常
　・再生不良性貧血
　・発作性夜間血色素尿症

B. 腫瘍による骨髄置換
　・急性白血病
　・多発性骨髄腫
　・悪性リンパ腫
　・癌の骨髄転移

C. 無効造血　・骨髄異形成症候群
　・巨赤芽球性貧血
　　ビタミン B_{12} 欠乏性貧血
　　葉酸欠乏性貧血

II. 血球寿命の短縮によるもの

・脾機能亢進症
　門脈圧亢進症（Banti 症候群）
　肝硬変
・血球貪食症候群
　ウイルス感染症
　悪性腫瘍
・感染症
　粟粒結核，亜急性細菌性心内膜炎
　敗血症
・リウマチ性疾患
　全身性エリテマトーデス（SLE）
　慢性関節リウマチ

1. 疾患概念

通常の貧血治療に不応の慢性貧血で汎血球減少もしくは 2 系統の血球減少と多彩な血球形態異常を特徴とする造血障害であり，発病年齢のピークは 60〜70 歳台にある．前白血病状態にあり，しばしば急性白血病に移行する．抗がん剤治療や放射線治療後の二次性血液異常として発症することがある．

2. 病　因

3 血球系に多彩な異常を示し，染色体異常が複数の血球系に及ぶことから，疾患の本態は多能性造血幹細

胞異常に基づくクローン性造血障害と考えられている.

異常造血幹細胞から分化した造血細胞は多彩な形態異常を示し,その多くは成熟血球に至るまでに崩壊してしまうために骨髄では過形成像を示すが,末梢血は汎血球減少をきたす.これを無効造血と呼ぶ.無効造血にはアポトーシス機序が関与していると考えられている.異常な造血幹細胞は分化・成熟能を次第に失い,増殖性を強めて芽球増加をきたし,やがて急性白血病に進展することからMDSは前白血病状態ということができる.

3．症　候

動悸,息切れ,易疲労感などの自覚症状と皮膚・粘膜の蒼白など慢性貧血一般の症状に加えて,発熱,咳,腹痛など白血球減少による感染症状や紫斑,歯肉出血,鼻出血などの血小板減少による出血症状を伴う.しかし,初期にはこれらの症状は軽微か無症状で,健診などの機会に偶然に発見されることが少なくない.

4．診　断

下記に示す末梢血の汎血球減少と骨髄の過形成像と血球形態異常によって診断する.染色体異常の所見が加われば診断の確実性が高まる.鑑別を要するのは表1に示す汎血球減少をきたす疾患や病態である.

（1）末梢血：貧血は正球性ないし大球性で白血球減少や血小板減少を伴う.芽球,奇形核好中球,巨大血小板の出現.単球が増加するタイプがある

（2）骨髄：過形成像を呈し,巨赤芽球様変化,微小巨核球（micromegakaryocyte）が出現する.

（3）血液生化学：LDH,間接ビリルビンの上昇.血清鉄,フェリチンの増加.ビタミンB_{12}および葉酸は正常ないし上昇.

（4）染色体検査：-5/5q-, -7, +8, +11, 20q-, -Yなどの異常を認める.

（5）フェロキネティクス：血漿鉄消失時間（PID1/2）の短縮,血漿鉄交代率（PIT）の増加および赤血球鉄利用率（RCU）の低下がみられる（無効造血の所見）.

MDSの診断がなされたら,表2に示すFAB分類によって病型を決定する.

5．治　療

1）RAおよびRARSに対する治療

貧血を主症状とする低リスク例には蛋白同化ホルモンが有効である.副作用として,肝機能障害,挫瘡,女性では多毛,嗄声などの男性化作用がある.芽球や幼若細胞の分化を促す治療法（分化誘導療法）として活性型ビタミンDやビタミンKが行われるが保険適応はない.

2）RAEBおよびRAEB-tに対する治療

骨髄や末梢血に芽球の増加しているタイプは急性白血病に移行しやすく予後不良であるので化学療法を行う.化学療法には少量療法と急性白血病に準じた多剤併用療法がある.少量療法はおもに高齢者を対象とし,シタラビン単独あるいはこれにアクラシノマイシンの併用が行われる.多剤併用化学療法は比較的若年者には積極的に行う.

染色体異常を示す例や血球減少が顕著な例には同種造血幹細胞移植が有効であるが,一般に適応は55歳までである.高齢者には骨髄非破壊的な前処置によるミニ移植と呼ばれる方法が検討されている.

3）補助療法および合併症の治療

（1）輸　血

造血刺激療法,分化誘導療法,化学療法が有効でない場合には輸血が唯一の対処法となる.慢性貧血であるのでHbは7 g/dlを保つ程度に計画的に行う.長期

表2　骨髄異形成症候群（MDS）のFAB分類とWHO分類

FAB分類（1982）	WHO分類（1999）
1）不応性貧血（RA）	A．環状鉄芽球を伴わないRA
2）環状鉄芽球を伴うRA（RARS）	B．環状鉄芽球を伴うRA
	C．3血球系の異形成を伴うRA
3）芽球増加を伴うRA（RAEB）	D．芽球増加を伴うRA（RAEB）
	E．5q-症候群
4）慢性骨髄単球性白血病（CMML） →	慢性骨髄増殖症候群
5）急性白血病移行期にあるRAEB（RAEB-t） →	急性白血病

FAB分類での"白血病の移行期にあるRAEB"は削除され,骨髄で芽球が30％以上の場合は急性白血病に分類する.また"慢性骨髄単球性白血病"は,骨髄増殖性疾患に分類される.

表3 MDSの予後判定のための国際スコアリングシステム（IPSS）

予後因子	配点				
	0	0.5	1.0	1.5	2.0
骨髄中の芽球（％）	<5	5〜10	—	11〜20	21〜30
核型*	良好	中間	不良		
血球減少**	1血球系以下	2血球系以上			

低（Low）リスク群　　　：0
中間（INT1）リスク群：0.5〜1.0
中間（INT2）リスク群：0.5〜2.0
高（High）リスク群　　：≧2.5

*良好：正常, -Y, del（5q）, del（20q）
　不良：複雑（3種類以上の異常），7番の異常
　中間：その他の異常
**Hb<10g/dl，好中球<1,500/ml，血小板<10万mlを血球減少の基準とする．

に繰り返し赤血球輸血が必要となるので，輸血性ヘモジデローシスを助長させないために必要最小限とする．ヘモジデローシスの進行予防と治療に除鉄剤の投与が有効である．

血小板輸血は2万/μl未満で出血症状のある場合に考慮する．繰り返し輸血が必要な場合には白血球除去フィルターを使用し，輸血後GVHDを予防するために放射線照射製剤を用いる．

（2）G-CSF

白血球数が2,000/μl未満もしくは好中球が1,000/μl未満で感染症を疑わせる発熱を伴う場合にはG-CSFが有効である．ただし，G-CSFは芽球を刺激する場合があるので適応を限定して慎重に投与する．

6．予　後

芽球増生のない貧血主体のRA, RARSは慢性の経過をとるが，進行性で経過中に10〜15％の症例が急性白血病に移行する．骨髄の異形成像が軽微で芽球増殖のない例では長期に安定した経過をとる例も少なくない．一方，芽球の増加を伴うRAEBやRAEB-tは40〜60％の症例が急性白血病に移行し，予後不良である．汎血球減少と芽球増殖の程度および染色体異常の有無と種類を指標としたリスク分類として国際予後指数（IPSS）（表3）が用いられている．

7．インフォームドコンセントについて

骨髄異形成症候群は高齢者に好発する慢性進行性の造血障害で経過中に急性白血病に移行する頻度の高い疾患である．病態や分類は複雑であり，普遍的な治療法はなく，病型やリスク分類に応じて症例毎に治療法を選択せざるを得ないのが現状であるので説明は簡単でない．高齢者が多いので時間をかけて繰り返し説明することが大切である．

問題の解説および解答

骨髄異形成症候群（MDS）は高齢者に好発する汎血球減少と多彩な血球形態異常を特徴とする慢性進行性の造血障害で，経過中に急性白血病に移行する頻度の高い疾患である．MDSは化学療法後や放射線治療後に二次性に発症することが少なくない．本症例は末梢血および骨髄の芽球比率からMDSのRAEBと診断される．MDSは病態の特徴として無効造血，クローン性造血を示し，前者はferrokinetics，後者は染色体分析が有力な検査法となる．高齢なので治療として多剤併用化学療法や造血幹細胞移植の適応にはならない．

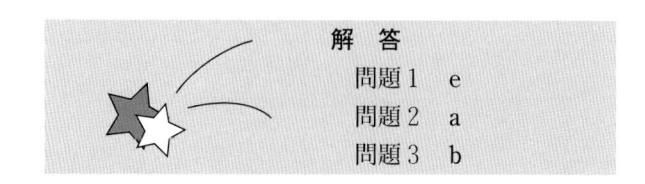

解　答
問題1　e
問題2　a
問題3　b

レベルアップをめざす方へ

汎血球減少症の外来での対処の仕方

貧血は慢性に進行する場合にはHbが10g/dl程度では自覚症状がないか，軽微で7g/dl未満になると貧血症状は顕著になり，赤血球輸血を必要とする．外来での輸血はHb8g/dl前後を目標に維持するのが

良い．輸血性ヘモジデローシスを助長しないように必要最小限とするように心がける．好中球減少が進行すると易感染性となり，発熱や咽頭痛，咳，痰などの感染症状を示す．一般に好中球 1,000/μl 未満で易感染性となり，500/μl で感染のリスクが高くなり，200/μl 未満では感染は必発となる．血小板は 5 万/μl 以上あれば日常で重篤な出血をきたすことはなく，小手術や抜歯なども可能である．2 万/μl 未満になると鼻出血や歯肉出血，皮膚の紫斑などがみられる．0.5 万/μl 以下になると頭蓋内出血，眼底出血，喀血，吐血など致死的な出血をきたす危険があるので計画的な血小板輸血を行う．繰り返し輸血を行う場合には抗 HLA 抗体出現予防のため，白血球除去フィルターを用い，輸血後移植片対宿主病（GVHD）を予防するために X 線照射血を用いるのが良い．

専門医への紹介

MDS のうち RA と RARS は慢性的に経過し予後は比較的良好であるので経過観察や維持療法は専門医でなくても十分対応可能だが，芽球増加をきたす RAEB や RAEB-t は白血病に準じた化学療法が必要となるので，感染や出血に対して万全の体制を備えた施設で治療を行う必要がある．

［堀 田 知 光］

疾患 14 予後をなんと説明しますか？

問題編

● 症例呈示

症例：O.Y. 43歳 男性
主訴：左頸部リンパ節腫大
家族歴：特記事項なし
既往歴：特記事項なし
嗜好品：タバコ 20本/日 25年間，ビール大2本/日
現病歴：平成12年3月左頸部の腫瘤に気付いたが放置していた．同年5月になり腫瘤が増大するため近医を受診し，悪性リンパ腫を疑われたため当科を紹介され受診した．経過中に体重の変化は認めず，原因不明の発熱や盗汗も認めなかった．
初診時現症：身長172cm，体重65kg，体温36.4℃，血圧138/84mmHg，脈拍68/分・整，意識清明，栄養良，表在リンパ節　頸部　左頸部に小指頭大から鶏卵大の硬・圧痛（−）・可動性（−）のリンパ節を触知する　右頸部・腋窩・鼠径部　触知せず，眼瞼結膜 貧血なし，眼球結膜 黄染なし，心音・呼吸音 異常なし，腹部 平坦・軟 肝・脾 触知せず，神経学的所見 異常なし
検査所見：
検尿：蛋白（−），糖（−），潜血（−），沈渣 RBC 1-0-0, WBC 0-0-0, 円柱（−）
検便：O-T（＋），Guaiac（−），便Hb（−）
検血：RBC 532万/μl, Hb 15.3 g/dl, Ht 48.3％, WBC 8,600/μl (st 1, seg 56, Mo 5, Eo 1, Ba 0, Ly 27％), Plt 26.2万/μl
生化学：AST 20 IU/l, ALT 24 IU/l, ALP 195 IU/l, γGTP 86 IU/l, LDH 320 IU/l （130〜290）, T.P. 7.2g/dl, Alb 4.2 g/dl, T. Bil 0.7 mg/dl, D. Bil 0.4 mg/dl, BUN 12 mg/dl, Cr 0.7 mg/dl, UA 7.8 mg/dl, Na 142 mEq/l, K 3.9 mEq/l, Cl 98 mEq/l, FBS 102mg/dl, T. Ch 237 mg/dl, TG 195mg/dl, HDL-Ch 38mg/dl
血清：CRP 0.9 mg/dl, フェリチン 386 ng/dl （23〜263）, sIL-2R 2,630 U/ml （188〜570）
止血：PT 81％, APTT 31秒, FDP-DD 0.82 μg/ml, Fibrinogen 351 mg/dl
胸部レントゲン：異常所見なし
ECG：正常範囲
頸部CT：左頸部〜鎖骨上窩にかけて最大3cmの融合するリンパ節を認める
腹部エコー：異常なし
リンパ節生検：図1にH-E標本を示す

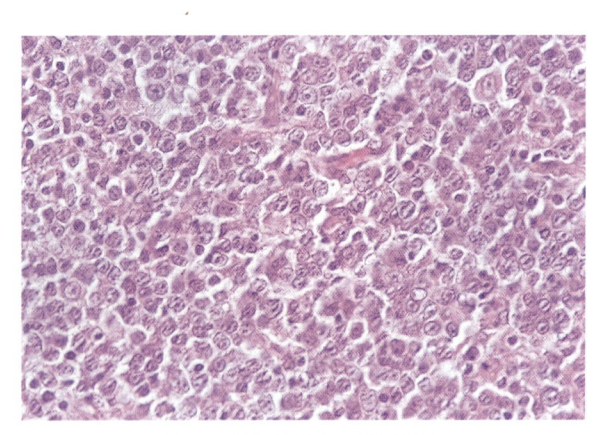

図1　リンパ節生検H-E標本

● 設問

問題1　本例の治療方針決定のために必要な検査を選択せよ．

(1) 骨髄穿刺
(2) 胸腹部造影CT
(3) ガリウムシンチ
(4) 腰椎穿刺
(5) 眼底検査

a (1), (2), (3)　　b (1), (2), (5)　　c (1), (4), (5)
d (2), (3), (4)　　e (3), (4), (5)

問題2 本症について正しいものはどれか．一つ選べ．
a．染色体異常としてt (14;18)(q32;q21) を認めることが多い
b．染色体異常としてt (8;14)(q24;q32) を認めることが多い
c．MDR1遺伝子を発現していることが多い
d．本症へのピロリ菌の関与が明らかになった
e．C型慢性肝炎患者に本症発生率が高い

問題3 本例への初期治療として正しいものはどれか．一つ選べ．
a．経過観察
b．放射線療法
c．CHOP療法
d．自己末梢血幹細胞移植
e．同種骨髄移植

解説編

（リンパ節腫大についての鑑別診断はホジキン病の項を参照）

非ホジキンリンパ腫について

1．疾患概念

リンパ球は骨髄に存在する造血幹細胞から分化し成熟する．分化成熟の過程でBリンパ球は骨髄から流出し，リンパ節・脾臓・粘膜リンパ組織などに移動する．Tリンパ球は胸腺で分化成熟しBリンパ球と同様にリンパ節などに移動する．B細胞性悪性リンパ腫の多くはリンパ節などのリンパ組織から発生する成熟（末梢性）B細胞の腫瘍である．T細胞性悪性リンパ腫も多くはリンパ組織から発生する末梢性T細胞の腫瘍であるが，胸腺から発生するT細胞性リンパ腫はリンパ芽球性リンパ腫と呼ばれ，急性リンパ性白血病と区別することは難しい．

2．病因

正常なリンパ球が腫瘍化する際には放射線・ウイルス・細菌・薬剤などの要因に暴露された後，細胞は癌遺伝子や癌抑制遺伝子に変異を生じ，異常な増殖能あるいは不死化能を獲得し腫瘍化すると考えている．

1）ウイルス・細菌

悪性リンパ腫の発症要因と考えられているウイルスとしてEBウイルス・ヒトヘルペスウイルス8（HHV8），C型肝炎ウイルス（HCV），成人T細胞白血病ウイルスなどがある．

EBウイルスは1964年にEpsteinとBarrがアフリカに多いバーキットリンパ腫から発見したウイルスである．EBウイルスはB細胞に感染し，感染細胞を不死化させることが確認された．日本ではEBウイルスDNAが高率に見いだされるリンパ腫としてホジキン病・膿胸関連リンパ腫・鼻腔NK/T細胞リンパ腫・免疫不全患者（AIDS患者，臓器移植後に免疫抑制剤を投与されている患者）に発生するリンパ腫が知られている．

HHV8はAIDS患者のカポジ肉腫に見いだされるウイルスとして報告された．HHV8が関与するリンパ腫としてprimary effusion lymphoma（PEL）が報告されている．PELにおいてはほぼ全例でHHV8が検出されているが，腫瘍化の機序は現在まで明らかでない．

悪性リンパ腫患者とくにB細胞性リンパ腫患者でHCVの陽性率が高いことが報告され，HCVがリンパ腫の発症へ関与している可能性が考えられている．HCVにリンパ球に親和性を示すグループがあることなどの基礎的検討がなされている．

成人T細胞白血病ウイルスに関しては該当の項目を参照されたい．

ピロリ菌は胃MALT（mucosa-associated lymphoid tissue）リンパ腫の発症に関わっている可能性が示唆されている．ピロリ菌の持続感染に伴う刺激により胃上皮へのリンパ球浸潤・リンパ濾胞形成などが起こり，癌遺伝子の活性化または癌抑制遺伝子の欠損が起こるためMALTリンパ腫が発生すると考えられている．低悪性度MALTリンパ腫はピロリ菌の除菌のみでも治癒することも上記を支持すると考えられる．

2）癌遺伝子・癌抑制遺伝子

悪性リンパ腫では組織型に特徴的な遺伝子の異常が知られている．その多くは，免疫グロブリン遺伝子や

T細胞レセプター遺伝子のプロモーターやエンハンサーの近くに原因遺伝子が転座している．

濾胞性リンパ腫において認められる染色体異常t (14；18)(q32；q21) 転座は免疫グロブリン遺伝子 (14q32) とbcl-2遺伝子 (18q21) の相互転座であり，bcl-2遺伝子の過剰発現が起こる．その結果，B細胞のアポトーシスが抑制され増殖をきたすと考えられる．

マントル細胞リンパ腫においてはt (11；14)(q13；q32) 転座が認められる．11q13には細胞周期がG1期からS期へ移行する際に作用するサイクリンD1がコードされており，B細胞において過剰に発現するために増殖をきたすとされている．

びまん性大細胞型リンパ腫の約40％で3q27の転座が認められる．この場合の転座先は免疫グロブリン重鎖遺伝子 (14q32) 以外にも種々存在する．近年，3q27にあるbcl-6遺伝子が過剰発現していることが明らかになったが腫瘍化のメカニズムについては未だ解明されていない．

バーキットリンパ腫においてはc-mycの存在する8q24と免疫グロブリン遺伝子が相互転座しているため，c-mycが過剰に発現する．c-mycは細胞増殖に重要な役割を果たしている遺伝子であり，過剰なc-mycによってB細胞が腫瘍化すると考えられている．

3. 症 候

非ホジキンリンパ腫は組織分類が非常に多様であり，臨床症状もさまざまである．低悪性度群の場合，発熱・寝汗・体重減少といった自覚症状（B症状と呼ばれる）に乏しいことが多く，進行期になるまで発見されないこともよく見受けられる．腹腔内のリンパ節腫大が巨大な腹部腫瘤として発見されることすらある．中～高悪性度群の場合はリンパ腫の進行が早いだけでなく，前記のような自覚症状が見られることも多い．

リンパ節腫大が初発症状として最もよく見られる．頸部，腋窩，鼠径部の順にリンパ節腫大が多くみられる．急性リンパ性白血病でよくみられる肝脾腫はリンパ腫ではあまりみられない．胸水や腹水を伴うこともあるがこれらの場合は進行が早い場合が多い．

4. 診 断

リンパ節腫大を訴える患者で悪性リンパ腫

表1 生検リンパ節で行うべき検査

病理組織標本	H-E染色
	免疫組織化学
凍結組織標本	
スタンプ標本	ギムザ染色
細胞浮遊液	表面マーカー（フローサイトメトリー）
	染色体分析
遺伝子解析	免疫グロブリン遺伝子再構成
	T細胞レセプター遺伝子再構成
	転座遺伝子のPCR
細菌培養	必要あれば一般細菌・結核菌
凍結保存	後日に追加検査が必要になった場合有用

表2 リンパ系腫瘍のWHO分類

B-Cell neoplasms
Precursor B-cell neoplasm
　Precursor B-lymphoblastic leukemia/lymphoma
　　(precursor B-cell acute lymphoblastic leukemia)
Mature (peripheral) B-cell neoplasms
　B-cell chronic lymphocytic leukemia/small lymphocytic lymphoma
　B-cell prolymphocytic leukemia
　Lymphoplasmacytic lymphoma
　Splenic marginal zone B-cell lymphoma (+/- villous lymphocytes)
　Hairy cell leukemia
　Plasma cell myeloma/plasmacytoma
　Extranodal marginal zone B-cell lymphoma of MALT type
　Nodal marginal zone B-cell lymphoma (+/- manocytoid B cells)
　Follicular lymphoma
　Mantle-cell lymphoma
　Diffuse large B-cell lymphoma
　　　Mediastinal large B-cell lymphoma
　　　Primary effusion lymphoma
　Burkitt's lymphoma/Burkitt cell leukemia

T-cell and NK-cell neoplasms
Precursor T-cell neoplasm
　Precursor T-lymphoblastic lymphoma/leukemia
　　(precursor T-cell acute lymphoblastic leukemia)
Mature (peripheral) T-cell neoplasms
　T-cell prolymphocytic leukemia
　T-cell granular lymphocytic leukemia
　Aggressive NK-cell leukemia
　Adult T-cell lymphoma/leukemia (HTLV1$^+$)
　Extranodal NK/T-cell lymphoma, nasal type
　Enteropathy-type T-cell lymphoma
　Hepatosplenic gamma-delta T-cell lymphoma
　Subcutaneous panniculitis-like T-cell lymphoma
　Mycosis fungoides/Sezary syndrome
　Anaplastic large-cell lymphoma, T/null cell, primary cutaneous type
　Peripheral T-cell lymphoma, not otherwise characterized
　Angioimmunoblastic T-cell lymphoma
　Anaplastic large-cell lymphoma, T/null cell, primary systemic type

Hodgkin's lymphoma (Hodgkin's disease)
Nodular lymphocyte-predominant Hodgkin's lymphoma
Classical Hodgkin's lymphoma
　Nodular sclerosis Hodgkin's Lymphoma (grades 1 and 2)
　Lymphocyte-rich classical Hodgkin's lymphoma
　Mixed cellularity Hodgkin's lymphoma
　Lymphocyte depletion Hodgkin's lymphoma

(J Clin Oncology 17：3835-3849, 1999)

表3 臨床病期決定のために必要な検査

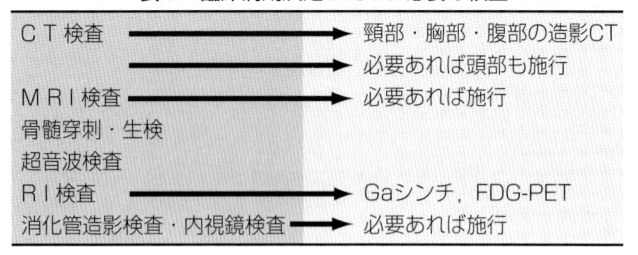

CT検査	頸部・胸部・腹部の造影CT
	必要あれば頭部も施行
MRI検査	必要あれば施行
骨髄穿刺・生検	
超音波検査	
RI検査	Gaシンチ, FDG-PET
消化管造影検査・内視鏡検査	必要あれば施行

を考える場合は，リンパ節生検が必要不可欠な検査である．生検リンパ節で行うべき検査は表1に示す．この際注意すべきことはなるだけ主病変と思われる大きなリンパ節を摘出することである．小さなリンパ節は反応性に腫大していることがあり，偽陰性の病理結果となり再度の生検が必要になることもあるからである．非ホジキンリンパ腫では組織型によって予後や治療方針が大きく異なるのでリンパ節生検による病理診断は非常に重要である．悪性リンパ腫の病理分類としてREAL分類やWHO分類が用いられている（表2）．

次に，臨床病期を決定するために必要な検査を施行する（表3）．非ホジキンリンパ腫の臨床病期分類はホジキン病のCotswolds分類（Ann Arbor分類の修正案）が準用されている．

5．治　　療

非ホジキンリンパ腫の治療は化学療法と放射線療法が主体となり，一般的にこれらの治療が有効であることが多く，治療の目標は治癒である．非ホジキンリンパ腫においては，組織型・臨床病期によって治癒率は大きく異なっているため，個々の患者の状況に応じて最適な治療法を選択していかなければならない．そのため，非ホジキンリンパ腫の患者の治療を選択する際には血液内科医に相談する必要がある．

1）低悪性度群

(1) 低悪性度群リンパ腫の代表である濾胞性リンパ腫は現在のところ化学療法で治癒を得ることができない．臨床病期1期・2期では，無治療で注意深く経過観察を行うこともあり得るし，局所に放射線療法を行うこともある．3期・4期では多剤併用化学療法を行うが，通常の化学療法を施行しても生存期間の延長は得られない．濾胞性リンパ腫は長い経過のなかでびまん性大細胞型に形質転換することがあり，その場合は急速に進行し化学療法に抵抗性を示すことが多い．最近になって，低悪性度群リンパ腫に対してB細胞特異的な表面抗原CD20に対するモノクローナル抗体（rituximab）が本邦でも使用可能になりその効果が期待される．また，ミニ移植を含めた造血幹細胞移植についてもこのグループのリンパ腫の治癒を得るために検討されている．

(2) MALTリンパ腫のうち胃MALTリンパ腫が最も多く，low grade 胃MALTリンパ腫は発症にピロリ菌感染が重要であることが明らかにされた．ピロリ菌を除菌することでlow grade 胃MALTリンパ腫が退縮したとの報告が多くなされており，長期予後を含めた臨床研究がなされている．

(3) マントル細胞リンパ腫はt（11；14）（q13；q32）転座を認め，cyclin D1の過剰発現を伴っている．通常のCHOP療法では予後不良であるため，Hyper-CVAD療法を行った後に自家造血幹細胞移植を併用した大量化学療法を行う試みが注目されている．

2）中・高悪性度群

Diffuse large B-cell Lymphoma（DLBL）は日本でも最も多い組織型であり，治療には第1世代と呼ばれるCHOP療法が最も多く用いられている．80年代にdose intensityを高めた第2・3世代の化学療法が開発されたが，1993年のアメリカでの大規模研究でCHOP療法と第3世代のMACOP-B療法・m-BACOD療法が比較された結果，奏功率や生存率に有意差を認めず，CHOP療法の毒性が低かったことからCHOP療法がスタンダードな治療とされている．I期・II期ではCHOP療法3コース後に放射線療法を追加する．III期・IV期ではCHOP療法を6～8コース行い，巨大腫瘤を初発時に持っていた患者にはその部位に放射線療法を追加することもある．しかし，後述する予後因子による層別化によりCHOP療法だけでは予後が不良とされる群には，積極的に自家造血幹細胞移植を併用した超大量化学療法を行うべきであると考えられている．また，高齢者において大量化学療法が不可能な場合には抗CD20抗体療法を併用するなどの試みがなされ，さらなる治療成績に向上にむけて臨床研究が行われている．

6．予　　後

1）低悪性度群

濾胞性リンパ腫は進行がゆっくりであることが多いが，通常の抗がん剤では治癒を望めないので5年生存率は70％程度とよいものの，無病生存率は40％程度と低く，生存曲線は10年目でもプラトーに達しない．

マントル細胞リンパ腫は現時点では非常に化学療法抵抗性で予後不良なリンパ腫であり，5年生存率は10％程度しかない．

MALTリンパ腫は比較的予後良好であり，5年生存率は60％程度とされている．

2）中・高悪性度群

この群のリンパ腫は5年生存率40％程度とされて

おり，これらの患者は治癒したものと考えられる．DLBLでは1993年の2,000人以上の患者でCHOP療法を主体とした化学療法での治療成績の検討から予後因子が報告され International prognostic index と呼ばれている．予後因子は5つあり，年齢60歳以上・臨床病期IIIまたはIV期・PS2以上・血清LDH高値・節外病変2個以上である．該当が0, 1個を low risk, 2個を low intermediate risk, 3個を high intermediate risk, 4, 5個を high risk と層別化することができる．それぞれの5年生存率は73％, 51％, 43％, 26％である．年齢60歳以下の場合は臨床病期・PS・LDHの3項目が危険因子であり，該当が0個を low risk, 1個を low intermediate risk, 2個を high intermediate risk, 3個を high risk と層別化し，それぞれの5年生存率は83％, 69％, 46％, 32％である．このように low risk 群・low intermediate risk 群ではCHOP療法で良好な治療成績が得られている．high intermediate risk 群・high risk 群ではCHOP療法のみでは不十分であり，造血幹細胞移植を併用した大量化学療法が行われるようになっているが，その成績は未だ定まっていない．

7．インフォームドコンセントについて

非ホジキンリンパ腫は病型が非常に他種類に分かれており，それぞれの病型ごとに予後や治療方針が大きく異なっている．基本的には患者さんに病名告知を行い，リンパ腫の病型・臨床病期・予想される予後を説明し理解して頂いた後，選択できる治療オプションを提示してよく考えた後に選択して頂くように心がけている．特に，造血幹細胞移植を併用した大量化学療法が治療の選択肢となる患者さんには治療の危険性と予想される予後の改善を提示し，受けるかどうかを選択して頂くべきであろう．

問題の解説および解答

本例は数ヵ月で増大する左頸部のリンパ節腫大を訴えて受診している．リンパ節の性状は硬く可動性に乏しい悪性を疑わせる所見である．血清LDH, CRPが上昇し，悪性リンパ腫の腫瘍マーカーであるsIL-2Rも高値を呈しているため左頸部リンパ節生検が行われた．リンパ節のH-E標本では大型の異形性を示すリンパ球がびまん性に増殖しており，免疫染色からこれらの異型細胞はB細胞であることが明らかになり，病理診断としてはDiffuse Large B-Cell Lymphomaであった．

臨床病期を決定するために，表3に示す検査が必要となる．本例ではリンパ節腫大の存在部位は左頸部から左鎖骨上窩のみであり，臨床病期はStage IAと診断した．DLBLの標準治療は現在のところCHOP療法である．本例ではCHOP療法3コース後に放射線療法を行い寛解状態にある．

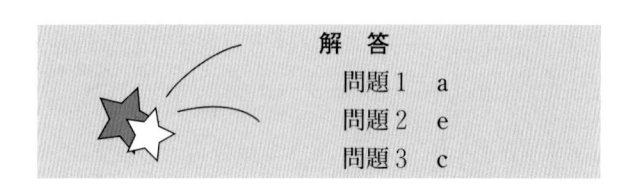

```
解　答
問題1　a
問題2　e
問題3　c
```

レベルアップをめざす方へ

悪性リンパ腫の分類

悪性リンパ腫の組織分類は時代とともに大きく改訂されている．1970年代以降，WF分類・Kiel分類や日本のLSG分類が用いられてきたが，その後の免疫学や血液学の知見および臨床から得られた遺伝子異常などを加味したREAL分類が1994年に作成された．その後1999年にWHO分類が作成されている．これらの分類では正常リンパ球の分化成熟段階と対比し腫瘍細胞の起源となる正常カウンターパートを強く意識されている．また，REAL分類での各病型別の治療成績が報告されており，臨床的にも有用な分類であることが示されている．

悪性リンパ腫の治療を始めるにあたっては本稿で述べてきたように正確なリンパ腫の病型を知らなければ，的確な治療を行うことは不可能である．正確な病型にたどり着くためには，的確なリンパ節生検を行い，表1にある必要な検査を行うことが大切である．

[菅原　浩之／金倉　譲]

疾患 15 単なる寝汗？

問題編

症例呈示

症例：M.N. 64歳 女性
主訴：発熱・左頸部リンパ節腫大
家族歴：母 肺結核，次女 気管支喘息
既往歴：特記事項なし
嗜好品：タバコ（－），ビール小1本/日
現病歴：平成8年5月頃から38.5℃程度までの発熱と軽度の腹痛が軽快と増悪を繰り返していた．近医で検査を受けたが血液検査でCRP・ESRなどの炎症関連検査の異常は認めるものの原因は不明であった．発熱の際には，ひどい寝汗と全身倦怠感を伴っていた．平成9年1月になり，左頸部にリンパ節腫大が認められるようになり当院血液内科へ紹介受診した．約7ヵ月の間に体重は47kgから40kgへ減少していた．

初診時現症：身長 153.9cm，体重 39.8kg，体温 37.4℃，血圧 124/70mmHg，脈拍 90/分・整，意識清明，栄養良，表在リンパ節 左頸部に1cm大・2cm大の硬・圧痛（－）・可動性（－）のリンパ節を触知する 右頸部・腋窩・鼠径部 触知せず，眼瞼結膜 貧血なし，眼球結膜 黄染なし，咽頭発赤なし，扁桃腫大なし，心音・呼吸音 異常なし，腹部 平坦・軟 肝 右季肋下に1横指触知，脾 触知せず，神経学的所見 異常なし

検査所見：
検尿：蛋白（－），糖（－），潜血（－），沈渣 RBC 1-0-0，WBC 0-0-0，円柱（－）
検便：O-T（＋），Guaiac（－），便Hb（－）
検血：RBC 399万/μl，Hb 11.5g/dl，Ht 34.9％，WBC 5,270/μl（Neu 86.2，Mo 2.5，Eo 0.6，Ba 0.6，Ly 10.1％），Plt 13.3万/μl

生化学：AST 24 IU/l，ALT 9 IU/l，ALP 296 IU/l，γGTP 91 IU/l，LDH 363 IU/l（130～290），T.P. 6.7g/dl，Alb 4.0g/dl，T. Bil 1.1mg/dl，D. Bil 0.3mg/dl，BUN 8mg/dl，Cr 0.5mg/dl，UA 5.3mg/dl，Na 142mEq/l，K 4.0mEq/l，Cl 99mEq/l，FBS 93mg/dl，T.Ch 140mg/dl，TG 97mg/dl，HDL-Ch 44mg/dl
血清：CRP 12.6mg/dl，フェリチン 355ng/dl（23～263），sIL-2R 3,360U/ml（188～570）
止血：PT 66％，APTT 34秒，FDP-DD 1.35μg/ml，Fibrinogen 648mg/dl
胸部レントゲン：左上肺野で胸膜癒着
ECG：正常範囲
頸部CT：左頸部～鎖骨上窩にかけて最大2cmのリンパ節腫大を認める．両側肺尖部に炎症後変化を認める．
腹部CT：腹部大動脈周囲に小リンパ節腫大を多数認める．軽度の肝脾腫．

設問

問題1 本例の診断確定のために有用な検査を選択せよ．

(1) 血液培養
(2) リンパ節生検
(3) 肝生検
(4) 腰椎穿刺
(5) ツベルクリン反応

a (1), (2), (3)　b (1), (2), (5)　c (1), (4), (5)
d (2), (3), (4)　e (3), (4), (5)

問題2 本例の頸部リンパ節生検のH-E染色標本を示す（図1）．本症について正しいものはどれか．

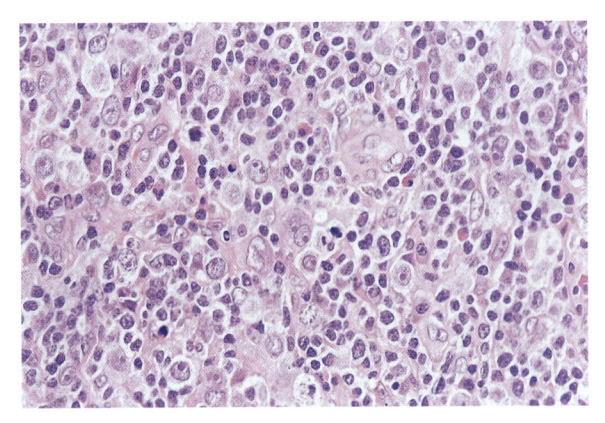

図1 リンパ節生検H-E標本

(1) 大型の細胞はランゲルハンス巨細胞である
(2) EBウイルスが本疾患の発症に関与している
(3) 大型の細胞の起源はBリンパ球である
(4) 本症の発熱は通常，繋留熱であることが多い
(5) 本例のツベルクリン反応は強陽性と予想される

a (1), (2)　b (1), (5)　c (2), (3)　d (3), (4)　e (4), (5)

問題3 本例への初期治療として正しいものはどれか．一つ選べ．

a．経過観察
b．放射線療法
c．ABVD療法
d．抗生剤投与
e．抗結核剤投与

解 説 編

表1　リンパ節腫大をきたす原因と疾患

感染症	細菌
	ウイルス
	EBウイルス，風疹，HIVなど
	その他
	結核，トキソプラズマ，リケッチア，梅毒など
血液悪性腫瘍	悪性リンパ腫，白血病
転移性癌	
自己免疫疾患	SLE，皮膚筋炎，慢性関節リウマチなど
脂質代謝異常	Gaucher病，Niemann-Pick病
その他	亜急性壊死性リンパ節炎，キャッスルマン病，サルコイドーシス

リンパ節腫大

リンパ節は外界からのさまざまな刺激に対応しているため，さまざまな原因で腫大することが知られている．成人では正常のリンパ節は1cm以下とされているので，1cmを超える大きさのリンパ節は腫大していると考えて対処する．リンパ節腫大をきたす原因と疾患を表1に示す．

リンパ節腫大の鑑別診断について

リンパ節腫大の鑑別診断の最終手段はリンパ節生検である．しかし，生検は侵襲的な検査であるので非侵襲的な検査で診断がつくのであれば行わない．まず，現病歴（問診）と理学的所見が重要である．

現病歴では，リンパ節腫大に気付いた時期・リンパ節腫大の増大する早さを聞く．数日間で急速に進行し圧痛を伴う場合は何らかの感染症を示唆する．数週間から数ヵ月かかって着実に増大している場合は腫瘍に伴うものと考えられる．感染症の原因となりうる動物との接触やペットの飼育を問診する．また，悪性リンパ腫でみられることのある全身症状の発熱・盗汗・体重減少についても問診する．

理学的所見では腫大しているリンパ節の性状が重要である．リンパ節腫大の部位がどこにあるのかを確認し，全身性のリンパ節腫大であるのかまたは限局性のリンパ節腫大であるのかを確認する．限局性のものであれば，部位からその原因が推測されることもある．次に，腫大しているリンパ節の大きさと数を診察する．著明に大きい場合や大きいものが多数存在する場合は悪性を示唆する．次に，リンパ節の硬さを診る．一般的に，感染症・膠原病では柔らかいものから弾性があるリンパ節であり，悪性リンパ腫や白血病では弾性のあるやや硬いリンパ節であり，癌の転移では非常に硬いリンパ節であることが多い．

感染症，特に急性の細菌感染やウイルス感染に伴うリンパ節腫大の場合は圧痛を伴うことが多い．悪性の場合は圧痛を認めないことが多いが，リンパ腫などで急速にリンパ節腫大が増大する場合には圧痛を認めることもある．結核性の場合はリンパ節は弾性のある硬いリンパ節であり，圧痛はみられない．リンパ節同士が癒着しており，ときに自壊し皮膚に漏孔を作ることもある．

これらの病歴や理学的所見から必要と考える血液検査（検血，生化学，感染症，腫瘍マーカーなど），画像検査，ツベルクリン反応，細菌培養を行い診断に迫っていく．これらの検査から悪性が疑われる場合，感染症と考えられるが，他の検査から診断がつかない場合にはリンパ節生検の適応となると考えられる．

リンパ節生検

リンパ節生検を行う場合には，頸部から鎖骨上窩のリンパ節で，できるだけ大きなリンパ節を被膜ごと一塊としてとれたものが診断的価値が高い．鼠径部リンパ節は正常人でも反応性に腫大したり，過去の炎症性の変化が残っていることがあり偽陰性の結果となることがある．腋窩リンパ節は深い位置にあることが多く生検が難しい場合があり，また脂肪化が目立つ場合は組織診断が難しい場合もある．生検で得られたリンパ節で行うべき諸検査は非ホジキンリンパ腫の表1に示しているとおりである．このうち，ホルマリン保存した検体で可能な検査は病理組織標本（H-E染色，免疫組織化学）程度であり，他の多くの検査は新鮮検体を処理して行うべき検査である．もし，ホルマリン保存以外の検査が不可能な施設では悪性リンパ腫を強く疑う症例のリンパ節生検は専門施設に依頼すべきである．

ホジキン病について

1．疾患概念

ホジキン病は1832年にThomas Hodgkinが系統的リンパ節腫脹と脾腫を伴う7症例を報告したことに始まる．ホジキン病に出現する特異細胞は単核のものをホジキン細胞，多核のものをReed-Sternberg細胞（R-S細胞）と呼ぶ．ホジキン病が腫瘍であるのか非腫瘍性のものであるのかが長く論争されてきたが，近年になってこれらの特異細胞のクローナリティが証明され，特異細胞のクローナルな増殖による腫瘍であると明らかになった．

2．病因

ホジキン細胞やR-S細胞は近年の技術の進歩によってsingle cell PCRが可能になった結果，免疫グロブリン遺伝子の再構成が証明され，B細胞由来の腫瘍細胞と理解されている．ただ，免疫グロブリンの発現は免疫グロブリン遺伝子のcripping somatic mutationsによって失われていると考えられている．このホジキン病特異細胞の腫瘍化にEBウイルス関連遺伝子のLMP-1，EBNA-1またCD30を介したシグナル伝達の異常などの関連が考えられているが未だ明らかになっていない．

3．症候

初発症状は無痛性のリンパ節腫大が最も多い．部位は頸部から鎖骨上窩が多く腋窩・鼠径部は少ない．ホジキン病は連続性に隣接リンパ節へ進展することが特徴であり，主病変に隣接するリンパ節の腫大を認めることもある．結節硬化型は若年女性に多く前縦隔リンパ節の腫大を認めることが多く，巨大腫瘤となっている場合は気管圧迫による呼吸困難や上大静脈圧迫による上大静脈症候群を認めることもある．

発熱や盗汗が認められることもある．ホジキン病に特徴的な発熱として有名なPel-Ebstein型発熱は1〜2週間ごとに発熱と解熱を繰り返すものである．

4．診断

診断は生検リンパ節の病理所見による．ホジキン病に特徴的なホジキン細胞やR-S細胞を認め，周囲のリンパ球に異型性を認めない場合は比較的診断は容易で

表2　ホジキン病の病理分類（WHO分類）

Hodgkin's lymphoma
- A. Nodular lymphocyte predominance Hodgkin's lymphoma
- B. Classical Hodgkin's lymphoma
    - Lymphocyte-rich Classical Hodgkin's lymphoma
    - Nodular sclerosis Hodgkin's lymphoma
    - Mixed cellularity Hodgkin's lymphoma
    - Lymphocyte depletion Hodgkin's lymphoma

表3 ホジキン病の病期分類（cotswolds修正案）

I期	1ヵ所のリンパ節領域またはリンパ組織に病変がとどまる場合
II期	横隔膜を境として，いずれか一側にある2ヵ所以上のリンパ節領域またはリンパ組織に病変を認める場合 縦隔のリンパ節も一つのリンパ節領域とし，肺門部のリンパ節は片側で1ヵ所とする
III期	横隔膜の両側にわたって，リンパ節領域またはリンパ組織に病変を認める場合
III1：	上腹部に限局（脾，脾門部・腹腔動脈・門脈リンパ節病変）
III2：	下腹部に及ぶ場合（傍大動脈・腸骨動脈・腸管膜リンパ節病変）
IV期	Eの範囲を超える節外組織あるいは臓器にびまん性の浸潤のある場合

・以下の症状を認めないときをA，いずれかを認めるときをBとする
　1）過去6ヵ月間の原因不明の10％以上の体重減少
　2）過去1ヵ月間の38℃以上の原因不明の繰り返すあるいは持続する発熱
　3）過去1ヵ月間の盗汗
・巨大腫瘤を認めるときはXで示す
　1）5/6胸椎レベルで胸腔内径の1/3を超える縦隔腫瘤
　2）最大径10cm以上のリンパ節腫大
・限局したひとつの節外病変あるいは病変リンパ節から直接浸潤した病変をEで示す
・多発性の節外病変はEに含まない

ある．ホジキン病の病理組織の分類（WHO分類）を表2に示す．

次に，臨床病期を決定するために必要な諸検査を施行する．ホジキン病の病期分類は1989年にAnn Arbor分類を改訂したCotswolds分類が用いられる（表3）．病期分類のために必要な検査は，病歴（発熱・盗汗・体重減少のB症状）の把握と胸部X線写真，頸部・胸部・腹部・骨盤CT，腹部エコー，ガリウムシンチといった画像検査および骨髄生検である．

血液検査ではリンパ球減少が認められることが多く，ときに好酸球が増加していることがある．2次性の貧血をきたしている場合は血清鉄・総鉄結合能は低下しており，血清フェリチンは増加している．病勢の進行とともに細胞性免疫の低下が進行し，ツベルクリン反応の陰性化がみられるようになる．

5．治　　療

ホジキン病は血液悪性疾患のなかで最も高い治癒率が期待できる腫瘍である．治療の選択の際には治癒の可能性だけでなく，治療後の患者のQOLや2次発癌などの晩発性合併症まで考慮に入れなければならない．治療決定には臨床病期と予後因子を考慮に入れなければならない．これまでに知られている予後不良因子として男性，高齢（45～50歳以上），巨大腫瘤の存在，血沈亢進，進行した病期（IV期），B症状，組織型（リンパ球減少型）があるが報告により異なっている．

1）限　局　期

臨床病期IA，IIAの限局期で予後不良因子がない場合は，40Gy程度の放射線治療が行われる．病変の部位に応じてマントル照射などの拡大照射が行われている．

限局期で予後不良因子がある場合は化学療法を行い巨大腫瘤がある場合には放射線療法を追加する．現在では化学療法の標準治療はABVD療法であり，MOPP/C-MOPP療法は生存率・不妊発現率・二次癌のすべてでABVD療法に劣ることが明らかとなっているので第1選択となることはない．

2）進　行　期

ABVD療法を6コース行うのが標準である．

3）再発例，難治例

初回化学療法後の寛解維持期間が1年以上の場合は前回使用した抗がん剤が奏功することが多く，長期生存も20から40％程度得られる．しかし，寛解維持期間が1年未満あるいは初回化学療法に難反応な例では予後不良であることが明らかになっており，年齢や全身状態が許せば自己造血幹細胞移植併用の大量化学療法の適応となる．

6．予　　後

現在では病期I・IIで90％以上の長期生存が得られており，病期III・IVでも70％程度に治癒が期待される．再発例や初回難反応例に対して自家造血幹細胞移植併用大量化学療法を行った場合は50～60％の長期生存が報告されている．

7．インフォームドコンセント

これまで述べてきたように，ホジキン病は治癒率の

高い血液腫瘍である．とはいえ，治癒を得るためには放射線治療・化学療法といった副作用を伴う治療を受けていかなければならない．現在では，本人を含めてホジキン病をよく理解し，医療スタッフや家族と共にホジキン病に立ち向かっていくことが重要であると考える．

問題の解説および解答

本例では約9ヵ月続いた不明熱の後に頸部リンパ節腫大が出現している．盗汗と体重減少も伴っている．血液検査では軽度の貧血，LDHの上昇，CRP・フェリチン・フィブリノーゲンといった炎症関連マーカーの上昇，sIL2-Rの上昇を認める．画像所見としては陳旧性肺結核を思わせる変化と全身性のリンパ節腫大および肝脾腫を認めた．本例の鑑別診断としてまず第一にB症状を伴った悪性リンパ腫が考えられる．その他に結核性リンパ節炎および亜急性心内膜炎などの感染症を鑑別する必要がある．

まず必要なのはリンパ節生検であり，不明熱の鑑別のために血液培養とツベルクリン反応も行わなければならない．生検リンパ節は上記のような種々の検査を行うが，リンパ節の細菌培養検査は陰性であり，表面マーカーでもクローナリティを認めなかった．図1に示すH-E標本をみると典型的なホジキン細胞を認め，ホジキン病と診断される．ホジキン細胞やR-S細胞はそのほとんどがB細胞起源であることが証明されており，またホジキン病の発症にEBウイルスが関与している可能性が示されている．ホジキン病に特徴的とされるPel-Ebstein型発熱は，本例の発熱のように周期的な発熱・解熱を繰り返すものであるが比較的稀にしかみられない．ホジキン病では細胞性免疫が低下するためツベルクリン反応は陰性化する．

本例では骨髄生検でもホジキン病の浸潤を認めたため，臨床病期はⅣBであり，初期治療はABVD療法を6コースが標準である．

解 答	
問題1	b
問題2	c
問題3	c

レベルアップをめざす方へ

　ホジキン病は高い治癒率が期待できる血液腫瘍である．現在では，ホジキン病の治療の目標は治癒だけではなく，治癒後の優れたQOLとなってきている．抗癌剤や放射線治療の晩発性の副作用として，二次発がん・不妊・心機能障害・肺機能障害・甲状腺機能障害があげられる．

　二次発がんのうち血液悪性腫瘍はアルキル化剤の使用量と深く関連している．ホジキン病の場合，MOPP療法では発がんが有意に多いが，ABVD療法では発がんは増加しない．固形腫瘍は放射線療法と関連し，放射線照射部位に癌の発生が増加する．不妊はアルキル化剤の使用と関連している．心機能障害は縦隔への放射線照射時に心臓へ照射されることによるものやアドリアシンによる心筋障害が原因となる．ブレオマイシンの投与や肺への放射線照射による間質性肺炎および肺機能障害が起こりうる．甲状腺機能障害は頸部への放射線照射が原因となる．

　これらの晩発性副作用の面から現在ではMOPP療法ではなくABVD療法が化学療法の第一選択となっており，また放射線照射の適応や照射範囲も十分に考慮されている．

［菅原　浩之／金倉　　譲］

疾患 16 いつから治療するの？

問題編

● 症例呈示

症例：K.T. 61歳 男性
主訴：体重減少
家族歴：母；子宮頸癌で死亡，父：胃癌で死亡．
既往歴：25歳時，虫垂炎にて手術を受けた．他，特記事項なし．
嗜好品：タバコ 20本/日 40年間．機会飲酒．
現病歴：平成12年7月体重減少（54kg：平成12年1月では56kg），めまい感（ふらふら感）を覚え，近医受診した．白血球60,000，その他，精密検査の結果，慢性リンパ性白血病との診断を受けた．その後，さらに体重が減少し（48kg），リンパ節腫脹が進行するため，平成13年8月，当院へ紹介となった．
初診時現症：身長167cm，体重48kg，体温36.9℃，血圧108/56，脈拍78整，呼吸数15/分，意識清明，栄養状態：やややせ型，表在リンパ節：全身に弾性硬のリンパ節を認める．右頸部に径2cmのリンパ節2個，左頸部の径2cmを1個，両腋窩に径5cmを各1個，左肘に径1.5cmを1個，両鼡頸部に径4cmを各1個触知した．眼瞼結膜に軽度の貧血を認める．眼球結膜に黄染を認めない．心音・呼吸音異常なし．腹部 平坦・軟．肝臓・腎臓・脾臓触知せず．神経学的所見 異常なし．
検査所見：
　検尿：蛋白（−），糖（−），沈渣異常なし．
　検便：グアヤク（−），ヒトヘモグロビン（−）．
　検血：RBC 228万/μl, Hb 7.3g/dl, Ht 22.3%, WBC 50,800/μl (Myelo 0.2, Meta 0.2, St 0.8, Seg 4.6, Ly 92.8) Plt 18.5万/μl, GOT 28 IU/l, GPT 22 IU/l, ALP 330 IU/l, LDH 819 IU/l, LAP 93 IU/l, γ-GTP 19 IU/l, T.P. 5.9g/dl, Alb 4.2g/dl, T.B. 0.59 mg/dl, BUN 23 mg/dl, Cr 0.64 mg/dl, UA 6.6 mg/dl, Na 139mEq/l, K 4.5 mEq/l, Cl 105 mEq/l, FBS 97 mg/dl, T.Chol 80 mg/dl, TG 102mg/dl.
　血清：CRP（−），Fe 120（80〜170）mg/dl, TIBC 280（290〜390）mg/dl, フェリテン 382（30〜400）ng/ml, 凝固試験 PT 80%, APTT 33.9/34.3, Fibrinogen 156 mg/dl

● 設問

問題1 本症例における追加すべき検査項目を選択せよ．
(1) 直接クームス試験
(2) NAPスコアー
(3) 心臓超音波
(4) 細胞表面マーカー
(5) 末梢血顕微鏡観察
a (1),(2),(3)　b (1),(2),(5)　c (1),(4),(5)
d (2),(3),(4)　e (3),(4),(5)

問題2 単独で本症が治療の適用となる項目を選択せよ．
(1) 6カ月以内の10%以上の体重減少
(2) 2週間以上の38℃以上の発熱
(3) 10cm以上または進行性のリンパ節腫脹
(4) モノクローナル抗体の出現
(5) 低γグロブリン血症
a (1),(2),(3)　b (1),(2),(5)　c (1),(4),(5)
d (2),(3),(4)　e (3),(4),(5)

問題3 本症の治療として適切なものをひとつ選択せ

よ．
a. フルダラビン
b. アドリアシン
c. 瀉血
d. メルファラン
e. プレドニゾロン

解 説 編

慢性型B細胞性白血病（総論）

　慢性型リンパ球増多症の鑑別は，末梢血のスメアーを観察することが大切である．細胞表面マーカーの所見が補足的に重要である．本症例では，末梢血で増加しているリンパ球は小リンパ球であり，成熟リンパ球であった．細胞表面マーカーではCD19，CD20が陽性であったため，B細胞性リンパ球の増多症であったことが分かった．またCD5，CD23が陽性で，CD10，CD25，CD103は陰性であり，慢性リンパ性白血病と診断することができる．CD5は慢性リンパ性白血病/

表1　慢性型B細胞性白血病

	B-CLL	B-PLL	HCL	MCL	SLVL	FL
表面マーカー						
CD19, CD20	+	+	+	+	+	+
CD5	+	-/+	-	+	-	-
CD10	-	-/+	-	-/+	-/+	+
表面Ig	弱	強	強	中等度	強	強
リンパ節腫脹	+	-	-	+	-	+
脾腫	+/-	+	+	+/-	+	+/-
M蛋白質	-	-/+	-	-	-/+	-
細胞形態	small	前リンパ球	hairy cell	MCL cell	villous	cleft
その他			CD25陽性，ただし亜型では陰性			

B-CLL：B cell chronic lymphocytic leukemia（慢性リンパ性白血病）
B-PLL：B cell prolymphocytic leukemia（前リンパ球性白血病）
　HCL：hairy cell leukemia
　MCL：mantle-cell lymphoma,
　SLVL：splenic lymphoma with villous lymphocytes,
　　FL：follicular lymphoma（濾胞型リンパ腫）

＋　：通常陽性
＋/－：40％以上で陽性
－/＋：40％未満陽性
－　：通常陰性

（J Clin Pathol 42：567, 1989より一部改変）

表2　B細胞性以外の慢性リンパ性白血病

T細胞性

　T細胞性慢性リンパ性白血病－大顆粒リンパ性白血病
　　（T cell chronic lymphocytic lymphoma：T-CLL / large granular lymphocyte leukemia：T-LGLL）

　T細胞性前リンパ球白血病
　　（T cell prolymphocytic leukemia：T-PLL）

　成人T細胞性白血病
　　（adult T cell leukemia/lymphoma：ATLL）

　セザリー症候群
　　（Sezary's syndrome）

NK細胞性

　慢性NK細胞増多症
　　（chronic NK lymphocytosis）

　Aggressive NK cell lymphoma/leukemia

表3 B細胞性リンパ腫（WHO分類）

	CD5	CD10	CD11c	CD19	CD20	CD22	CD23	CD43	CD45	CD79α	SIg	CIg	IgH gene	IgL gene	染色体異常	備考
前駆B細胞性リンパ腫																
リンパ芽球性白血病/リンパ腫 lymphoblastic leukemia / lymphoma	−	+/−	−	+	−/+	+	−	+	+	+	−	−		G/R		CD 13−/+, CD 33−/+ CD 34+/+, HLA-DR+ TdT+, TCR gene G/R
末梢性B細胞性腫瘍																
慢性リンパ球性白血病/小リンパ球性リンパ腫 chronic lymphocytic leukemia / small lymphocytic lymphoma	+	+/−	−/+	+	+	+	+	+	+	+	+	−/+	R	R	trisomy 12 trisomy 13q	SIgM±, SIgD +/−
前リンパ球性白血病 prolymphocytic leukemia	−	−	−/+	+	+	+	−	−	+	+	+	−/+	R	R		SIgM+, SIgD +/−
リンパ形質細胞性リンパ腫 lymphoplasmacytic lymphoma	−	−	−/+	+	+	+	−	+/−	+	+	+	+	R	R		SIgM+, SIgD−, CD25−/+
マントル細胞リンパ腫 mantle cell lymphoma	+	−/+	−	+	+	+	−	+	+	+	+	−/+	R	R	t(11;14)	SIgM+, SIgD+, κ>λ+ cyclin D1+, bcl-1 gene R
濾胞性リンパ腫 follicular lymphoma	−	+/−	−	+	+	+	−/+	−	+	+	+	−/+	R	R	t(14;18) [70-90%]	CD21+, bcl-2+ bcl-2 gene R
MALT随伴性辺縁帯リンパ腫 marginal zone B-cell lymphoma of mucosa associated lymphoid tissue (MALT)-type	−	−	+/−	+	+	+	+	−	+	+	+	−/+	R	R	t(1;14) t(11;18)	
節性辺縁帯リンパ腫 nodal marginal zone B-cell lymphoma	−	−	+/−	+	+	+	+	−	+	+	+	−/+	R	R		
脾辺縁帯リンパ腫 splenic marginal zone B-cell lymphoma	−	−	+	+	+	+	−	−/+	+	+	+	−	R	R		
有毛細胞白血病 hairy cell leukemia	−	−	+	+	+	+	−	−/+	+	+	+	−/+	R	R		CD25+, CD103+
びまん性大細胞性リンパ腫 diffuse large B-cell lymphoma	−/+	−/+	−/+	+	+	+	−/+	+/−	+	+	+/−	−/+	R	R		
バーキットリンパ腫 Burkitt lymphoma	−	+	−	+	+	+	−	+/−	+	+	+	−/+	R	R	t(8;14) t(8;22) t(2;8)	SIgM+, TdT−, c-myc gene R
形質細胞腫 plasmacytoma	−	−	−	−	−	−	−	+/−	−/+	+/−	−	+	R	R		CD38+, CD56+, EMA−/+ HLA-DR+
形質細胞性骨髄腫 plasma cell myeloma	−	−	−	−	−	−	−	+/−	−/+	+/−	−	+	R	R		CD38+, CD56+, EMA−/+ HLA-DR−/+

SIg : surface immunoglobulin
CIg : cytoplasmic immunoglobulin
IgH : immunoglobulin heavy chain
IgL : immunoglobulin light chain
TdT : terminal deoxynucleotidyl transferase
HLA-DR : human leukocyte antigen-DR
TCR : T cell receptor
SIgM : surface immunoglobulin D
κ : immunoglobulin light chain κ
λ : immunoglobulin light chain λ
EMA : epithelial membrane antigen

+ : 陽性　　± : 陽性・陰性両方のことがある
+/− : 陽性のことが多い　　G : 胚芽型
−/+ : 陰性のことが多い　　G/R : 胚芽型のことが多い
− : 陰性　　R : 再構成型

小リンパ球性リンパ腫とマントル細胞リンパ腫で陽性であることが良く知られている．これに対して，同じ小/中間細胞型でも，前リンパ球性白血病，有毛細胞白血病などはCD5陰性である．CD23は慢性リンパ性白血病と前リンパ球性白血病で陽性であることが特徴であり，それぞれの鑑別に役立つと考えられる．慢性型B細胞白血病を表1に示した．参考に慢性型T/NK細胞性白血病/増多症を表2に一覧した．細胞表面マーカーによる鑑別が可能な疾患もあり，表3に示した．

疾患概念（慢性リンパ性白血病）

広義の慢性リンパ性白血病（chronic lymphoid leukemia：CLLs）は，成熟リンパ球が腫瘍性に末梢血中に増殖している病態群であり，単一疾患でなくそのような疾患の総称である．このうちの90%を占めるB細胞性慢性リンパ性白血病（chronic lymphocytic leukemia：CLL, B-CLL）がCLLsのなかの代表的疾患である．このCLL（B-CLL）は，末梢血，骨髄およびリンパ節における小型，円形のB細胞性リンパ球が増加している状態である．一般にCD5，CD23が細胞表面に発現している．末梢血に出現せず，リンパ節にとどまる場合小リンパ球性リンパ腫（small lymphocytic lymphoma）と呼ばれる．CLLの発症は50歳以上に多く，男性に多い（男：女=2：1）．

1．病因（まだ，不確定な部分が多く，血液の専門医を目指す方のみ，参考にしてください）

家族性発症の報告もあるが，原因遺伝子はまだ同定されていない．欧米では，白血病の約30%を占めるが日本人には稀であり，遺伝的素因の関与はあると考えられている．最もしばしば見受けられる染色体異常は12番染色体（trisomy of chromosome 12）であり，約15%（論文により8〜62%の幅がある）に認められる．また，13q14（RB遺伝子またはその近傍）の転座を約半数で認めるとの報告もあるが，これらの遺伝子と病態の関連についてはまだ不明である．一方，アポトーシス（apoptosis）の異常がCLL細胞に認められ，将来はCLLの病態・病因についても明らかにされるかもしれない．

2．症候

ほとんどの方は無症状である．健康診断，その他の疾患のフォローのための採血で発見されることが多い．しばしば，全身倦怠感，発熱，体重減少を訴える方もいる．また，自己免疫性溶血性貧血（autoimmune hemolytic anaemia），感染，脾腫，肝臓腫大，リンパ節腫大を認めることもある．稀に，リンパ節外増殖やM蛋白の出現を認める．約80%に染色体異常を伴う．12番染色体（trisomy of 12），13q14欠損，17p欠損，11q欠損などの異常が認められる．17番染色体短腕の欠損と11番染色体長腕の欠損は予後不良マーカーである．

3．診断

FAB分類では，10,000/μl以上の成熟Bリンパ球が持続的に存在することが診断基準になっており，5,000〜10,000/μlでは免疫学的検査や免疫グロブリン遺伝子の検査により，B細胞の単クローン性増殖を証明する必要がある．また，診断には末梢血スメアー観察が大切であり，一般には成熟リンパ球5,000個/μl以上が4週間以上持続することが基本である．表4にNational Cancer Institute Working Group（NCI-WG）の診断基準を示す．リンパ球数5,000個/μl以上が4週間以上持続し，CD5とCD19が陽性の細胞の増殖があればB-CLLを疑うことになる．さらに細胞表面の免疫グロブリンがκまたはλの一方を発現していることで診断される．典型的な症例での診断はさほど難しくないが，一部の非典型例では，しばしば他の慢性B細胞白血病（表1）との鑑別が困難となる．その場合，細胞表面マーカーによるCLLスコアーが参考になる（表5）．CD2$^+$，CD3$^+$，CD19$^-$，CD20$^-$であればT細胞性を，CD3$^-$，CD19$^-$，CD56$^+$であればNK細胞性を考えるべき（表2）であるが，多くは

表4　B-CLLの診断基準

1●末梢血リンパ球数は5,000/μl以上，4週間以上の持続，さらに形態学的にリンパ球は分化したリンパ球であること
2●骨髄は正または過形成であり，リンパ球は30%以上あること
3●単クローナル性B細胞性表面形質を示し，細胞表面免疫グロブリン弱陽性であること．重要なことはCD5陽性であること．

表5 CLL スコアー

Marker	CLL	score	other B-cell leukaemias	score
SIg	Weak	1	Strong	0
CD 5	Positive	1	Negative*	0
CD 23	Positive	1	Negative	0
CD 79b/CD 22	Weak	1	Strong	0
FMC 7	Negative	1	Positive	0
		CLL score 4〜5	Usual score	0〜2

*Except mantle cell lymphoma　(Leukemia 8:1640-1645, 1994より)

表6

1● Rai 分類

病期		分類基準
low risk	0	末梢リンパ球≧15,000/μl かつ 骨髄リンパ球≧40%
intermediate risk	I	病期0＋リンパ節腫大
	II	病期0＋脾腫または肝腫
high risk	III	病期0＋貧血（Hb＜11g/dl または Ht＜33%）
	IV	病期0＋血小板＜10万/μl

2● Binet 分類

病期	分類基準
A	リンパ球増加（末梢血≧4,000/μl かつ 骨髄≧40%） 腫大領域2ヵ所以下*
B	病期A＋腫大領域3ヵ所以上*
C	Hb＜10g/dl または 血小板＜10万/μl

* 腫大領域は，頸部，腋下部，鼠径部のリンパ節（左右を問わない）と，脾，肝．したがって，腫大領域は0〜5ヵ所のいずれか．

表7 B-CLL の Active disease の診断基準

1●(a)〜(d) のうちひとつ以上を満たすとき
　(a) 6カ月以内の10％以上の体重減少
　(b) PS (performance status) が2点ないしそれ以上の状態
　　（労働ができず，家事など日常の作業ができない状態）
　(c) 2週間以上の38℃以上の発熱の持続
　(d) 感染症を伴わない夜汗
2●貧血や血小板減少の進行などの骨髄機能障害の所見
3●ステロイド抵抗性の自己免疫性の貧血や血小板減少
4●左季肋下6cm以上の脾腫，または進行性の脾腫
5●10cm以上または進行性のリンパ節腫脹
6●2ヵ月で50％以上または6ヵ月以下で2倍以上の進行性リンパ球増加
7●低γ-グロブリン血症や単クローナル蛋白の出現は以上の1●〜6●が存在しないのであれば重要ではない．

形態・症候などで鑑別が可能である．

4．治　療

　CLL の大部分は予後良好であり，治療の適用はない．予後を知るうえで表6に示した Rai 分類と Binet 分類が有用である．Rai 分類で病期0, Binet 分類で病期Aといった low risk 群では，平均生存期間10年以上であり，一般には治療の適用はない．有症状であったり病期の進行例には治療の適用が検討される．また，CD38陽性例や先述の予後不良染色体の出現などの予後不良因子を認めた場合には注意が必要である．

　また，NCI では表7に示したような活動性を認めた症例では治療が必要であると考えられている．

　治療は，まずフルダラビンによる治療が検討されるべきである．フルダラビンは，かつて第一選択薬であったクロラムブチルの効果が同等であるうえ，強い骨髄抑制を起こすことなく，症状・病状を改善する．フルダラビンに反応しない例や効かなくなった例では，多剤併用療法（フルダラビン＋シクロホスファミド，CHOPなど）が試みられている．また，これらの治療

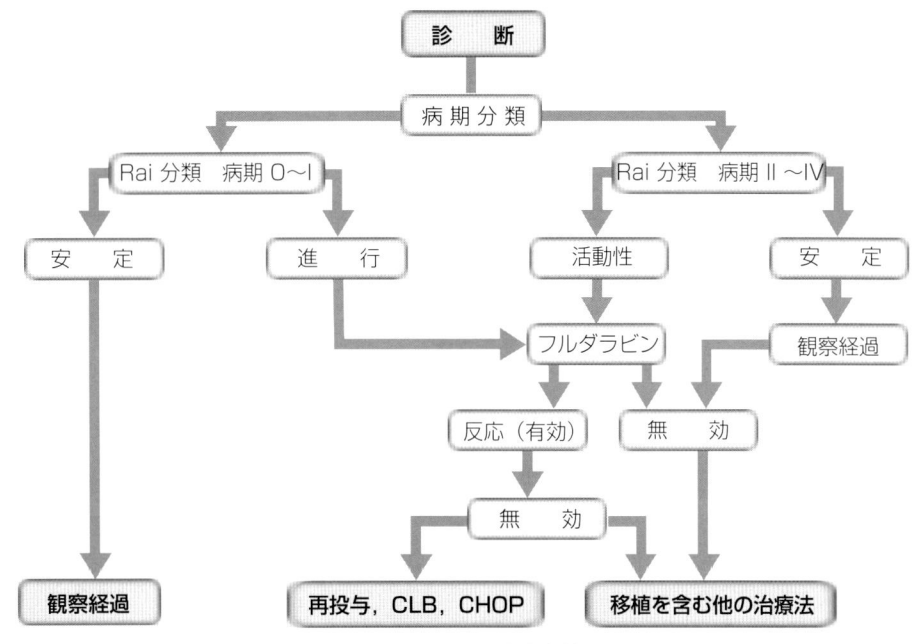

図1　CLLの治療方針

により治癒を望むことは難しいので，自己造血幹細胞移植やときには同種幹細胞移植も試みられることもある．一般的治療方針を図1に示す．

5．類縁疾患

類縁疾患・鑑別疾患については前述し，表1～3に示したが，いくつかの疾患について概説する．

1）前リンパ球性白血病（prolymphocytic leukemia：PLL）

prolymphocyteが末梢血で55％を超え（通常70％を超えている），巨大脾腫を伴うことが多い．また，リンパ節腫脹を伴わず，60歳以上の高齢者に多い．CD19，CD20，CD22は陽性だが，CD5陽性は1/3例にのみ認められる．貧血・血小板減少が約半数で認められる．しばしば血清中にM蛋白を認める．

2）hairy cell leukemia（HCL）

突起を有する特徴あるhairy cellを末梢血や骨髄に認める．脾臓に浸潤し，巨脾を認める．一般にはリンパ節腫脹を認めない．CD11c，CD25，CD103陽性が特徴である．また汎血球減少を伴うことが多く，診断が遅れることがある．クラドリビンわが国ではJapanese Variantと呼ぶ亜型が多く，この型では目玉焼き様の大リンパ球の形態をし，CD25陰性を特徴としている．クラドリビン・α-インターフェロンが有効なことがあり，診断は重要である．

3）混合細胞型（CLL/PL）

典型的B-CLLに加えて大型のprolymphocyte（赤血球の2倍以上の大きさで，顆粒をもたない）の割合が10％以上55％未満である例を，CLL/PLと呼ぶことがある．臨床像はB-CLLに類似しているが，稀にPLLに移行する症例もある．また，B-CLLから混合型に移行することもある．

4）splenic lymphoma with villous lymphocyte（SLVL, splenic marginal zone lymphoma）

HCLと類似した臨床像を呈し，CD5陰性，CD11c陽性であることが多い．SLVLは，末梢血にvillous lymphocyte（細胞表面に細かい突起，surface villiをもつ）を認める．AIHAを合併することがある．1/3例では少量のM蛋白を認める．本疾患は稀で，リンパ性悪性疾患の1％以下であるが，CD5陰性の慢性B細胞性白血病では，鑑別疾患に含めるべきである．

5）その他のB細胞性白血病

B細胞性の悪性リンパ腫のleukemic changeは，しばしば非ホジキンリンパ腫で生じる．leukemic changeにより病期はIV期（Ann Arbor分類）となり，予後不良である．

6）T細胞性前リンパ球性白血病（T-PLL）

PLLの20％はT細胞性であり，ほとんどはCD4陽性CD8陰性である．形態学的にはB-PLLと鑑別できず，臨床像も類似しているが，リンパ節腫脹を伴う点が異なる．

7）顆粒リンパ球増多症（T-GLPD, NK-GLPD）

アズール顆粒を伴ったリンパ球の増加性疾患である．T細胞性とNK細胞性がある．T細胞性では，ほとんどがCD8陽性CD4陰性であり，しばしば赤芽球癆（PRCA）を合併する．NK細胞性（NK-GLPD, chronic NK lymphocytosis）では，しばしばEBウイルス関連の急激進行型NK細胞性リンパ腫/白血病（aggressin NK-cell lymphoma/leukemia）との鑑別が困難なことがある．NK-GLPDではCD11b, CD57, CD69が陽性であることが多く，鑑別に役立つことがある．

患者の生活指導，その他（インフォームドコンセント）

ほとんどの患者さんは50歳以上で病期も進行しておらず，「白血病」という病名の印象と異なった経過を期待できる．また，わが国でもフルダラビンの使用が可能になったことで，比較的副作用の少ない化学療法も可能になった．したがって，ほとんどの症例では，長期にわたって通常の社会生活を営むことが可能である．日常生活のなかで，また外来診察のなかで，治療のタイミング（病期と活動性）を逃さないことが大切である．また，AIHA, Richter syndrome（CLLの3.6％に合併する高悪性度の悪性リンパ腫）などの合併症も経過観察のうえでは留意すべきことである．

問題の解説および解答

問題1 B-CLLの診断は，比較的容易であることが多い．しかし，鑑別疾患には鏡検が大切である疾患が多く，末梢血の観察は習慣づけるべきである（問題1の5））．合併症では，AIHAなどの鑑別（問題1の（1））も心掛けたい．CD5陽性などの特徴があるので表面マーカーは行われるべきである．増加している白血球のほとんどはリンパ球であるため，慢性骨髄性白血病（CML）の診断に必要なNAPスコアーは，この時点では必要ではない．

問題2 治療の適用は，図1に示したように病期（表6）と活動性（表7）が大切である．

問題3 フルダラビンが第一選択薬である．次に（または同等に）クロラムブシルが選択薬である．

```
解 答
問題1  c
問題2  a
問題3  a
```

レベルアップをめざす方へ

「白血球数が5万です」と院内や院外の検査室から連絡が入り，びっくりしたりあわてない医師はほとんどいないであろう．最近ではこのようなとき，検査室の技師が（指示がなくとも）末梢血スメアーを観察していることが多く，「CLLだと思います」とか「CMLみたいです」と教えてくれることもある．しかし医師自らも鏡検し，AML, ALLではないことを確認したいものである．また50歳以上の男性に多いため，今までに健康診断を受けていることが多く，白血球数の推移を知ることは一般に容易である．

一度は必ず専門医に見せるべき疾患であるが，慢性の経過を示すことも多く，専門医の診察はさほど頻回でなくても構わない場合も多いと思われる．専門医以外でも病期分類や活動性の評価はある程度可能であると思われる．

染色体など予後を予測するマーカーが，次第に明らかにされており，また治療法も進歩しており，定期的に専門医への受診は必要であると思われる．

［森　　清／押味　和夫］

疾患 17 ふつうの目眩？

問題編

● 症例呈示

症例：D. Y. 67歳 男性
主訴：目眩
家族歴：特記事項なし
既往歴：特記事項なし
嗜好品：タバコ 20本/日 40年間
現病歴：平成11年春頃より，ときどき動悸や息切れを感じることがあった．近医での血液検査にて軽度の貧血を指摘された．平成12年になり，目眩を感じることが多くなった．耳鼻咽喉科にて精査されるも耳鼻科的異常は指摘されなかった．ただし，貧血（Hb 8.6g/dl）を認め当科紹介となった．
初診時現症：身長168cm，体重65kg，体温36.4℃，血圧156/92mmHg，脈拍96/分・整，意識清明，栄養良，表在性リンパ節 頸部・腋・鼠径部 触知せず，眼瞼結膜 貧血様，眼球結膜 黄染なし，心音・呼吸音 異常なし，腹部 平坦・軟，圧痛（−），腫瘤（−）．肝脾腫なし．
検査所見：
検尿：蛋白（−），糖（−），沈渣 R 1-0-1, W 1-0-0, 円柱（−）
検便：グアヤック（−），ヒトヘモグロビン（−）
赤沈：1時間値 152mm，2時間値 160mm
検血：RBC 293万/ml, Hb 8.9 g/dl, Ht 25.7％, WBC 9,100/ml（St 9, Seg 31, Mo 9, Eo 4, Ba 1, Ly 46），網状赤血球数 10‰，好中球アルカリフォスファターゼ（NAP）陽性率 85（80〜100）％，NAPスコア 205（150〜280），Plt 31.1万/ml
末梢血塗抹標本：図1に示す．
生化学：GOT 10 IU/l, GPT 8 IU/l, ALP 181 IU/l, LDH 381 IU/l, LAP 25 IU/l, γGTP 15 IU/l, T. P. 8.5 g/dl, Alb 3.5 g/dl, T. B. 0.5 mg/dl, D. B. 0.4 mg/dl, BUN 19 mg/dl, Cr 1.7 mg/dl, UA 5.7 mg/dl, Na 139 mEq/l, K 4.0 mEq/l, Cl 99 mEq/l, Ca 4.2 mEq/l, P 4.0 mEq/l, FBS 110 mg/dl, T. Chol 290 mg/dl, TG 74 mg/dl, HDL-Chol 29 mg/dl
血清：CRP＜0.2 mg/dl, Fe 86 mg/dl, TIBC 265 mg/dl, ferritin 103 ng/dl
血清蛋白分画：T. P. 8.5 g/dl, Alb 39.4, α1-Glb 4.3, α2-Glb 13.7, β-Glb 9.5, γ-Glb 33.1 ％
胸部X線：CTR 52％，肺野 異常なし

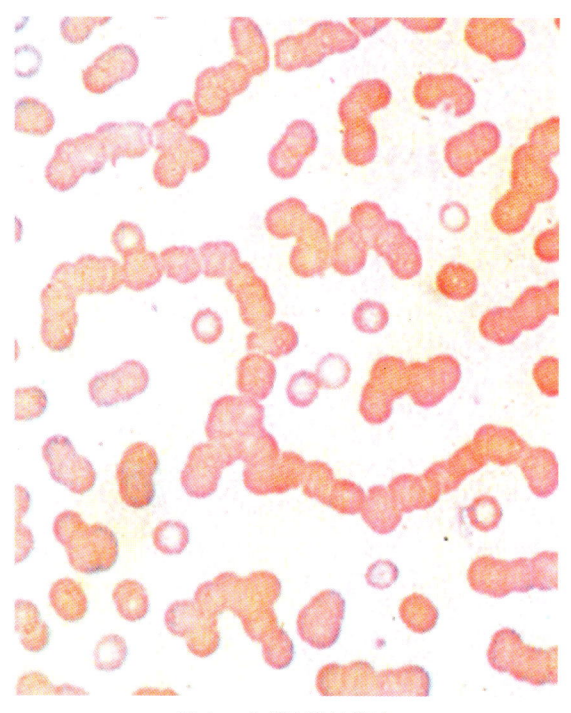

図1 末梢血塗抹標本

腹部エコー：肝臓 やや腫大，胆嚢・膵臓・腎臓異常なし，腹水（−）
脾臓 中等度腫大（8 cm×8 cm）

設 問

問題1 本症の診断に有用な検査項目を選択せよ．
(1) 骨髄穿刺検査
(2) 血清免疫グロブリン値
(3) 末梢血リンパ球表面抗原解析
(4) 血清中エリスロポエチン値
(5) 染色体分析
a (1), (2), (3)　b (1), (2), (4)　c (1), (3), (5)
d (2), (3), (5)　e (3), (4), (5)

問題2 本症に多い合併症を選択せよ．
(1) 黄疸
(2) 出血傾向
(3) 視力障害
(4) 腎不全
(5) 精神神経症状
a (1), (2), (3)　b (1), (2), (4)　c (1), (3), (5)
d (2), (3), (4)　e (2), (3), (5)

問題3 本症の治療として適切なものを選択せよ．
(1) 多剤併用化学療法
(2) γグロブリン製剤
(3) 血漿交換療法
(4) メルファラン
(5) インターフェロンα
a (1), (2), (3)　b (1), (2), (4)　c (1), (3), (4)
d (1), (3), (5)　e (3), (4), (5)

解 説 編

原発性マクログロブリン血症について

鑑別診断のための重要ポイント

めまいがひとつには貧血によるものであろうと考えられれば，貧血の鑑別診断をする必要がある．Hb 8.9g/dl, Ht 25.7％, RBC 293万/mm³であることより，MCV＝87.7um³, MCHC＝30.3％であり正球性正色素性貧血である．

1．正色素性貧血

正球性正色素性貧血の鑑別診断として，表1に示す．
急性貧血は急激な出血により起こるが，本例では現病歴および検査所見で出血を示唆する所見はない．溶血性貧血あるいは骨髄占拠性病変が考えられる．しかし，網状赤血球数が6％，絶対数にして1.7万/mm³と正常よりも低下している．したがって，溶血性貧血も考えにくいことより，骨髄占拠性病変が疑われる．

2．骨髄占拠性病変，高蛋白血症と過粘稠度症候群

末梢血塗抹標本（図1）からは，赤血球連鎖形成（rouleaux formation）が見られることより，血清粘稠度の高いことが伺われる．めまいを起こすもうひとつの原因として，過粘稠度症候群による可能性も考えられる．

診断確定のために，まず高蛋白血症（T.P. 8.5g/dl）があるので，血清蛋白分画検査を行う．このとき，必ず血清蛋白電気泳動図を付けてもらうことを忘れない

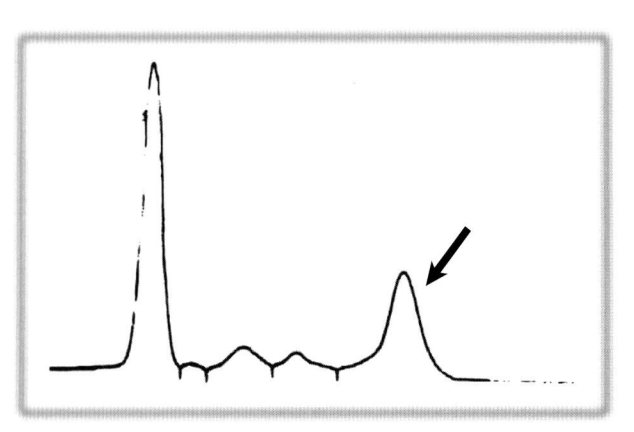

表1 正球性正色素性貧血の分類

1．急性貧血
2．溶血性貧血
3．骨髄の低形成
　1）再生不良性貧血
　2）腎性貧血
　3）骨髄内での腫瘍細胞の増生
　4）内分泌腺の異常

図 2

こと．電気泳動図を見ることにより，Mスパイクがあるかどうか分かる．Mスパイクが見られれば，M蛋白血症が考えられる．本症例では，図2の矢印の示すごとくMスパイクが認められた．M蛋白のタイプを診断するために，血清免疫グロブリン定量と血清免疫電気泳動検査を行う．本症例では，IgG 1,134（870〜1,700）mg/dl，IgA 156（110〜410）mg/d，IgM 2,524（33〜190）mg/dlであった．血清免疫電気泳動検査にて，抗μ鎖抗体および抗κ抗体に対してM bowを認めた．以上より，血清中にIgM, κ型のM蛋白が存在することが分かった．

確定診断は，このM蛋白を産生する細胞を同定することである．骨髄穿刺検査にあたっては，高齢者の場合は必ず胸骨より穿刺を行うように心がける．腸骨よりの穿刺では十分なる骨髄所見を得られないことが多い．骨髄穿刺液から骨髄塗抹標本作製に加えて，骨髄単核球分画の表面抗原解析を必ず行う．リンパ球系腫瘍では，腫瘍細胞の同定に表面抗原の解析は必須である．本症例の骨髄穿刺所見は，有核細胞数18万/μl，巨核球65/μl，M/E比1.3，形質細胞様細胞16.8％．骨髄単核球細胞分画の表面抗原解析では，CD19$^+$：20.5％，CD20$^+$：18.4％，CD21$^+$：22.1％，CD19$^+$CD5$^+$：0.6％，SmIgM$^+$：22.6％，Sm κ$^+$：20.8％，Sm λ$^+$：1.2％，CD38^{++}：0.5％，CD138$^+$：0.2％であり，成熟B細胞でSmIgM$^+$κ$^+$の細胞が約20％存在することが分かる．この段階でマクログロブリン血症と診断できる．この細胞はCD38^{++}（強陽性）ではなく，CD138$^+$でもないことより形質細胞ではない．また，CD19$^+$CD5$^+$でないことより，慢性リンパ球性白血病（chronic lymphocytic leukemia, CLL）の腫瘍細胞と異なると考えられる．最後に，単クローン性の証明は，PCR法で簡便に行うことができる．加えて，末梢血単核球の表面抗原解析を行って，末梢血中にはマクログロブリン血症腫瘍細胞がほとんど存在しないことを確認することも大切である．逆に，末梢血中にSmIgM＋の成熟B細胞（単クローン性）が多く存在する場合は，CLLとの鑑別が難しくなる．

リンパ節腫大が全身性に認められる場合には，リンパ節生検を行い，組織学的検査，免疫染色およびリンパ節細胞の表面抗原解析を必ず行って病態把握に努める．血清中にIgMのM蛋白が認められたからすぐにマクログロブリン血症と診断するのではなく，IgMのM蛋白を産生している単クローン性細胞を同定することで診断がなされることを銘記すべきである．

マクログロブリン血症（macroglobulinemia）について

1．疾患概念

1944年にWaldenströmは血清中に単クローン性の五量体IgM（マクログロブリン）が著明に増加している病態をはじめて報告した．その名をとって，Waldenström macroglobulinemiaとも呼ばれる．IgMを産生する細胞は成熟B細胞であり，マントル層B細胞由来と考えられている．形態学的には形質細胞様リンパ球であり，リンパ組織および骨髄で増殖する．発症年齢は40歳以上で60歳台に多く，30歳台には稀である．男女比は約2：1で男性に多く，寒冷地に多い傾向がある．頻度は骨髄腫の約1/10以下である．

2．病　　因

IgMを産生する腫瘍性B細胞の腫瘍化の機構は分かっていない．特異的な遺伝子変異も明らかにされていない．腫瘍細胞はマントル層成熟B細胞由来と考えられている．成熟B細胞が抗原刺激を受けて胚中心B細胞へと分化する経路とは異なるB細胞の段階で腫瘍化したものと考えられている．その根拠は，1）産生する免疫グロブリン（Ig）がIgMであること，2）IgH鎖遺伝子のDNA塩基配列の検討結果から抗原刺激を受ける前の段階と考えられる，ことによる．この点では，慢性リンパ球性白血病（CLL）や濾胞性リンパ腫（follicular lymphoma）との異同が問題になることがある．

Igを産生する腫瘍細胞に骨髄腫細胞があるが，骨髄腫細胞はIgG，IgA，IgDなどを産生し，胚中心B細胞への分化過程を経た細胞から腫瘍化したと考えられている．

3．症　　候

初発症状としては，無症状で検診などで偶然に高蛋白血症で発見されることが多い．ほとんどの症例で，全身倦怠感を訴える．進行は緩徐である．腰痛あるいは病的骨折などは少ない．鼻出血などの出血傾向および視力障害を訴えることが多い．ときに，肝脾腫による腹部膨満感で始まることもある．

表2　IgMのM蛋白産生疾患

1．原発性マクログロブリン血症
2．慢性リンパ球性白血病（B細胞型）（CLL）
3．H鎖病
4．良性単クローン性γグロブリン血症（BMG）
5．骨髄腫の一部
6．悪性リンパ腫
7．慢性炎症に随伴するもの

146 II. 疾 患 編

表3 マクログロブリン血症の症状

1. 腫瘍細胞増殖による症状
　1) 肝腫大
　2) 脾腫
　3) リンパ節腫大
　4) 貧血

2. 腫瘍細胞から産生されたM蛋白（IgM, マクログロブリン）による症状
　1) 高粘度症候群
　　a) 出血傾向：紫斑, 鼻出血, 消化管出血, 血尿
　　b) 神経症状：頭痛, めまい, 視力障害, 意識障害, けいれん
　　c) 循環器障害：うっ血性心不全
　2) ニューロパチー
　3) 腎障害
　4) 寒冷過敏症, 寒冷凝集素症

主要症状として，骨髄への異常リンパ球浸潤による貧血からの症状と，リンパ節腫大や肝脾腫などの臓器腫大によるものとがある．進行すると，IgM高値による過粘稠度症候群（hyperviscosity syndrome）をきたす．IgMは五量体で分子量が大きく，血管外への涌出がなくほとんど血管内へ留まるため，IgM産生が高まると容易に高IgMとなり過粘稠度となりやすい．具体的には，眼底出血，網膜静脈の拡張（ソーセージ様）と蛇行に基づく視力障害（fundus paraproteinemia），出血傾向，精神神経症状あるいは心不全を呈する．

病気が進行すると，貧血の進行とともに血小板減少が増悪する．凝固因子活性低下（高IgMにより凝固因子の活性が抑制される）と合わせて出血傾向が強度になる．高齢者では，血液の粘稠度が増すと容易に心不全を引き起こし致命的となる．

また，M蛋白のIgMに寒冷凝集素活性がある場合がある．このときには，寒い冬場に手足のしびれなどの寒冷過敏を生じる．

マクログロブリン血症の症状は表3にまとめてある．

4. 診 断

血清中にIgMのM蛋白が存在し，骨髄穿刺検査にて単クローン性成熟B細胞が増加しており，それを表面抗原解析法にて確認できれば診断できる．通常，IgM 1,500mg/dl以上あることが多い．しかし，血清中のIgMが高値でなく，末梢血中に単クローン性B細胞を多く認める場合には，CLLあるいは濾胞性リンパ腫の白血化との鑑別が難しくなることもある．

5. 治 療

マクログロブリン血症と診断されたからといってすぐ治療するわけではない．通常は，血清IgM値が2,000mg/dl以下で貧血も軽度ならば経過観察でよい．血清IgM値が3,000mg/dl以上の高値あるいは貧血が中等度以上（Hb 9.0 g/dl以下）であれば，化学療法を開始する．

1) 化学療法

通常，シクロホスファミド，メルファランあるいはクロラムブシルなどのアルキル化剤を少量持続投与することが多い（ただし，日本ではクロラムブシルは認可されていない）．多剤併用療法として，VCMmPSL（ビンクリスチン＋シクロホスファミド＋メルファラン＋メチルプレドニゾロン）療法あるいはCVP（シクロホスファミド＋ビンクリスチン＋プレドニゾロン）療法などがある．奏効率は約60％位であり，平均生存期間は約3～4年である．

2) 血漿交換療法（plasmapheresis）

過粘稠度症候群が明らかな場合には，積極的に血漿交換療法を行う．効果は一時的ではあるが，症状は軽快する．出血傾向および精神症状の改善が見られる．

6. 予 後

経過はゆっくりと進行する．化学療法に対する感受性は骨髄腫に対するそれと同程度で高くなく，次第に薬剤抵抗性となる．骨髄腫と異なる点は，五量体のIgMが血清中に増加することで容易に過粘稠度症候群を惹起しやすいことである．このため，高齢者では心不全などの致命的症状を生じやすい．

● 問題の解説および解答

本症例は，目眩というありふれた症状を初発症状と

している．血液検査より中等度の貧血，正色素性貧血があり，目眩の原因の一つに貧血が考えられる．加えて，末梢血塗抹標本で赤血球連鎖形成が見られ，血清蛋白検査で高蛋白血症である．目眩のもうひとつの原因として血液の過粘稠度によることも考えられる．正色素性貧血の鑑別診断として，骨髄占拠性病変の有無，免疫グロブリン産生細胞の存在などを考えると，骨髄穿刺検査，血清免疫グロブリン値，末梢血リンパ球表面抗原解析が確定診断に有用である．γグロブリン領域にMスパイクがあり，IgMが高値であることより，マクログロブリン血症が疑われる．確定診断は骨髄穿刺検査で，形質細胞様リンパ球の増加があり，表面抗原解析検査でその細胞が成熟B細胞と同定された．CLLとの鑑別に末梢血リンパ球表面抗原解析は有用である．

マクログロブリン血症の合併症としては，出血傾向，視力障害あるいは精神神経症状がある．腎不全を引き起こすことは少ない．

本症の治療としては，アルキル化剤のメルファランおよびそれを含んだ多剤併用化学療法が行われている．過粘稠度症候群が明らかであれば，積極的に血漿交換療法を行う．本症にはインターフェロンαは基本的には適用になっていない．γグロブリン製剤を使用することはない．

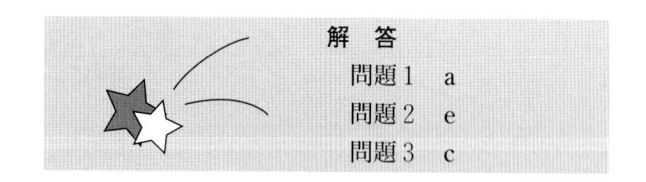

```
解　答
　問題1    a
　問題2    e
　問題3    c
```

レベルアップをめざす方へ

専門医でなくてもどこまで外来診療が可能か？

血清IgM値が高値でなく（IgM 2,000 mg/dl以下），貧血も軽度（Hb10.0 g/dl以上）であれば，化学療法をせずに経過観察可能．ただし，このような場合でも必ず骨髄穿刺検査をする，あるいは依頼して，骨髄中のIgM産生の腫瘍細胞がどの程度浸潤しているかを把握しておく．このとき，必ず骨髄単核球分画の表面抗原解析を行う．ただし，血清IgM値が高くなくても，過粘稠度症候群と思われる臨床症状（出血傾向，頭痛・めまいなどの神経症状あるいは心不全など）が認められれば，血液専門医へ紹介する．

また，化学療法後の安定した時期での外来での経過観察も可能である．この場合には，化学療法前後での血清IgM値の減少度合いとともに，骨髄中のマクログロブリン血症の腫瘍細胞の減少度合いについても十分な情報を把握して対応する．外来においては，血液専門医からの維持療法の計画を十分に理解したうえで，血清IgM，Hbなどの血液検査を月1回行い，Hb値の低下傾向あるいはIgM値の上昇傾向が認められたら，血液専門医へ紹介して骨髄穿刺検査などの検査計画を立てる．マクログロブリン血症は今のところ化学療法で寛解に誘導することは難しい造血器腫瘍である．要は，経過観察していて腫瘍細胞の増加が疑われる場合には，必ず骨髄穿刺検査をすることが大切である．

どこまでが専門知識

マクログロブリン血症は，人口10万当たり約0.2人位の発症と稀な造血器腫瘍である．しかし，高齢者で全身倦怠感，目眩あるいは心不全症状を訴える場合には考えなければならない疾患のひとつである．

腫瘍細胞は成熟B細胞なので，B細胞の分化過程などについての知識が必要になる．特に，リンパ球系細胞は形態学的検査だけでは確定診断ができないので，必ず表面抗原解析検査が行われる．加えて，免疫グロブリン（Ig）遺伝子あるいはT細胞抗原受容体（TCR）遺伝子の解析で単クローン性が同定される．これらの知識は決して専門的知識とは言えないのが現状である．逆に言えば，このような知識が十分ない場合は専門医に紹介する．

[河野　道生]

疾患 18 見逃すな！その腰痛

問題編

症例呈示

症例：73歳　男性
主訴：腰痛
家族歴：特記事項なし
既往歴：特記事項なし
嗜好品：喫煙歴，飲酒歴ともなし
現病歴：平成11年11月軽作業中に腰痛を自覚し，近医整形外科を受診し，骨X線で腰椎の圧迫骨折の診断を受け，コルセット装着などの処置を受ける．その後症状は進行しないため放置していたが，平成12年8月健診で総蛋白，γグロブリン，ZTTの上昇を指摘され，当科紹介入院となった．

初診時現症：身長149cm，体重54kg，体温36.4℃，血圧122/80，脈拍78/分・整，意識清明，栄養良，表在リンパ節　頸部・腋窩・鼠径部　触知せず，眼瞼結膜　貧血なし，眼球結膜　黄染なし，心音・呼吸音異常なし，腹部　平坦・軟，圧痛なし，腫瘤なし，肝臓・脾臓・腎臓　触知せず，神経学的所見　異常なし

検査所見：

検尿：蛋白（+），糖（－），

検便：グアヤック（－），ヒトヘモグロビン（－）

検血：RBC 361×10⁴/μl，Hb 11.4 g/dl，Ht 33.0％，WBC 7,200/μl（St 2, Seg 49, Ly 16, Mo 8），Plt 14.0×10⁴/μl

生化学：GOT 15 IU/l, GPT 12 IU/l, ALP 195 IU/l, LDH 132 IU/l, LAP 37 IU/l, γ-GTP 9 IU/l, ZTT 27.7 IU/l, TTT 37.9 IU/l, TP 11.1g/dl, Alb 3.5g/dl, TB 0.8mg/dl, DB 0.1mg/dl, BUN 17mg/dl, Cr 0.8mg/dl, UA 5.9mg/dl, Na 130mEq/l, K 3.6mEq/l, Cl 106mEq/l, Ca 8.9mg/dl, ChE 122mg/dl, FBS 85mg/dl

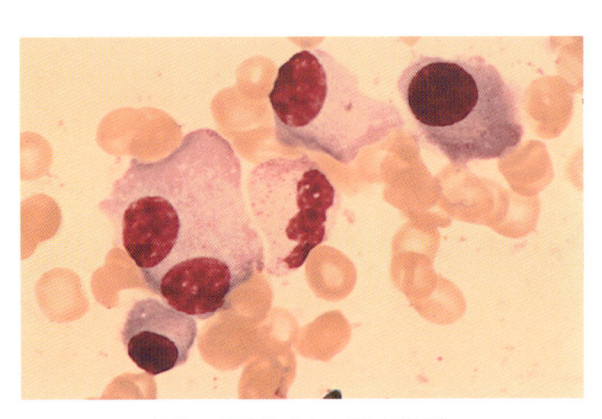

図1　骨髄像（メイギムザ染色）

血清：CRP 0.01mg/dl, IgG 470mg/dl, IgA 4,810mg/dl, IgM 18.6mg/dl,

血清蛋白分画：Alb 38.9, α1-Glb 2.1, α2-Glb 5.4, β-Glb 5.1, γ-Glb 48.5,

凝固検査：PT 88％, APTT 31.3sec, Fib 271mg/dl

動脈血ガス：PaO₂ 81.2mmHg, PaCO₂ 36.8mmHg, PH 7.497, HCO3 27.9mmol/l, BE 4.5mmol/l, SAT 97.6％

骨髄検査：正形成性，図1を参照

胸部X線：肺野異常なし

腰椎骨X線：osteoporosis，複数の腰椎圧迫骨折を認める（図2参照）．

設問

問題1　本症の診断に有用な検査項目を選択せよ．
(1) 骨髄染色体検査
(2) 血清免疫電気泳動
(3) 尿免疫電気泳動

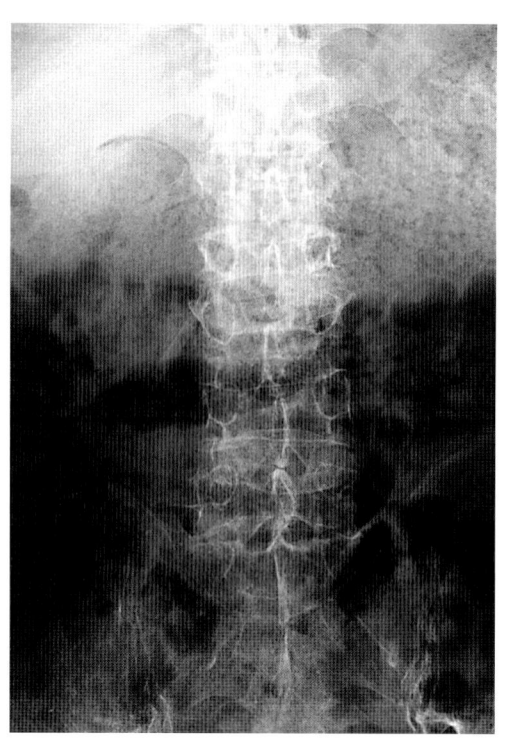

図2　腰椎X線像

(4) 全身骨X線
(5) 血清中可溶性IL-2受容体
a (1), (2), (3)　　b (1), (2), (5)　　c (1), (4), (5)
d (2), (3), (4)　　e (3), (4), (5)

問題2　本症に合併しやすいものをあげよ．
(1) 腎障害
(2) 高カルシウム血症
(3) DIC
(4) 黄疸
(5) アミロイドーシス
a (1), (2), (3)　　b (1), (2), (5)　　c (1), (4), (5)
d (2), (3), (4)　　e (3), (4), (5)

問題3　本症の治療として適切なものを選択せよ．
(1) CHOP療法
(2) 蛋白同化ステロイド
(3) MP療法
(4) インターフェロン療法
(5) 自家造血幹細胞移植を併用した超大量化学療法
a (1), (2), (3)　　b (1), (2), (5)　　c (1), (4), (5)
d (2), (3), (4)　　e (3), (4), (5)

解説編

疾患の概説

多発性骨髄腫（multiple myeloma）は，B細胞分化の最終段階にある形質細胞が，おもに骨髄内で腫瘍性に増殖する疾患である．大多数の症例で，腫瘍性の形質細胞はモノクローナルな免疫グロブリン，あるいは一部である軽鎖（light chain：Bence-Jones蛋白）を産生する．また一部には免疫グロブリンを産生しないものや，産生しても分泌しない例がある．多くの症例で骨病変が存在し，これが痛みの原因となる．腎障害を呈することも重要な特徴で，これが主要な死因の一つである．

特殊な型として，末梢血に20％以上の形質細胞が出現し，かつその絶対数が2×10^9/lを超えるものを形質細胞白血病 plasma cell leukemia，骨髄外に原発する孤立性の形質細胞腫を髄外性形質細胞腫と称する．

病因

真の原因は不明である．原爆被爆者の追跡調査で発症頻度が高いことが明らかになっており，放射線の関与が言われている[1]．また慢性関節リューマチの患者で発症頻度が高いことから，慢性の抗原刺激も関与が疑われている[2]が，いずれも確証を得るには至っていない．

症候

初発症状で頻度が多いものは胸部，腰部，背部の疼痛である．これらは骨病変によるものがほとんどで，脊椎の圧迫骨折により突然の激痛で体動不能となる例も稀ではない．

その他の初発症状としては，全身倦怠感，動悸，息切れなどの貧血による症状や，高カルシウム血症により食欲不振，口渇などが出現し，場合によってはせん妄，傾眠傾向などの意識障害をきたして発見されるこ

ともある.

近年は定期健康診断で尿蛋白の異常,血清総蛋白の増加などを契機に発見されることも多い.

診　　断

1．末梢血液像

約70〜80％の症例で軽度の貧血を認める．血液塗抹標本では連銭形成 rouleaux formation が観察されることが知られている．

2．骨髄所見

骨髄腫の診断は骨髄穿刺により形質細胞の腫瘍性の増殖を認めることで確定する．しかし骨髄腫細胞は骨髄内で集簇して増殖しており，穿刺部位によって骨髄腫細胞の比率が異なっている場合がある．

3．血清所見

一般的には血清中にモノクローナルな免疫グロブリン（M-蛋白）が出現する．それと相関して，血清総蛋白が増加する．しかし，血中にM蛋白の出現しないBJP型や，M蛋白が少量であるIgD型では総蛋白の増加は認めないことが多い．血清蛋白の電気泳動を行うと α2-γ 分画に急峻な立ち上がりを示す泳動パターンが観察される（図3）．

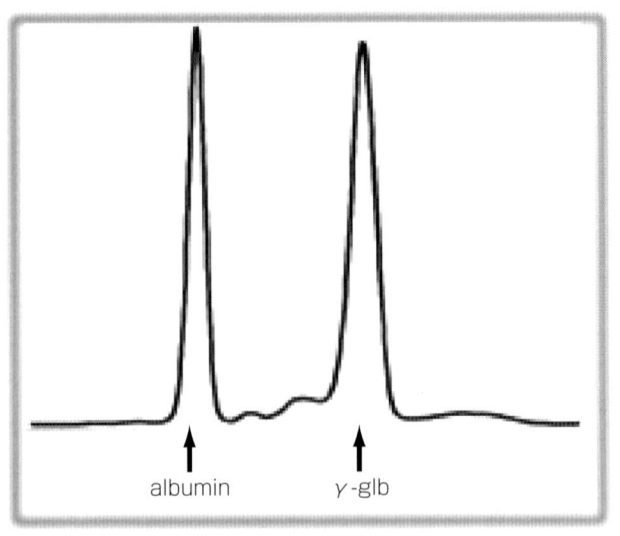

図3　血清蛋白電気泳動像
γ-glb領域にMピークを認める．

表1　多発性骨髄腫の診断基準

1．M蛋白
　　血清：IgG>2.0g/dl
　　　　　IgA>1.0g/dl
　　　　　IgM>0.2g/dl
　　尿：ベンスジョーンズ蛋白>2.0g/日
2．骨髄穿刺あるいは骨髄生検中の形質細胞>15〜20％
3．骨髄融解像

・上記の3項目のうち少なくとも2項目を満たす．
・組織生検により形質細胞腫を確認すれば上記項目を満たさなくともよい．

表2　多発性骨髄腫の病期分類（Durie & Salmonの分類）

	基　　準	骨髄細胞数（×10^{12}/m²）
stage I	次のすべての基準を満たす Hb>10g/dl 血清Ca正常 骨X線像正常または孤立性形質細胞腫 M蛋白量 　IgG　<5g/dl 　IgA　<3g/dl 　尿BJP　<4g/日	<0.6（low）
stage II	stage IでもstageIIIでもない （intermediate）	0.6〜1.2
stage III	次の1つ以上の基準を満たす 　Hb　<8.5g/dl 　血清Ca　>12mg/dl 骨X線像広範な骨融解像 M蛋白量 　IgG　>7g/dl 　IgA　>5g/dl 　尿BJP　>12g/日	>1.2（high）
亜分類	A：腎機能が正常に近い 　　（血清クレアチニン<2.0mg/dl） B：腎機能異常 　　（血清クレアチニン>2.0mg/dl）	

4. 尿所見

60％以上の症例でBJPが陽性となる．特にBJP型の骨髄腫の場合には，一日に尿中に排出されるBJP蛋白の定量が治療効果を判定するうえで重要である．

5. 骨病変

大多数の症例で骨X線に異常を認める．骨変化は体幹部に近い頭蓋骨，上腕骨，骨盤，大腿骨，肋骨などに好発し，円形の透亮像である抜き打ち像punched out lesionsとして観察される．またびまん性に骨吸収を示す症例では，脊椎の圧迫骨折をきたして病気が発見される場合もある．

骨病変による痛み，貧血，腎障害などで多発性骨髄腫を疑う場合は，血清免疫電気泳動を行い，M蛋白の出現を確認する．BJP型の場合には尿のまずは電気泳動，ついで免疫電気泳動を行わなければならない．そしてM蛋白が確認されたら，骨髄穿刺もしくは骨髄生検を行う．骨髄中に形質細胞の腫瘍性増殖を認めることにより診断が確定する（表1）．孤立性の形質細胞腫の場合は，生検により組織学的に診断をつける．臨床病期についてはDurie & Salmonの分類（表2）[3]が広く用いられ，治療開始時期の判定にも用いられている．

◎ 治療

1. 適応

stage IAの症例は治療の対象とはならず，無治療で経過を観察する．骨痛や高カルシウム血症などの症状が出現した場合やM蛋白が増加した場合などに化学療法を開始しても遅くはない．

2. 化学療法

アルキル化剤，特にメルファランmelphalanが中心となる．メルファランとプレドニゾロンpredonisoloneを併用したMP療法は，多発性骨髄腫に対する第一選択の化学療法として広く行われている．その他のアルキル化剤としては，シクロフォスファミドcyclophosphamideやニトロソウレア系薬剤が選択される．アルキル化剤以外ではアントラサイクリンanthracycline系薬剤やビンクアルカロイドvinc alkaroidが用いられる．そのなかでアドリアマイシンadriamycinとビンクリスチンvincristineにデキサメサゾンdexamethazoneを組み合わせたVAD療法は，治療難反応性の症例に対するsalvage療法として広く用いられる．また最近では，VAD療法を寛解導入として用いる場合も多く見受けられる．ただ，いずれの化学療法においても治癒を得ることは困難で，disease controlとQOLの向上が目標となる．

3. インターフェロン（IFN）療法

多発性骨髄腫に対するIFN療法については，評価は定まっていない．単独使用で未治療例，既治療例を含め約15％の症例に有効であったとの報告がある[4]．確かにIgA型やIgD型などの一部の症例で有効性は確認されているが，奏功率はあまり高くない．維持療法的な使用方法で有効であったとの報告があり[5]，今後IFN療法を組み込んだ臨床試験で，検討していく必要がある．

4. 造血幹細胞移植

1）同種造血幹細胞移植

多発性骨髄腫の患者は高齢者であることが多く，同種移植の適応症例自体，数が限られている．ヨーロッパにおける同種骨髄移植90例の成績では，完全寛解率43％，無病生存期間の中央値が48ヵ月と報告されている[6]．日本造血細胞移植学会から報告されたわが国における成績は，37症例で3年生存率は44.8％であった[7]．多発性骨髄腫に対する同種造血幹細胞移植は，再発率が高く，移植関連死が多いことが知られており，評価は定まっていない．

2）自家造血幹細胞移植を併用した超大量化学療法

多発性骨髄腫に対する超大量化学療法は，再発率は依然として高いものの生存期間の延長に寄与することが知られ，広く施行されている．1997年Barlogieらはdouble transplantを施行した123例の成績を報告しており，完全寛解率は40％，5年生存率は61％，無病生存率は36％であった[8]．欧米で超大量化学療法に標準的に使用されているL-PAMが本邦においても保険適応になり，65歳以下で臓器機能の保たれている症例に対しては，first lineから積極的に超大量化学療法を施行していく方向にある．

5. 合併症の治療

高カルシウム血症に対しては，生理食塩水を中心とした補液と利尿剤の投与，およびカルチトニン製剤の投与を行う．またビスホスフォネート製剤も強力な高カルシウム血症の治療薬であるが，効果の発現までに3日程度を要するため，上記に併用して投与する．

疼痛に対しては塩酸モルヒネなどの鎮痛剤を積極的に投与する．また骨破壊が著明な場合，コルセットの装着などを行う．腫瘤を形成し疼痛が著しい場合や，神経の圧迫により麻痺が生じる場合は局所の放射線照射を行う．

化学療法後の汎血球減少時には，経口抗生剤による

152　Ⅱ. 疾患編

腸管の無菌化やG-CSF製剤の投与を行う．またST合剤や抗真菌剤の投与も重要である．

予　後

多発性骨髄腫は依然として治癒が困難な疾患であり，ほとんどの症例が初期治療に反応したとしても次第に難反応性となり，数年の経過で死に至る．死亡のおもな原因は，重篤な感染症や腎不全などである．しかし超大量化学療法などの治療法，および支持療法の進歩により生存期間は延長しており，患者のQuality of Lifeの向上も図られている．

その他の疾患（類縁疾患）Monoclonal gammopathy of undetermined significance（MGUS）

血清中にM蛋白を認めるが，骨髄中の形質細胞は5％以下で骨髄腫とは診断されず，またその他のモノクローナルな免疫グロブリンの増加をきたす基礎疾患を持たない一群をMGUSと呼んでいる．MGUSのなかで約20％の症例が骨髄腫に進展すると報告されており，定期的な観察を必要とする．

インフォームドコンセントについて

多発性骨髄腫は残念ながら未だに治癒の困難な病気である．しかしながら化学療法，および支持療法の進歩により長期生存も十分可能であり，痛みなどに対するpain controlも十分に行いながら治療を進めていく旨をお話しする．また65歳以下で臓器機能が保たれている症例では，超大量化学療法により通常化学療法と比較して生存期間の延長がもたらされること，また比較的安全に施行可能であることを説明し，積極的に施行していく方針で患者に説明する．

問題の解説および解答

本例は腰痛を主訴に発症し，骨X線にて腰椎に多発性の圧迫骨折を認め，生化学で総蛋白の増加と蛋白分画でM蛋白が出現していた．これらより多発性骨髄

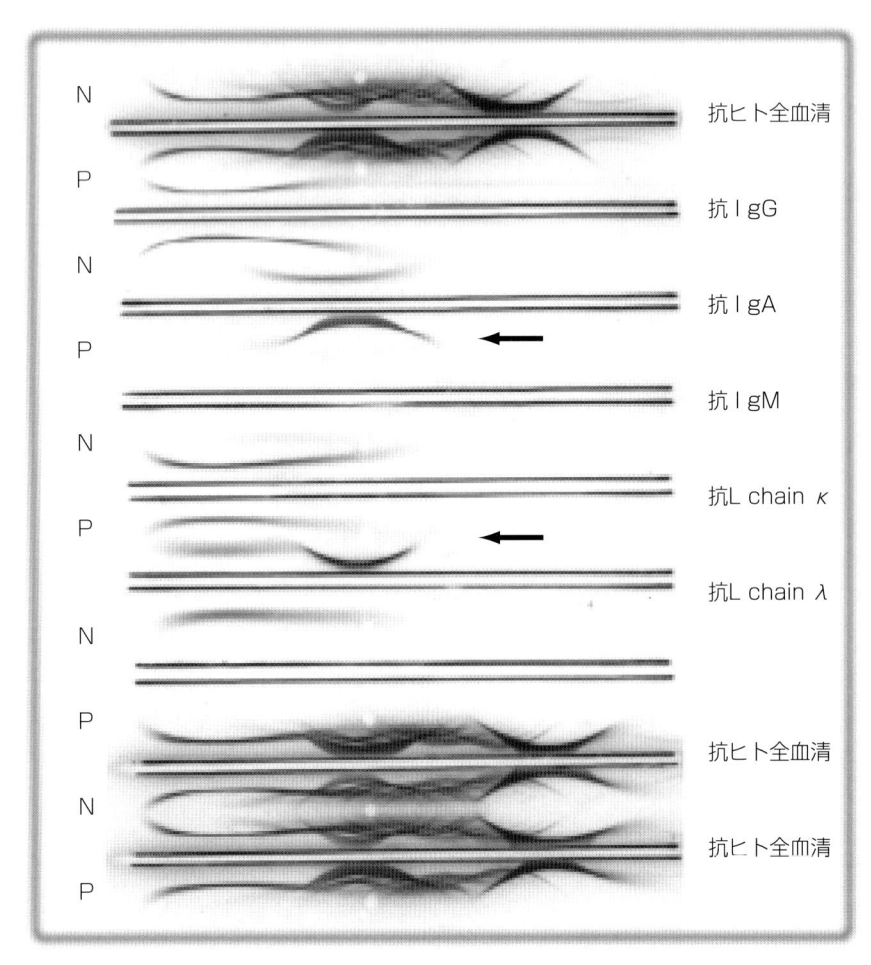

図4　血清免疫電気泳動像
　IgA，λ型の単クローン性免疫グロブリンを認める（矢印）．

腫を疑い血清免疫電気泳動を行ったところ，IgA，λ型のM蛋白を認め，さらに骨髄穿刺でplasma cellの増殖を認めたことから多発性骨髄腫の確定診断となった．多発性骨髄腫は骨髄の細胞形態により診断が可能で，特徴的な染色体異常はいわれていない．

多発性骨髄腫はおもにM蛋白の存在により特徴的な腎障害をきたしやすく，また骨病変のため高カルシウム血症をきたすことが多い．またアミロイドーシスの合併が多いことも知られている．病状が進行して終末期にはDICや黄疸をきたすこともあるが，多発性骨髄腫に特徴的な合併症ではない．

多発性骨髄腫に対して未だ治癒可能な治療法は存在していない．生存期間の延長を目的として，メルファランとプレドニンを組み合わせたMP療法，インターフェロン療法，そして近年は自家造血幹細胞移植を併用した超大量化学療法も標準的に行われている．

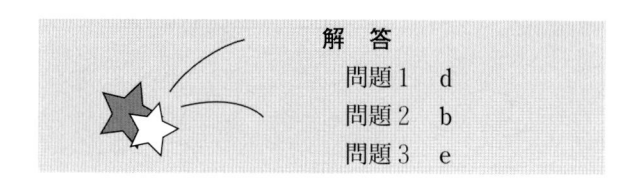

解　答
問題1　d
問題2　b
問題3　e

レベルアップをめざす方へ

多発性骨髄腫に対する新しい治療法

　従来の同種造血幹細胞移植は大量の抗癌剤もしくは全身放射線照射により骨髄機能を完全に破壊し，正常の造血幹細胞を移植した．しかし，多発性骨髄腫の患者は高齢者が多く，治療関連毒性による死亡の問題があり，適応となるのは一部の症例に限られていた．骨髄非破壊的移植療法は前治療を弱くする代わりに強力な免疫抑制をかけることにより，ドナー由来の造血細胞を定着させる方法である．従来の移植法に比べて前治療による治療関連毒性が低く，高齢者に対しても施行可能となり，多発性骨髄腫についても現在その有効性が検討されている[9]．多発性骨髄腫に対して治癒可能な治療法となりうるのか，その結果が待たれる．また最近サリドマイドが腫瘍の増殖に不可欠の血管増生を抑制することが判明し，多発性骨髄腫に対して用いられ，著効例が観察され始めた．今後新たな治療法の開発の端緒になる可能性がある．

● 文　　献 ●

1) Ichimaru M, et al : Multiple myeloma among atomic bomb survivors in Hiroshima and Nagasaki, 1950-1976 ; relationship to radiation dose absorbed by the marrow. J Natl Cancer Inst 69 : 323-328, 1982
2) Isomaki HA, et al : Excess risk of lymphomas, leukemias and myelomas in patients with rheumatoid arthritis. J Chronic Dis 31 : 691-696, 1978
3) Durie BGM, Salmon SE : A clinical staging system for multiple myeloma. Correlation of measured myeloma cell mass with presenting clinical features, response to treatment and survival. Cancer 36 : 842-854, 1975
4) Mellstedt H, et al : Treatment of multiple myeloma with interferon alpha ; the Scandinavian experience. Br J Haematol 79 (Suppl 1) : 21-35, 1991
5) Mandelli F, et al : Maintenance treatment with recombinant interferon alfa-2b in patients with multiple myeloma responding to conventional induction chemotherapy. N Engl J Med 322 : 1430-1434, 1990
6) Gahrton G, et al : Allogeneic bone marrow transplantation in multiple myeloma. N Engl J Med 325 : 1267-11273, 1991
7) 日本造血細胞移植学会：平成12年度全国調査報告書，p117，2000年12月
8) Barlogie B, et al : Superiority of tandem autologous transplantation over standard therapy of previously untrated multiple myeloma. Blood 89 : 789-793, 1997
9) Slavin S, et al : Nonmyeloablative stem cell transplantation and cell therapy as an alternative to conventional bone marrow transplantation with lethal cytoreduction fro the treatment of malignant and non-malignant hematologic diseases. Blood 91 : 756-763, 1998

［福島　卓也／朝長　万左男］

疾患 19 急がなくても大丈夫

問 題 編

● 症例呈示

症例：S.I. 40歳 男性
主訴：全身倦怠感
家族歴：特記事項なし
既往歴：特記事項なし
現病歴：平成11年の健診で白血球数14,000/μlと増多を指摘されるも放置．平成13年1月の健診で白血球数が28,000/μlとさらに増多し，全身倦怠感も出現したため，同年6月，当院を受診．
初診時現症：身長172cm，体重65kg，血圧138/86mmHg，脈拍72/分・整，表在性リンパ節 触知せず，眼瞼結膜 貧血なし，眼球結膜 黄染なし，胸部 異常なし，腹部 平坦・軟，肝臓 右季肋部に1横指触知・弾性軟，脾臓 触知せず．
検査所見：
検尿：蛋白（－），糖（－）
血沈：1時間値 17 mm

検血：RBC 420万/μl，Hb 13.5 g/dl，Ht 38.7％，WBC 28,000/μl（骨髄芽球2，前骨髄球2，骨髄球10，後骨髄球14，杆状球16，分節球41，単球3，好酸球3，好塩基球4，リンパ球5），好中球アルカリフォスファターゼ（NAP）スコア 35（150～250），Plt 65.7万/μl，生化：AST 11 IU/l，ALT 8 IU/l，ALP 195 IU/l，LDH 560 IU/l，LAP 25 IU/l，T.P. 6.7 g/dl，Alb 3.4 g/dl，T.B. 1.13 mg/dl，BUN 7.3 mg/dl，Cr 1.0 mg/dl，UA 8.1 mg/dl
血清：CRP 1.2 mg/dl，CEA 1.2 ng/ml，CA19-9 19 U/ml，Vit B$_{12}$ 2,200（250～900）pg/ml
止血検査：出血時間6分，PT 85％，APTT 32秒
血小板機能：ADP凝集能 45（70～90）％
骨髄検査：有核細胞数 65万/μl，巨核球 100/μl，M/E比 4.5，骨髄像 図1を参照
胸部X線：CTR 51％，肺野 異常なし
腹部エコー：肝臓 やや腫大，脾臓 中等度腫大

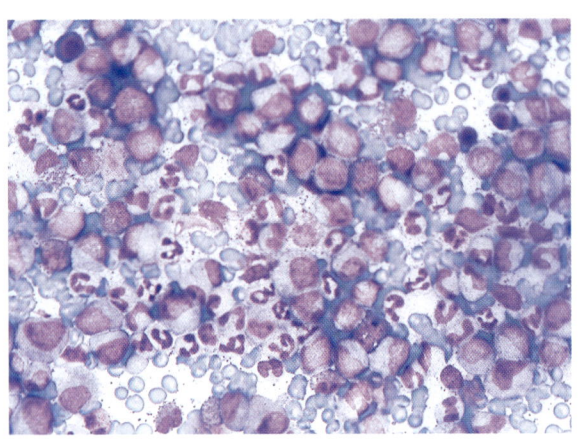

図1 骨髄のギムザ染色（×400）

● 設 問

問題1 本症の診断に有用な検査項目を選択せよ．
(1) 染色体分析
(2) 骨髄像の鉄染色
(3) 可溶性IL-2受容体
(4) フェロカイネテイクス
(5) NAPスコア
a (1),(2)　b (2),(3)　c (3),(4)　d (4),(5)　e (1),(5)

問題2 本症についての記載で正しいものを選択せよ．
(1) PML/RARαの融合蛋白が認められる．
(2) Vit B$_{12}$が高値となる．

(3) 血小板増加を伴うことが多い．
(4) 骨髄異形成症候群の一病型に分類される．
(5) 血清中G-CSFは高値を示す．
a (1), (2)　b (2), (3)　c (3), (4)　d (4), (5)　e (1), (5)

問題3 本症の治療として適切なものを選択せよ．
(1) インターフェロン
(2) ヒドロキシウレア
(3) 骨髄移植
(4) ATRA (all-trans retinoic acid)
(5) 蛋白同化ステロイド
a (1), (2), (3)　b (1), (2), (5)　c (1), (4), (5)　d (2), (3), (4)　e (3), (4), (5)

解説編

白血球増多症鑑別のポイント

白血球数の正常値は，成人では 3,000〜10,000/μl である．しかし，白血球数は個人差が大きく，またストレス，運動などで大きく変動する．したがって，軽微な白血球増多の場合，病的かどうかの判断は，他の血球成分，白血球分画の異常の有無，臨床症状，生化

表1　白血球増多症の分類

1．骨髄系細胞の増加を伴う白血球増多症

1) 好中球増多症
- 造血器腫瘍
  - 急性骨髄性白血病，慢性骨髄性白血病，慢性好中球性白血病，骨髄異形成症候群，骨髄線維症
- 非造血器腫瘍
  - 感染症（敗血症，粟粒結核，急性肺炎，ジフテリア，ワイル病など）
  - 悪性腫瘍の骨髄転移（胃癌，大腸癌，肺癌など）
  - CSF産生腫瘍
  - 溶血性貧血
  - 出血
  - 外因性中毒症（水銀，一酸化炭素，アルコール中毒など）
  - 内因性中毒症（糖尿病性ケトアシドーシス，尿毒症，子癇，熱傷など）
  - 内分泌異常（クッシング症候群，副腎皮質ホルモン内服，妊娠など）

2) 好酸球増多症
- アレルギー性疾患（気管支喘息，薬剤アレルギーなど）
- 感染症（寄生虫，結核，アメーバなど）
- 膠原病（結節性多発動脈炎など）
- その他（サルコイドーシス，アジソン病など）

2．リンパ系細胞の増加を伴う白血球増多症

1) 幼弱リンパ球増多症
- 造血器腫瘍
  - 急性リンパ性白血病，成人T細胞性白血病，悪性リンパ腫の骨髄浸潤
- 非造血器腫瘍
  - ウイルス感染症（EBウイルス，サイトメガロウイルスなど）

2) 成熟リンパ球増多症
- 造血器腫瘍
  - 慢性リンパ球性白血病，形質細胞性白血病
- 非造血器腫瘍
  - ウイルス感染症（麻疹，百日咳，水痘など）

学的検査などから総合的に判断する必要がある．末梢血中の白血球数が著明に増加あるいは末梢血中に幼弱な白血球が出現する場合は，白血病の場合と白血病類似の病態（類白血病反応）の場合とに大別される．表1に白血球増多症を示す疾患をまとめたが，以下に白血球増多症の鑑別点について概説する．

1．増加している白血球の系統と分化段階の把握

まず，骨髄系細胞が増加しているのか，リンパ系細胞が増加しているのかを把握する必要がある．次に，いずれの場合にもどの分化段階の白血球が増えているのかが問題になる．

2．骨髄系細胞増多症の鑑別

骨髄系の未分化な細胞のみが増加している場合，急性白血病，慢性骨髄性白血病（chronic myelogenous leukemia, CML）の急性転化，骨髄異形成症候群（myelodysplastic syndrome, MDS）の急性白血病化が考えられる．

骨髄系のすべての分化段階の細胞が増えている場合には，CML，骨髄線維症のように骨髄以外で造血（髄外造血）が行われている場合，癌の骨髄転移により骨髄と末梢血の間の境界が破壊されている場合，重症感染症などが考えられる．骨髄線維症は骨髄増殖性疾患の一つであり，末梢血中に赤芽球や涙滴赤血球などの奇形赤血球が出現し，著明な肝脾腫が認められることが特徴である．癌の骨髄転移では，胃癌が約半数を占めるが，全身のほとんどの組織の悪性腫瘍が骨髄浸潤を起こしうる．原発巣の症状に加えて，腰痛などの骨転移による疼痛を訴えることが多い．また，末梢血中に未熟白血球と共に赤芽球の出現を認めることが多い．重症感染症は，発熱やリンパ節腫脹などの症状の有無や血清学的検査によって鑑別される．

成熟好中球のみが増加している場合はG-CSF産生腫瘍，慢性好中球性白血病，内分泌的な異常が考えられる．G-CSF産生腫瘍では肺癌の頻度が最も高いが，他の臓器の癌でもG-CSFの産生例が報告されている．慢性好中球性白血病はどの教科書にも記載されているが，実際には稀な疾患である．副腎皮質ステロイドは骨髄中の好中球を末梢血中に動員する．このため副腎皮質ステロイド内服中，クッシング症候群の患者，妊娠中には成熟好中球の増加が認められる．

MDSは，病期や病型によって汎血球減少症を示したり，種々のタイプの白血球増多症を示す．MDSは高齢者に多く貧血，血小板減少を伴うことが多く，2系統以上の血球系に形態異常が認められる．また，高頻度に染色体異常が認められるので，染色体検査も鑑別診断に有用である．

3．リンパ系細胞増多症の鑑別

幼弱あるいは異型性を示すリンパ球増加を伴う造血器腫瘍としては，急性リンパ性白血病（ALL），成人T細胞性白血病（ATL），悪性リンパ腫の骨髄浸潤などがあげられる．ALLでは核小体を有する未熟なリンパ芽球増加と貧血が認められることが多い．ATLでは，ATLA抗体が認められ，多くの場合，ATL細胞はCD4陽性で花弁様の形態を示す．悪性リンパ腫の骨髄浸潤は病期の進んだ症例に多く，リンパ節腫脹を伴っていることが多い．また，EBウイルスやサイトメガロウイルスの感染症でもリンパ芽球様の異型リンパ球が増加する．これらの感染症の鑑別には，発熱，リンパ節腫脹などの臨床症状，ウイルス抗体価のチェックが有用である．

成熟リンパ球が増加する造血器腫瘍としては，慢性リンパ性白血病（CLL）が挙げられるが，本邦では稀である．CLLは緩徐な経過をとり，末梢血中にCD5陽性の成熟リンパ球様の白血病細胞が増加する．また，麻疹や百日咳などの感染症でも成熟リンパ球の増加が認められる．

◉ CML

1．病因と疾患概念

CMLの95％以上は，Ph^1（フィラデルフィア）染色体と呼ばれる染色体異常t（9；22）（q34；q11）を有する（図2A）．この転座により9番染色体上のチロシンキナーゼc-ABLが22番染色体上のBCRと融合し，BCR/ABLのキメラ分子を形成する（図2B）．このキメラ分子は恒常的にチロシンキナーゼ活性を示し，造血幹細胞レベルで腫瘍化を引き起こす．また，Ph^{1}染色体はCMLのみでなくALLの約15～20％にも認められる．ただし，CMLおよびALLの約半数では，22番染色体上の切断点がmajor BCRと呼ばれる領域に集中し210 kDaのBCR/ABL蛋白が産生されるが，ALLの残りの半数では切断点がminor BCR領域と呼ばれる領域に存在し，190 kDaのBCR/ABL蛋白が産生される．CMLは，慢性期（chronic phase），移行期（accelerated phase），急性転化期（acute blastic crisis）へと移行するが（図3），この過程で種々の付加的染色体異常（＋8，＋19，＋Ph^{1}など）が出現する．この結果，新たなる癌遺伝子が活性化あるいは癌抑制遺伝子の機能が喪失され病期が進展する．慢性期には種々の分化段階の骨髄系細胞が骨髄および末梢血中で増加するが，急性転化時には急性白血病と同様に幼弱な芽

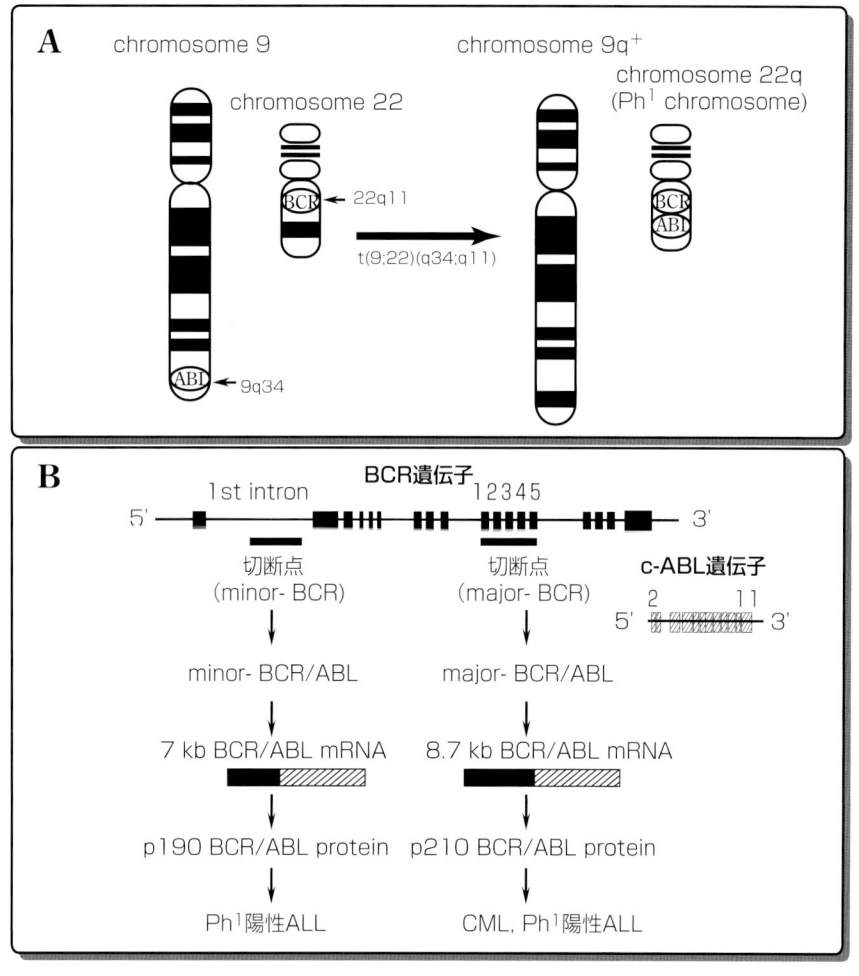

図2 Ph1染色体の由来とBCR/ABLの構造（松尾辰樹，1999[1]より改変）

球のみが増加する．この際，増加する芽球の系統は，約75％が骨髄系，約25％がリンパ系であり，巨核球系への急性転化が認められることもある．

2. 症　　候

急性白血病で認められるような貧血，出血といった症状は少なく，最も多い自覚症状は脾腫による腹部膨満感と全身倦怠感である．その他，骨痛，骨叩打痛，めまいなどが主な症状である．また，好塩基球増加による高ヒスタミン血症による胃潰瘍の合併が高頻度に認められる．

3. 診　　断

慢性期には，末梢血中に骨髄芽球から成熟好中球までの各成熟段階の顆粒球系細胞が出現し，白血球数はときに数十万/μlにも及ぶ．好塩基球，好酸球の増加も認められ，NAPスコアが低下している．貧血はないか，あっても軽度である．血小板数は正常あるいは増加していることが多く，凝集能や粘着能などの機能低下がしばしば認められる．血清中 Vit B$_{12}$やリゾチーム値が増加する．これらの結果に加えて，Ph1染色体かBCR/ABLの融合mRNAが検出されればCMLと診断が確定する．一部の症例では，複雑な染色体異常のためPh1染色体が検出されず，BCR/ABL mRNAのみが検出される．稀に，Ph1染色体もBCR/ABL mRNAも陰性のCMLが報告されている．

4. 臨床経過

通常3〜4年の慢性期の後，移行期，急性転化期を迎える（図3）．急性転化期においては急性白血病に酷似した芽球の急増，血小板減少，貧血が認められる．表2に急性転化の早期診断のための指標を示す．一般に，急性転化後はきわめて予後不良である．

5. 治　　療

1）慢性期

（1）インターフェロン-α（interferon-α，IFN-α）

IFN-αの筋注によりPh1染色体が消失する完全寛解

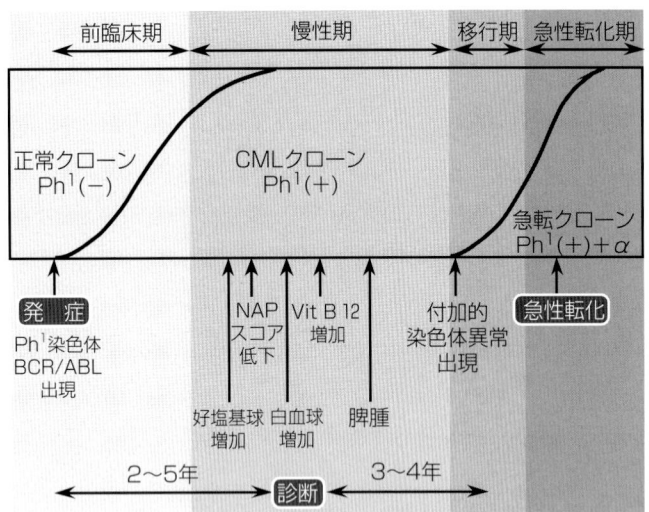

図3 CMLの病態の進展
(柴田 昭, 1995[2])より改変)

表2 CML急性転化早期診断のための指標

1. major parameters
1) 慢性期治療に抵抗し，縮小傾向を欠くか，または急激に再腫大する脾腫
2) 末梢血または骨髄における骨髄芽球≧5%
3) 末梢血または骨髄における前骨髄芽球≧5%
4) 付加的染色体異常
5) 著明なリンパ節腫大，その他腫瘤形成

2. minor parameters
1) 原因不明の発熱（38℃以上）
2) 四肢の神経痛様疼痛
3) 出血傾向の出現
4) 原因不明の貧血（赤血球数300万/μl以下）
5) 血小板数著減（10万/μl以下）または著増（300万/μl以上）
6) 慢性期治療に抵抗する白血球数の増加（5万/μl以上）
7) 末梢血または骨髄中の好塩基球の著増（20%以上）
8) 骨髄穿刺 "dry tap"
9) CRP陽性化
10) NAP値上昇（score≧100）

CML急性転化の早期診断基準
1) major parameterのみ3項目以上
2) major parameter 2項目以上＋minor parameter 1項目以上
3) major parameter 1項目以上＋minor parameter 3項目以上
4) minor parameterのみ5項目以上
以上のうちいずれかに該当した場合を急性転化早期とする

(喜多嶋康一, 1990[3])より改変)

が10〜20%，部分寛解が30〜40%の症例で認められる．長期間投与を継続する必要があり，外来で自己注射が行われている．

(2) 化学療法

従来用いられてきたブスルファンでは，生存期間を延ばすことは不可能であった．一方，ヒドロキシウレアは，急性転化を誘発しにくく，生存期間を延ばすことが明らかとなった．このため，現在では，ヒドロキシウレアが慢性期の化学療法剤としておもに用いられている．

(3) 骨髄移植

慢性期CML治療のfirst choiceであるが，50歳以下の症例でHLAが一致する血縁ドナーまたは骨髄バンクを介する非血縁ドナーが確保できることが前提となる．診断時に白血球数が多い場合，ヒドロキシウレアにより6,000/μl程度まで減少させ，IFN-α単独またはヒドロキシウレアの併用により3,000～5,000/μlにコントロールし，ドナーがいれば骨髄移植を行うのが一般的である．

2) 急性転化時

芽球の系統に応じてAMLあるいはALLに準じた強力な多剤併用化学療法が行われるが，有効率は低い．またこの時期に骨髄移植を行っても，慢性期に行うのと比較すると有効率は低い．

6. 予　後

5年生存率はIFN-α投与群，ヒドロキシウレア投与群，共に約60％である．HLA適合同胞間骨髄移植施行群の5年生存率は，慢性期移植例で70％，移行期移植例で49％，急性転化期移植例で39％である．また，HLA適合非血縁者間骨髄移植施行群の5年生存率は約55％である．

7. インフォームドコンセントについて

CMLは，現在，治癒可能な疾患である．しかし，そのためには骨髄移植など，患者さんに多大な肉体的，精神的負担を課する必要がある．また，骨髄移植ができない症例でも長期間にわたる外来通院が必要である．このため，CMLでは一般に患者さんに病名を告知している．

● 問題の解説および解答

本例では，末梢血中，骨髄中で各成熟段階の白血球増加が認められた．NAPスコア低値，血清Vit B_{12}高値，脾腫も認められ，CMLの慢性期であることが強く疑われた．染色体分析でPh[1]染色体，RT-PCRでBCR/ABLの融合mRNAが検出され，CMLと診断が確定した．骨髄像の鉄染色はMDSの一亜型である鉄芽球性貧血の診断に有用である．可溶性IL-2受容体はリンパ系腫瘍の診断に，フェロカイネティクスは貧血の病態解析に有用な検査である．PML/RARαは急性前骨髄性白血病（AMLのM3）の原因遺伝子であり，その治療としてATRAが用いられる．

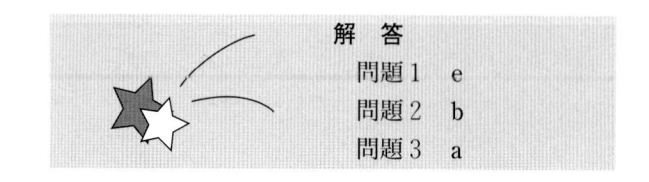

解　答
問題1　e
問題2　b
問題3　a

● 白血球増多症の外来での対処の仕方

白血球増多症を主訴とする患者が受診した場合，注意すべき点は，白血球増多の程度と貧血，血小板減少の有無である．白血球増多が著明でなく（目安は15,000/μl程度），貧血，血小板減少がなければ，外来で検査を行う余裕がある．要注意なのは，血小板減少を伴う急性白血病である．この場合には，その日のうち，遅くとも翌日には専門医を受診させる必要がある．これ以外の場合，それほどあわてる必要はない．また，CMLは治療法の選択によりその予後が違ってくるので，種々の検査からCMLが疑われた場合には専門医を紹介したほうがよい．

● レベルアップ・血液専門医をめざす方へ

変遷していくCML治療

最近，チロシンキナーゼ阻害剤である経口薬STI 571が慢性期CMLに対して90％以上の奏功率を示すことが欧米で報告された．本剤はIFN-α無効例にも有効であり，約30％の症例でPh[1]染色体が消失する．また，一部の移行期，急性転化期の症例にも有効であることが報告されている．現在，慢性期のCML治療のfirst choiceは骨髄移植であるが，今後，STI 571が骨髄移植にとって代わる可能性もある．また，骨髄移植後の再発例にドナーリンパ球を再輸注（donor lymphocyte infusion, DLI）することにより，免疫反応を介して再度完全寛解に導入できることが報告された．従来，これらの再発例に対しては再移植や化学療法が行われてきたが，今後DLIが治療の主流になる可能性も考えられる．

160 Ⅱ.疾　患　編

●文　　　献●

1）松尾辰樹：慢性骨髄性白血病. エッセンシャル血液病学, 医歯薬出版株式会社,東京, pp133-141, 1999.
2）柴田　昭：慢性骨髄性白血病. 血液病学, 文光堂,東京, pp1030-1043, 1995.
3）喜多嶋康一：慢性骨髄性白血病とその急性転化の診断基準―病型分類. 内科 65：1393, 1990.

［松　村　　到／金　倉　　譲］

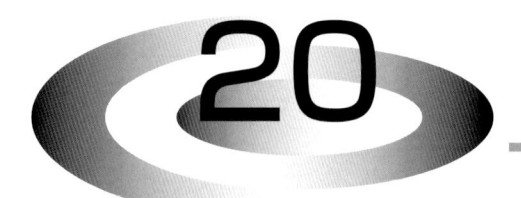

疾患 20 ストレス？タバコの吸いすぎ？

問題編

◎ 症例呈示

症例：K.I. 58歳 男性
主訴：頭痛
家族歴：特記事項なし
既往歴：特記事項なし
嗜好品：タバコ 30本/日 30年間
現病歴：平成11年の健診で赤血球数増加（RBC 570万/μl, Hb 16.9g/dl, Ht 55.8%）を指摘されるも放置．平成12年の健診でも，同程度の赤血球増加と高血圧（160/95mmHg程度）を指摘され，この頃より頭痛，めまい，顔面の紅潮も出現した．平成13年の健診で，赤血球数増加と高血圧症の悪化が認められ当院を受診．

初診時現症：身長168cm，体重72kg，血圧178/102mmHg，脈拍72/分・整，意識清明，表在性リンパ節触知せず，顔面 紅潮，眼瞼結膜 充血（＋），眼球結膜 黄染なし，心音・呼吸音 異常なし，腹部 平坦・軟，肝臓 右季肋部に2横指触知・弾性軟，脾臓・腎臓 触知せず，神経学的所見 異常なし

検査所見：
検尿：蛋白（−），糖（−）
血沈：1時間値2mm，2時間値5mm
検血：RBC 689万/μl, Hb 19.1g/dl, Ht 60.7%, WBC 13,200/μl（St 5, Seg 49, Mo 9, Eo 5, Ba 3, Ly 29）, NAPスコア 305（150〜250）, Plt 56.7万/μl
生化：AST 11 IU/l, ALT 8 IU/l, ALP 195 IU/l, LDH 450 IU/l, γGTP 21.9 IU/l, T.P. 6.7g/dl, Alb 3.4g/dl, T.B. 1.1mg/dl, BUN 7.3mg/dl, Cr 1.0mg/dl, UA 8.7mg/dl, FBS 96mg/dl
血清：CRP（−）, Fe 78（80〜140）μg/dl, TIBC 391（260〜398）μg/dl, Ferritin 27（23〜263）ng/dl, Vit B$_{12}$ 1,800（250〜900）pg/ml, エリスロポエチン 9（8〜36）mU/ml
止血検査：出血時間 7（2〜8）分, PT 78%, APTT 32秒
血小板機能：ADP凝集能 45（70〜90）%
骨髄穿刺：有核細胞数 32万/μl, 巨核球 180/μl, M/E比 1.5
動脈血ガス：PaO2 98.8mmHg, PaCO2 35mmHg, HCO$_3^-$ 21.2mEq/l, BE -0.5, SAT 99%
胸部X線：CTR 51%, 肺野 異常なし
腹部エコー：肝臓 やや腫大，脾臓 中等度腫大，その他 著変なし

◎ 設問

問題1 本症の診断に有用な検査項目を選択せよ．
(1) 血清中エリスロポエチン値
(2) 動脈血酸素飽和度
(3) 血清中 Vit B6 値
(4) 血清中リゾチーム値
(5) NAPスコア

a (1), (2), (3)　b (1), (2), (5)　c (1), (4), (5)
d (2), (3), (4)　e (3), (4), (5)

問題2 本症に多い合併症を選択せよ．
(1) 高血圧症
(2) 痛風
(3) 血栓症
(4) 胆石症
(5) 肝機能障害

a (1), (2), (3)　b (1), (2), (5)　c (1), (4), (5)

d (2), (3), (4)　　e (3), (4), (5)

問題3　本症の治療として用いられるものを選択せよ.
（1）多剤併用化学療法
（2）瀉血
（3）ヒドロキシウレア
（4）アロプリノール
（5）副腎皮質ステロイド

a (1), (2), (3)　　b (1), (2), (5)　　c (1), (4), (5)
d (2), (3), (4)　　e (3), (4), (5)

解　説　編

赤血球増加症について

1. 鑑別診断のための重要ポイント

本症例では著明な赤血球増加が認められる．表1に赤血球増加症の分類を，図1に鑑別診断のためのフローチャート，表2に鑑別に重要な検査結果を示す．これをもとに赤血球増加症の診断について以下に概説する．

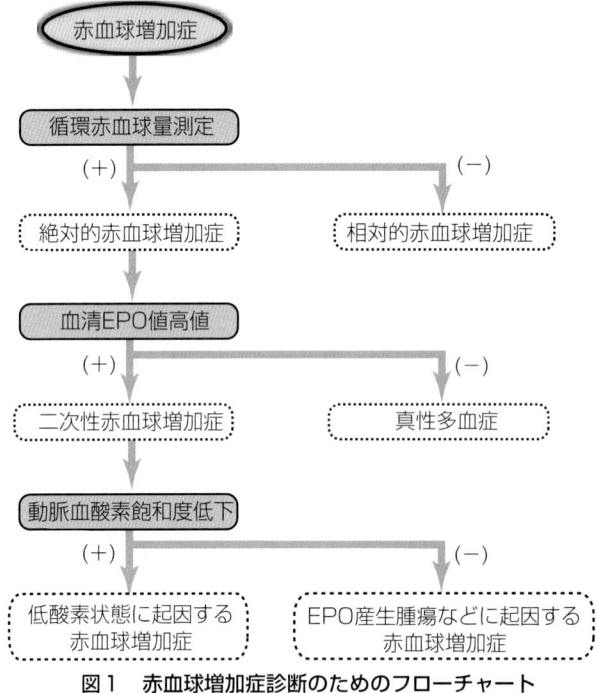

表1　赤血球増加症の分類

【相対的増加】
1. 血液濃縮状態（下痢, 嘔吐, 火傷, 発汗亢進など）
2. ストレス多血症（Gaisbock症候群）

【絶対的増加】
1. 赤芽球系前駆細胞の異常
　a. 真性多血症
　b. 家族性多血症
2. 二次性赤血球増加症（EPOの過剰産生）
　a. 組織低酸素状態
　　高地在住
　　慢性肺疾患（気管支喘息など）
　　先天性心疾患（右左シャントを有する心疾患など）
　　低喚起症候群（Pickwickian症候群）
　　異常ヘモグロビン血症
　　過度の喫煙
　b. エリスロポエチン産生腫瘍
　　腎癌, 肝細胞癌, 小脳血管芽細胞腫
　　子宮線維筋腫など

図1　赤血球増加症診断のためのフローチャート

赤血球増加症 → 循環赤血球量測定
- (+) → 絶対的赤血球増加症 → 血清EPO値高値
  - (+) → 二次性赤血球増加症 → 動脈血酸素飽和度低下
    - (+) → 低酸素状態に起因する赤血球増加症
    - (-) → EPO産生腫瘍などに起因する赤血球増加症
  - (-) → 真性多血症
- (-) → 相対的赤血球増加症

（大野竜三, 1996[1]）を改変）

表2　赤血球増加症の鑑別

検査項目	PV	二次性赤血球増加症	相対的赤血球増加症
循環赤血球量	増加	増加	正常
血清中EPO	正常ないし低下	増加	正常
骨髄	造血3系統の過形成	赤芽球系の過形成	正常
白血球数	増加	正常	正常
血小板数	増加	正常	正常
NAPスコア	上昇	正常	正常
血清中Vit B12	増加	正常	正常
動脈血酸素飽和度	正常	低下または正常	正常
脾腫	あり	なし	なし

（溝口秀昭, 1995[2]）を改変）

2．相対的赤血球増加症と絶対的赤血球増加症

赤血球増加症は，見かけ上（相対的に）赤血球数が増加している場合と本当に（絶対的に）増加している場合とに大別される（表1）．両者の鑑別には循環赤血球量の測定が必須であるが，本検査は^{51}Crを必要とするため容易ではない．診断確定のためのフローチャートでは最も早期に位置づけられる検査であるが（図1），実際には，他の検査データから真性多血症（polycythemia vera, PV）が強く疑われる場合にのみ診断確定のために行われる．したがって，他の検査だけでも赤血球増加症の鑑別診断は実際的には可能である．

3．相対的赤血球増加症の鑑別

下痢，嘔吐などによる脱水のための一時的な血液濃縮とストレス多血症に分類される．血液濃縮による赤血球増加症は，問診と間隔をおいての血液検査により容易に診断が可能である．

4．絶対的赤血球増加症の鑑別

血清中エリスロポエチン（erythropoietin, EPO）値，動脈血ガスの検査が必須である．EPO高値で動脈血酸素飽和度が正常であれば，EPO産生腫瘍が疑われる．EPO高値で動脈血酸素飽和度が低下している場合には，組織の低酸素状態に対する反応性のEPO上昇とそれによる赤血球増加症が疑われる．EPOが正常または低下している場合にはPVが疑われるが，その際には，末梢血中白血球数，血小板数，NAPスコア，血清Vit B$_{12}$値などの検査が鑑別診断に有用である．

● 真性多血症（polycythemia vera；PV）

1．疾患概念

PVは稀な疾患であり，30歳以上の中高年（平均年齢53歳）に多く，慢性の経過をとる．PVにおける過剰な赤血球産生の原因は，多分化能を有する造血幹細胞のクローナルな慢性的過剰増殖に起因する．したがって，赤血球数のみでなく，白血球数や血小板数の増加や血小板機能の異常がしばしば認められる．PVは，本態性血小板血症，骨髄線維症，慢性骨髄性白血病と共に慢性骨髄増殖性疾患（chronic myeloproliferative disorders；CMPD）の一つに分類されている．

2．症　候

循環赤血球量の増加に伴い，循環血液量，血漿浸透圧が増加する．その結果，血管の拡張，循環不全をきたし，中枢神経系の循環障害により頭痛，めまい，耳鳴りなどを引き起こす．また，高ヒスタミン血症の合併による皮膚掻痒感は本症に特徴的である．他覚的には，脾腫が経過中にほぼ全例で，肝腫は約40％の症例で認められる．また，顔面紅潮や結膜充血が認められ，口唇，頬部，耳などが鮮紅色を呈する．循環器障害としては種々の血栓症（脳梗塞，静脈血栓，間欠性跛行），狭心症，高血圧が認められる．高ヒスタミン血症や粘膜の血流障害による胃潰瘍の合併も多い．また，鼻出血などの出血傾向も認められる．約10％の症例で痛風が合併する．

3．診　断

診断基準，必要な検査などについては，表1～3，図1を参考にされたい．NAPスコアは70～90％の症例で高値となり，Vit B$_{12}$は約1/3の症例で900 pg/ml以上となる．^{59}Feを用いたフェロカイネティクスの検査では，過剰な赤血球産生による鉄利用の亢進により，血漿鉄消失時間（PIDT1/2）の短縮，赤血球鉄利用率（％RCU）の上昇が認められる．それ以外には，ヘモグロビンの合成亢進によりしばしば血清鉄，フェリチンの低下が認められる．また，LDH（アイソザイムI，II型）上昇，高尿酸血症，高ヒスタミン血症などが高頻度に認められる．

4．治　療

1）瀉　血

1日おきに400mlずつ瀉血し，Ht値を42～47％まで低下させる．その後も，2週間に1回採血を行い，このHt値を維持するようにする．高齢者の場合には，瀉血量を100～200mlに減らしたり，瀉血間隔を長くするほうがよい．

2）化学療法

表3　真性多血症の診断基準

基準A（大基準）
- A1　循環赤血球量
  - 男性　36 ml/kg以上
  - 女性　32 ml/kg以上
- A2　動脈血酸素飽和度 92％以上
- A3　脾腫

基準B（小基準）
- B1　血小板数＞40万/μl
- B2　白血球数＞12,000/μl
- B3　NAP指数＞100（発熱，感染がないこと）
- B4　血清Vit B12＞900 pg/ml または不飽和Vit B12結合能＞2,200 pg/ml

A1＋A2＋A3またはA1＋A2＋基準Bのうち2項目を満たせば本症とする

(Berlin NIら，1976[3]を改変)

(1) 血小板数が100万/μl以上あるいは血栓症を頻発する症例
(2) 脾腫が著明で，脾梗塞，脾機能亢進症や腹部圧迫症状などがある症例
(3) 瀉血量が多い場合，特に8週毎に400ml以上の瀉血が必要な症例
(4) 心血管障害のため瀉血が行えない症例

以上の症例には化学療法を単独あるいは瀉血と併用して行ったほうが望ましい．

薬剤としては，

　　ヒドロキシウレア 500～1,000mg/日　内服
　　ブスルファン　　 2～4 mg/日　内服

の投与が一般的である．

注意すべき点は，ブスルファンがアルキル化剤であり，長期（5年以上）使用により二次性の白血病発症を誘発する危険性があることである．また，ヒドロキシウレアを長期使用した場合にも，ブスルファン程ではないが，二次性白血病発症の危険性がある．

3）^{32}P

二次性白血病や悪性腫瘍を発症させる危険があり，現在ほとんど用いられていない．

4）合併症の治療

高尿酸血症に対してはアロプリノールなどの投与を行う．高血圧症が認められる症例にはその治療を行う．血栓症を併発する症例では抗血小板剤（アスピリン，チクロピジンなど）の投与を行う．皮膚掻痒感に対しては，抗ヒスタミン剤を投与する．

5．予　後

赤血球数のコントロールさえできれば，予後は比較的よく，5年生存率は約80％程度である．

死因では血栓症が31％と最も多く，急性白血病が19％，他の悪性腫瘍が15％とこれに続く．

二次性赤血球増加症

EPOの過剰産生が赤血球増加症の原因であり，造血細胞自身には異常がない．EPO産生腫瘍による場合と慢性の組織低酸素状態に反応してEPOが過剰産生されている場合とに分類される（表1）．赤血球系以外の血球系には異常はない．原因となる病態の解除が治療の基本である．

ストレス多血症

中年，高血圧，肥満，喫煙者，飲酒者に多く認められ，圧倒的に男性に多い．白血球数，血小板数，NAPスコア，血清EPO値がいずれも正常であることからPVと鑑別される．経過観察のみでよく，瀉血や化学療法は必要ない．日常生活でのストレスの解除が有効である．

問題の解説および解答

本症例では脾腫が認められ，赤血球数のみでなく白血球数，血小板数も増加していた．また，NAPスコア，Vit B12が高値であり，動脈血酸素飽和度は正常であった．さらに，血清中EPO値が正常範囲であり，血小板凝集能の低下が認められた．診断基準のうちA2，A3，B1-B4を満たしており，PVが強く疑われた．実際，その後に測定された循環赤血球量は41ml/kgと増加しており，A1の基準も満たされていた．これらの結果より本症例はPVと考えられた．その他の質問については解説を参照されたい．

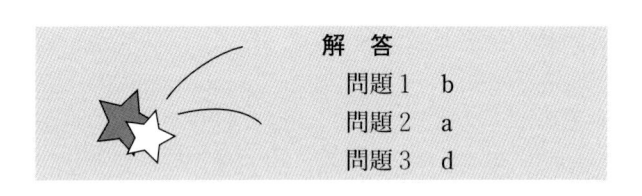

解　答
問題1　b
問題2　a
問題3　d

専門医でなくとも外来診療が可能か？

健診で赤血球増加症を指摘された患者が外来を受診した場合，検血，血清EPO値，NAPスコア，Vit B12，動脈血酸素飽和度などの検査を実施すれば多血症の鑑別が可能である．PVが疑われ，瀉血が必要な場合には，一度専門医を紹介したほうがよい．しかし，維持療法としての瀉血やヒドロキシウレアの投与はそれほど難しくはなく，専門医でなくとも可能である．また，PVでもHb 17～18g/dl程度であれば無治療で3ヵ月に一度程度の通院で経過観察してもよい．高血圧，痛風などの合併症がある場合には，合併症の治療を行う．EPO高値の場合には，腹部エコーやCTでEPO産生腫瘍を検索を行う必要がある．上記以外の場合にはほとんど問題ないので，半年に一度程度のフォローで十分と考えられる．特に，ストレス多血症の場合は，日常生活の改善を勧める程度で十分である．

レベルアップをめざす方へ

PV の病因

　PV における過剰な赤血球産生の原因として，PV 患者の赤芽球系前駆細胞は EPO などの造血因子に対して過剰な増殖反応を示すことが報告されている．また，PV 患者の赤芽球系前駆細胞が Bcl-XL を恒常的に発現し，アポトーシス（細胞死のひとつ）に陥りにくいことも報告されている．しかし，このような特性がどのような遺伝子異常に起因するのかは現在明らかではない．

　一方，常染色体優性遺伝の形式で家族性に発症する PV が報告されている．これらの家系の一部で EPO 受容体遺伝子に C 末端部分の 70 アミノ酸程度を欠如させる点突然変異が報告されている．この変異 EPO 受容体には EPO のシグナルを遮断する脱リン酸化酵素 SHPTP1 が結合できず，変異 EPO 受容体を発現する赤芽球系前駆細胞では，EPO の増殖シグナルが持続し，EPO に対する過剰増殖が起こると考えられている．

●文　　献●
1）大野竜三：赤血球増加症と骨髄線維症. NIM LECTURES 血液病学, 医学書院, 東京, pp154-164, 1996
2）溝口秀昭：赤血球増加症. 血液病学, pp769-778, 文光堂, 東京 1995
3）Berlin NI, et al：Polycythemia, pp1-200, Grune and Stratton, New York, 1976

［松村　到／金倉　譲］

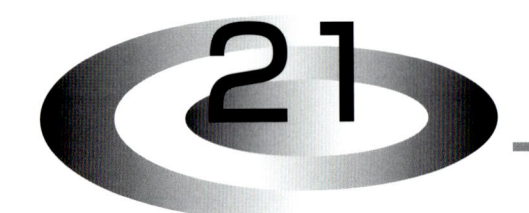

疾患 21 どこで血をつくってるの？

問題編

● 症例呈示

症例 J.I. 63歳 男性
主訴：全身倦怠感
家族歴：特記事項なし
既往歴：特記事項なし
嗜好品：日本酒 1合/日 40年間
現病歴：平成8年の健診で軽度の貧血（RBC 380万/μl, Hb 11.6g/dl, Ht 34.8％）を指摘されるも放置．その後の検診でも，ほぼ同程度の貧血を指摘されていた．平成13年4月，全身倦怠感，腹部膨満感が出現し，近医を受診．貧血の悪化と著明な肝脾腫が認められ当院を紹介され受診．
初診時現症：身長172cm，体重68kg，体温36.1℃，血圧128/78mmHg，脈拍72/分・整，意識清明，栄養良，表在リンパ節 触知せず，眼瞼結膜 貧血様，眼球結膜 黄染なし，胸部 異常なし，腹部 平坦・軟，肝臓 右季肋部に2横指触知・弾性軟，脾臓 左季肋部に5横指触知・弾性軟，腎臓 触知せず，神経学的所見 異常なし．
検査所見：
検尿：蛋白（−），糖（−），沈渣 R 1-0-1, W 1-0-0, 円柱（−）
検便：グアヤック（−），ヒトヘモグロビン（−）
血沈：1時間値15mm，2時間値27mm
検血：RBC 302万/μl, Hb 9.9g/dl, Ht 29.7％．WBC 13,200/μl（骨髄芽球2，前骨髄球2，骨髄球5，桿状球5，分節球41，単球5，好酸球1，好塩基球2，リンパ球37，赤芽球9/100，赤血球大小不同（＋），涙滴赤血球（＋），図1を参照），好中球アルカリフォスファターゼ（NAP）スコア320（150〜250），Plt 36.7万

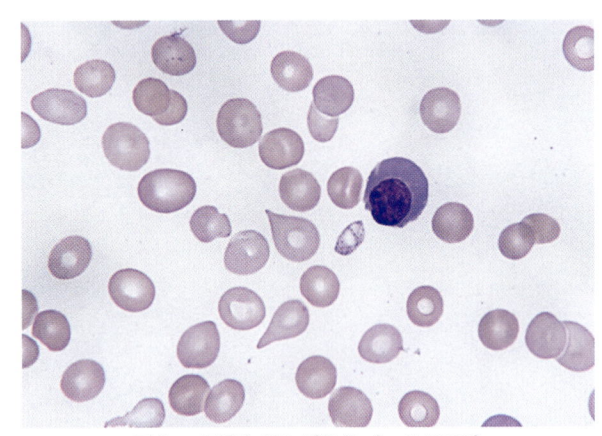

図1 末梢血ギムザ染色（×1,000）

/μl
生化：AST 11 IU/l, ALT 8 IU/l, ALP 195 IU/l, LDH 467 IU/l, LAP 25 IU/l, γGTP 21.9 IU/l, T.P. 6.7 g/dl, Alb 3.7 g/dl, T.B. 0.67 mg/dl, D.B. 0.37 mg/dl, BUN 7.7 mg/dl, Cr 0.9 mg/dl, UA 5.7 mg/dl, Na 144 mEq/l, K 5.0 mEq/l, Cl 97 mEq/l
血清：CRP（−），Fe 78（80〜140）μg/dl, TIBC 361（260〜398）μg/dl, Ferritin 112（23〜263）ng/dl, CEA 1.2 ng/ml, CA19-9 19 U/ml
血清蛋白分画：T.P. 6.7 g/dl, Alb 55.4, α1-Glb 5.6, α 2.8.1, β 10.2, γ 20.7％
フェロカイネテイクス：血漿鉄消失速度（PIDT1/2）45分（60〜120分），赤血球鉄利用率（％RCU）57％（80〜100％），臓器内分布 ^{59}Fe の肝脾への取り込みの増加と骨髄への取り込みの減少を認める．
骨髄穿刺：吸引不能（dry tap）
骨髄生検像：好銀性の膠原線維の増加による広汎な線維化が認められる（図2, 3）．
止血検査：出血時間 7（2〜8）分，PT 88％，APTT 32秒，Fibrinogen 270 mg/dl

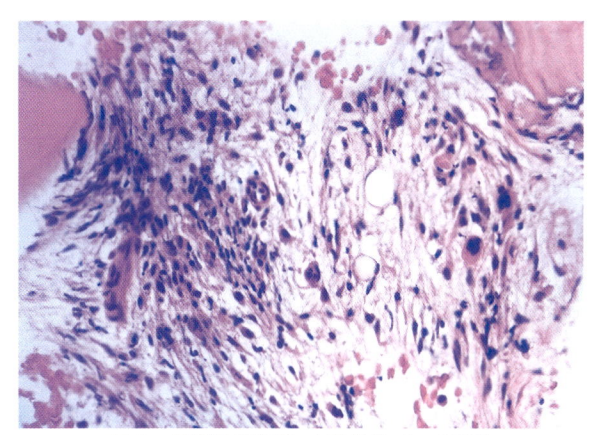

図2　骨髄生検組織　HE染色（×400）

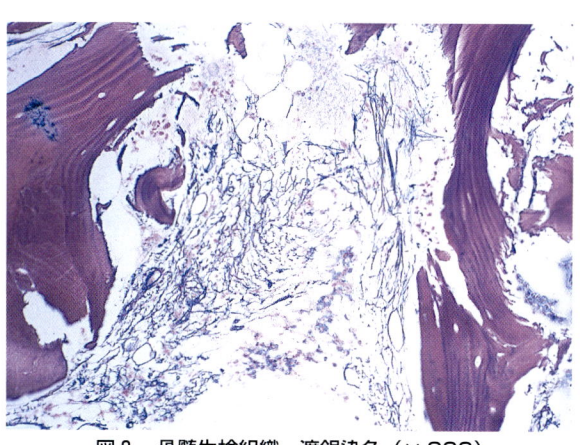

図3　骨髄生検組織　渡銀染色（×200）

血小板機能：リストセチン凝集能 48（60〜100）％，ADP凝集能 45（70〜90）％，コラーゲン凝集能 45（70〜90）％

腹部エコー：肝臓　腫大，胆嚢・膵臓・腎臓　異常なし，腹水（−），脾臓　著明に腫大

設　問

問題1　本症の診断に有用な検査項目を2つ選択せよ．
(1) 血清中 G-CSF 値
(2) 血清中エリスロポエチン値
(3) フェロカイネテイクス
(4) 染色体分析
(5) 血中β2ミクログロブリン
a (1), (2)　b (2), (3)　c (3), (4)　d (4), (5)　e (1), (5)

問題2　本症についての正しい記述を選択せよ．

(1) 脾腫の原因は腫瘍細胞の浸潤である
(2) 急性骨髄性白血病（FAB分類M7）においても同様の骨髄所見が認められることが多い
(3) 血小板機能の異常がしばしば認められる
(4) 骨髄組織において巨核球の増生が目立つことが多い
(5) 比較的若年者に多い
a (1), (2), (3)　b (1), (2), (5)　c (1), (4), (5)
d (2), (3), (4)　e (3), (4), (5)

問題3　本症の治療として適切なものを選択せよ．
(1) 多剤併用化学療法
(2) サイクロスポリン
(3) 蛋白同化ステロイド
(4) ヒドロキシウレア
(5) 巨脾に対する低線量放射線療法
a (1), (2), (3)　b (1), (2), (5)　c (1), (4), (5)
d (2), (3), (4)　e (3), (4), (5)

解　説　編

骨髄線維症について

鑑別診断のためのポイント

　本症では，著明な脾腫，末梢血スメア検査での幼弱顆粒球系細胞，赤芽球の出現（leukoerythroblastosis，白赤芽球症），涙滴状赤血球（tear drop cell）の存在，骨髄穿刺における dry tap および骨髄生検での骨髄線維化と典型的な所見がすべてそろっており，慢性特発性骨髄線維症と容易に診断することが可能である．一般に，本症と鑑別すべき疾患としては他の骨髄増殖性疾患［慢性骨髄性白血病（CML），真性多血症（PV），本態性血小板血症（ET）］，癌の骨髄転移などがあげられる．これらの鑑別疾患の特徴を列挙すると，CMLではフィラデルフィア染色体異常に伴うBCR/ABLの融合遺伝子が大多数の症例で認められ，慢性期にはNAPスコアが低値を示す．PVは，赤血球増加が著明であることから慢性特発性骨髄線維症と鑑別される．一部のPVは長期間の経過の後に骨髄線維症に移行し，PVの時期が確認されていないこれらの症例を骨髄線維症と鑑別することは困難である．しかし，これらのPVは慢性特発性骨髄線維症として取り

表1 骨髄線維症の分類

1. 特発性骨髄線維症
 a. 慢性特発性骨髄線維症(chronic idiopathic myelofibrosis, CIMF)
 b. 急性特発性骨髄線維症

2. 二次性骨髄線維症
 a. 腫瘍性疾患
  ・急性骨髄性白血病, 急性リンパ性白血病
  ・慢性骨髄増殖性疾患：CIMF以外の慢性骨髄性白血病, 真性多血症, 本態性血小板血症
  ・多発性骨髄腫, 悪性リンパ腫, ヘアリーセル白血病, 好酸球増加症
  ・骨髄異形成症候群
  ・癌の骨髄転移
 b. 非腫瘍性疾患
  ・肉芽腫性疾患：結核, サルコイドーシス, ベーチェット病, 副甲状腺疾患, ビタミンD欠乏, 全身性エリテマトーデス, 放射線暴露後, ベンゼン暴露後

(近藤春樹, 1998[1])

扱って臨床的に問題ないと考えられる．ETでは，骨髄の線維化は軽度であり，髄外造血による巨脾も認められない．癌の骨髄転移ではしばしばdry tapとなり，leukoerythroblastosisが認められるが，巨脾は伴わない．

骨髄線維症とは

一般に骨髄線維症とは，骨髄に広範な線維化をきたす疾患の総称である．病名自体が骨髄の病態から名付けられたものであり，骨髄線維症以外にも同様の病態を意味するために種々の病名が用いられており，その概念や分類に混乱が生じている．最も理解しやすいのは，他に原因がなく発症する特発性骨髄線維症あるいは原発性骨髄線維症（idiopathic or primary myelofibrosis）と急性白血病，骨髄異形成症候群，癌の骨髄転移などに随伴して起こる二次性骨髄線維症とに分類することだと考えられる（表1）．これら二次性骨髄線維症のうち急性白血病［最も代表的な病型は急性巨核芽球性白血病（FAB分類M7)］や骨髄異形成症候群に続発する急性骨髄線維症は，慢性特発性骨髄線維症と同様に骨髄内に広範な線維化が認められるが，急激な臨床経過をとり予後不良である．この場合の急性骨髄線維症では，赤血球の奇形は比較的目立たず，肝脾腫はないか，あっても軽度であることがほとんどである．

◉ 慢性特発性骨髄線維症

1. 病因・病態

慢性特発性骨髄線維症は，造血幹/前駆細胞のクローナルな増殖が疾患の本態であり，慢性骨髄増殖性疾患に一つに分類されている．本症は比較的稀な疾患であり（10万人あたり0.5人），高齢者に多く，平均発症年齢は60歳であり男女差はない．その病態は骨髄組織の広範かつ高度な線維化および肝，脾での髄外造血に起因する著明な肝脾腫とleukoerythroblastosisによって特徴づけられる．慢性特発性骨髄線維症以外でも骨髄内で造血幹/前駆細胞がクローナルに増殖する疾患でしばしば軽度の骨髄線維化が認められるが，本症においてなぜこれほど高度の線維化が起こるのか，また，どのような機構で髄外造血が起こるようになるのかは明らかではない．しかし，少なくともG6PDアイソザイムを用いたクロナリテイの解析から，本症の患者造血細胞は異常クローン由来であるが，線維芽細胞は正常クローンであることが示されており，線維芽細胞の過剰増殖は造血細胞のクローン性増殖に対して反応性に起こったものであることが証明されている．また，本症患者の骨髄では，高頻度に巨核球の過剰増殖が認められ，この巨核球の過剰増殖が線維芽細胞に過剰増殖をもたらしている可能性が考えられている．実際，巨核球や血小板から放出される血小板由来増殖因子（platelet derived growth factor, PDGF）やTGF-β（transforming growth factor-β）が，線維芽細胞に対して線維成分であるI型およびIII型コラーゲンの産生を誘導し，また強力な増殖誘導因子として作用することが報告されている．しかし，慢性特発性骨髄線維症と同様に骨髄において巨核球が過剰増殖するETにおいては，それほど強い骨髄の線維化は認められず，本症における骨髄線維化の機構の詳細は不明である．

2. 症候

最近では，健診で末梢血異常を指摘され診断されることが多くなり，無症候例が約30％を占める．本症に特有の症状はなく，全身倦怠感，食欲不振，体重減少などの非特異的症状の他に，動悸や息切れなどの貧血症状が認められる．また，脾腫はときに著明となり，腹部膨満感，不快感，腹痛の原因となる．また，脾梗塞を併発することもある．

3. 診断

身体所見では髄外造血による著明な肝脾種が最も特徴的である．血液検査では，軽度〜中等度の貧血が認められ，白血球数は半数以上の症例で増加し，中には50,000/μlにも達することがある．血小板数は増加する症例，減少する症例がほぼ等しい頻度で認められる．血小板の機能にも異常が認められ，最も大きな変化は血小板粘着能の低下であり，それ以外にも凝集能の低下，放出反応の低下，血小板寿命の短縮などが認められることが多い．末梢血のスメア像において，髄外造血に起因する末梢血中への幼弱顆粒球系細胞，赤芽球の出現が認められ，本症に特徴的な所見である．また，赤血球の大小不同や涙滴状赤血球や巨大血小板などもしばしば認められる．骨髄穿刺ではdry tapであることがほとんどである．骨髄生検では，好銀性の膠原線維の増加による広汎な線維化が認められ，巨核球の増加と骨硬化を伴うことが多い．NAPスコアは増加している場合が多いが，正常や減少を示す症例もある．生化学検査では，尿酸，LDH，ALPが高値を示すことが多い．^{59}Feを用いたフェロカイネティクスにおいて，赤血球寿命の短縮，鉄利用率の低下など無効造血のパターンを示し，体外計測では，病期の進行と共に造血の場が骨髄より肝脾に移行するのが認められる．一部の症例で染色体異常が認められることがあるが，本症に特異的な染色体異常はない．

4. 治療

本症に著効する薬剤がないため，一般に，貧血や血小板数，白血球数の変化が著明でない場合には無治療で経過観察することが多い．貧血が高度の場合には，造血を促進するために蛋白同化ステロイド（オキシメトロン5〜10 mg/日）などの投与が行われるが，無効な場合には輸血が必要となる．脾腫が著明で腹痛などの局所症状が強い場合や血球減少が進行する場合には，低線量脾照射，脾動脈塞栓術や摘脾術を行うこともある．顆粒球や血小板数の増加が著しい場合には，ヒドロキシウレア，ブスルファン，6-MPなどの内服剤の投与が行われる．また，血球増加にはインターフェロン-αが有効であるとの報告もあるが本邦では保険適応は認められていない．

根本的な治療法として骨髄移植がある．実際，欧米では一部の症例に対して行われ，約50％程度の5年生存率が得られ，骨髄の線維化も消失することが報告されている．しかし，大多数の症例は高齢者であり，骨髄移植の適応とはならない．

5. 予後

欧米では，本症の平均生存期間は約3〜5年と報告されているが，本邦での調査では約10年と長い．この差は，本邦では健診の普及により早期に診断されるためと推測されている．予後不良因子としては，高齢，貧血などがあげられる．また，一部の症例（8〜10％程度）では，経過中に白血病化が認められる．

● 問題の解説および解答

本症例は，上記の説明にあるように慢性特発性骨髄線維症と考えられる．髄外造血の状態を把握するために，フェロカイネティクスの検査が有用である．また，CMLを除外するために染色体検査が必要である．血中β2ミクログロブリン値は多発性骨髄腫の病勢に相関すると考えられており，その病状の把握のために検査される．他の質問については本文の解説を参照されたい．

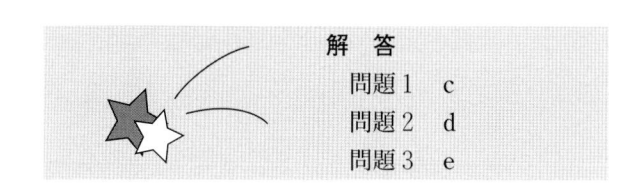

```
解 答
問題1  c
問題2  d
問題3  e
```

● 専門医でなくとも外来診療が可能か？

慢性原発性骨髄線維症の確定診断には，骨髄生検が必要であり専門医を紹介する必要がある．しかし，診断確定後の治療にそれほど有効なものはなく，たとえ専門医であってもそれほど有効に治療できていないのが現状である．とくに，無治療で経過観察する期間は，専門医でなくともフォローすることが可能であると考えられる．

レベルアップをめざす方へ

残念ながら本症についてのそれほど大きなトピックスは最近報告されていない.

●文　献●
1) 近藤春樹：慢性特発性骨髄線維症. 日本臨牀 20（別冊）: 69-72, 1998

［松村　到／金倉　譲］

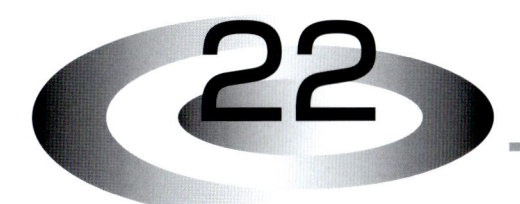

疾患 22 脳梗塞にならない？

問題編

症例呈示

症例：K.I. 68歳 女性
主訴：めまい
家族歴：特記事項なし
既往歴：特記事項なし
嗜好品：タバコ 20本/日 30年間
現病歴：平成11年の健診で白血球と血小板の増加（WBC 13,000/μl, Plt 97万/μl）を指摘されるも放置．平成12年8月頃よりときにめまいを自覚するようになった．平成13年の健診で，血小板数増加の悪化（132万/μl）が認められ，当院を紹介され受診．
初診時現症：身長168cm，体重62kg，体温36.1℃，血圧158/92mmHg，脈拍72/分・整，意識清明，表在性リンパ節 触知せず，眼瞼結膜 貧血なし，眼球結膜 黄染なし，胸部 異常なし，腹部 平坦・軟，肝臓・脾臓 触知せず，神経学的所見 異常なし
検査所見：

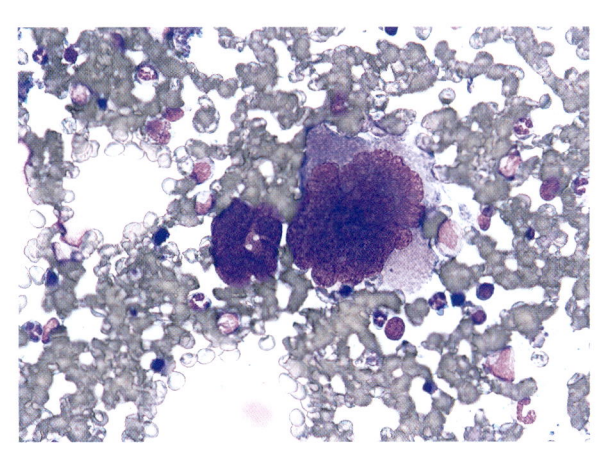

図1 骨髄のギムザ染色（×400）

検尿：蛋白（＋），糖（－）
検便：グアヤック（－），ヒトヘモグロビン（－）
血沈：1時間値 12 mm
検血：RBC 470万/μl, Hb 14.9g/dl, Ht 46.7%, WBC 15,200/μl (St 3, Seg 49, Mo 7, Eo 4, Ba 4, Ly 33)，好中球アルカリフォスファターゼ（NAP）陽性率 85%（80～120），NAPスコア 325（150～250），Plt 139.7万/μl
生化：AST 11 IU/l, ALT 21 IU/l, ALP 192 IU/l, LDH 478 IU/l, LAP 27 IU/l, γGTP 22.1 IU/l, T.P. 6.6g/dl, Alb 3.4g/dl, T.B. 1.2mg/dl, D.B. 0.6mg/dl, BUN 8.3mg/dl, Cr 1.1mg/dl, UA 7.8mg/dl, Na 143mEq/l, K 5.8mEq/l, Cl 98mEq/l, FBS 99mg/dl
血清：CRP（－），Fe 90（80～140）μg/dl, TIBC 320（260～398）μg/dl, Ferritin 47（23～263）ng/dl, Vit B$_{12}$ 650（250～900）pg/ml
止血検査：出血時間 10（2～8）分, PT 82%, APTT 31秒, Fibrinogen 250mg/dl
血小板機能：リストセチン凝集能 37（60～100）%, ADP凝集能 30（70～90）%, コラーゲン凝集能 40（70～90）%
骨髄穿刺：有核細胞数 32万/μl, 巨核球 270/μl, M/E比 1.7, 骨髄像 図1を参照
染色体分析：46XX
腹部エコー：肝臓・脾臓 やや腫大，その他異常なし

設問

問題1 血小板産生に関わる以下の記述で正しいものを選択せよ．

(1) 生体内での血小板産生に最も重要な造血因子はト

ロンボポエチンである．
(2) 通常状態では血小板の約3分の1は脾臓にプールされている．
(3) 悪性腫瘍に併発する血小板増多症にはインターロイキン6(IL-6)が関与することが多い．
(4) 通常状態で生体内での血小板の寿命は約120日である．
(5) 血小板は主に肝臓で分解される．

a (1), (2), (3) b (1), (2), (5) c (1), (4), (5)
d (2), (3), (4) e (3), (4), (5)

問題2 本症に関連した以下の記述で正しいものを選択せよ．
(1) 本症では高頻度に白血病化が認められる．
(2) 本症では特徴的な染色体異常が認められる．
(3) 本症では出血傾向がしばしば認められる．
(4) 本症ではしばしば血小板機能の異常が認められる．
(5) 本症で血小板数が100万/μlを超すことは稀である．

a (1), (2) b (1), (5) c (2), (3) d (3), (4) e (4), (5)

問題3 本症の治療に用いられているものを選択せよ．
(1) 多剤併用化学療法
(2) γグロブリン大量療法
(3) ヒドロキシウレア
(4) アスピリン
(5) サイクロスポリン

a (1), (2) b (1), (5) c (2), (3) d (3), (4) e (4), (5)

解説編

血小板増多症について

鑑別診断のためのポイント

正常人の末梢血における血小板数はほぼ15〜35万/μlに調節されており，血小板数が40万/μl以上に増加した場合が血小板増多症と定義される．表1に示したように，血小板増多症は，骨髄増殖性疾患などの異常クローンの増殖に伴う血小板増多症と炎症や悪性疾患などの疾患に続発する反応性の血小板増多症とに大別される．以下にこれらの疾患について概説する．

本態性血小板血症 (Essential Thrombocythemia, ET)

表1 血小板増多症の分類

1. 異常クローン増殖に伴う血小板増多症
- 骨髄増殖性疾患：本態性血小板血症，真性多血症，原発性骨髄線維症，慢性骨髄性白血病
- 骨髄異形成症候群：5q⁻症候群，後天性鉄芽球性貧血

2. 反応性(二次性)血小板増多症
- 骨髄での過剰産生：
  - 悪性腫瘍：胃癌，大腸癌，肺癌，多発性骨髄腫など
  - IL-6産生腫瘍：心臓粘液腫，多発性骨髄腫など
  - 慢性炎症性疾患：RA，炎症性腸疾患，結核
  - 貧血：鉄欠乏性貧血，溶血性貧血
  - 薬剤：化学療法後の回復期
- 脾プールからの流出：運動後，大量出血後，エピネフリン投与，摘脾後

3. 家族性血小板血症(TPO遺伝子異常症)

1. 疾患概念

ETは比較的稀な疾患で，患者のピークは60～70歳台で女性にやや多い．ETは原発性血小板血症，出血性血小板血症とも呼ばれ，骨髄増殖性疾患（myeloproliferative disorders, MPD）の一つに分類され，他のMPDと同様に造血幹細胞のクローナルな疾患であることが証明されている．しかし，染色体異常を示す症例や白血病化する症例はともに約5％程度と少なく，現在ETの原因となる遺伝子異常については明らかではない．

ETの特殊な病型として，若年型とPh¹陽性型があげられる．若年型ETは40歳以下で発症するETで，重篤な合併症が少なく予後が良いため，白血病を誘発する危険性のある治療を行わず，通常のETとは別に取り扱うことが提唱された．しかしその後，死亡例を含む重篤な合併症が若年型ETの約23％に認められたとの報告がなされ，現在その取り扱いについて統一的な見解は得られていない．Ph¹陽性型ETとは，臨床的にETと診断される症例において，慢性骨髄性白血病（CML）の原因となるフィラデルフィア（Ph¹）染色体やBCR/ABLのキメラmRNAの検出される症例である．これらの症例の多くはCMLのように急性転化を起こさないが，一部に急激な経過をとる症例もある．ETとは区別され慢性骨髄性白血病の亜型として扱われることも多く，その帰属について現在明確な結論は得られていない．

2. 病因

従来，ETの患者末梢血は，正常人と異なり，造血因子非存在下においてもCFU-Megをはじめとする各種の造血コロニーを形成することが報告されてきた．これらの結果から，ET患者の造血幹/前駆細胞は造血因子非存在下においても自律性に増殖することが可能，あるいは各種の造血因子に対してきわめて高い感受性を示すと推測されている．

3. 症候

約20～30％程度の症例が無症状のまま健診で偶然発見される．血小板数の増加に伴う血栓症状を示す症例が40～50％程度，血小板機能の低下に伴う出血症状を示す症例が20～30％程度，また，両者を訴える症例も約10％程度認められる．血栓症としては一過性脳虚血発作，脳梗塞が高頻度であり，指趾虚血による先端紅痛症が特徴的である．出血症状としては，鼻出血，歯肉出血，消化管出血が多い．また，脳出血も約10％程度の症例で合併する．身体所見として，軽度の脾腫が約80％の症例で認められるが，巨脾は稀である．

4. 診断

ET患者の血液像は末梢血におけるしばしば100万/μl以上にも及ぶ著明な血小板増加と骨髄における巨核球の過形成によって特徴づけられる．骨髄中の巨核球は大きくDNA量も増加しており，形態異常を示すことが多い．骨髄の線維化はみられないか，あっても軽度である．また，末梢血塗抹像で巨大血小板や血小板凝集がしばしば認められる．通常貧血はなく，赤血球形態も正常である．白血球数は増加することが多いが3万/μl以上になることは少ない．この際，好中球の核左方移動や好酸球，好塩基球増加を伴うことが多い．軽度の脾腫は約80％の症例に認められるが，巨脾は稀である．ET患者の血小板はアドレナリンや

表2 ETの診断基準

1. 血小板数＞60万/μl
2. ヘマトクリット＜40％
   または循環赤血球量（男子＜36ml/kg，女子＜32ml/kg）
3. 骨髄に可染性鉄を認めるか，血清フェリチン値正常，あるいはMCV正常*
4. Ph¹染色体陰性かつbcr/abl遺伝子の再構成を認めない
5. 骨髄の膠原線維による線維化
   A. 認めない，または
   B. 線維化は骨髄標本の1/3未満の領域に限られ，かつ著明な脾腫や白赤芽球症を認めない
6. 骨髄異形成症候群にみられる染色体異常や形態学的特徴を認めない
7. 反応性血小板増多症の原因となる基礎疾患がない

*これらの検査値から鉄欠乏が疑われる場合，鉄剤を投与しても循環赤血球量が真性多血症の基準（男子≧36ml/kg，女子≧32ml/kg）を満たさないことが必要

(Murphy Sら, 1997 [1])

コラーゲンなどのアゴニスト刺激による凝集能の低下や粘着能の低下あるいは逆に亢進を示すことが多い．血清検査では，採血後血小板からカリウムが溶出するため偽高カリウム血症を呈することがある．

表2にETの診断基準を示すが，ETの確定診断は基本的には除外診断であり，血小板増多症をきたした症例のうち反応性の症例を除外し，さらに他のMPDを除外する必要がある．

5．治　療

高齢者で血栓，出血症状を有する症例が第一適応となる．血小板数の抑制と血小板機能の抑制を目的とする．治療に際しては，血小板数を正常にまで低下させる必要はなく，40〜60万/μl程度に維持する．高齢者では治療により貧血や白血球減少が誘発されるので，その際には，維持目標を70〜80万/μl程度とやや高めに設定する．無症状の患者で血小板数が60万/μl以下であれば無治療で経過観察することも可能である．

1）化学療法

従来，ブスルファン，メルファランなどのアルキル化剤が用いられてきたが，これらの薬剤の長期間使用（多くの場合5年以上）による二次性白血病発症の危険性が指摘され，現在ではその可能性が低いヒドロキシウレアが頻用されている．また，インターフェロン-αも高い有効性を示すが，本邦では保険適応外である．

常用量としては，
　　ヒドロキシウレア　　500〜1,500mg/日　内服
　　ブスルファン　　　　　2〜4 mg/日　　　内服
が一般的である．

2）合併症の予防

血栓症を併発する症例では抗血小板剤であるアスピリン（81〜300 mg/日），チクロピジン（100〜300 mg/日）などの投与を行う．

6．予　後

多くの症例は血小板数の増加にもかかわらず比較的良好な経過をとり，10年生存率は約70％程度である．これは，年齢，性別をマッチさせた正常人と差がないとの報告もある．死因の多くは出血や血栓塞栓症であるが，通常の悪性腫瘍や老齢に伴う一般的死亡もありその評価は難しい．また，5％程度の症例において白血病化が認められる．

● 二次性血小板増多症

悪性腫瘍，慢性炎症性疾患，貧血，外傷などの疾患においては反応性の血小板増多症が認められる（表1）．脾プールからの流出による場合は分あるいは時間単位の一過性増加にとどまることが多いが，骨髄での過剰産生が原因の場合には慢性の経過をとる．しかし，ETの場合と異なり正常の産生調節機構から著しく逸脱していない場合が多く，100万/μlを超えることは稀である（表3）．また，出血時間や血小板凝集能などの血小板機能も正常であることが多い．血栓症や出血の危険も低いので，一般には現疾患の治療のみが行われる．

悪性腫瘍患者の約40％に40万/μl以上の血小板増加が認められるが，その原疾患として胃癌，大腸癌，肺癌，乳癌，卵巣癌などが報告されている．この悪性腫瘍に伴う血小板増多の原因としてはIL-6の関与が考えられている．また，良性腫瘍である心臓粘液腫もIL-6を分泌することが報告されており，多くの症例において摘出術後に血清中のIL-6値が正常化し，増加していた血小板数も正常化する．これらの結果から悪性腫瘍や一部の良性腫瘍に続発する血小板増多症は多くの場合IL-6が原因であると推測される．また，血小板産生に最も重要な造血因子トロンボポエチン（thrombopoietin, TPO）の主要な産生臓器である肝臓の悪性腫瘍，肝癌の一部の症例においても血小板増多症が認められるが，この血小板増多症には肝癌細胞が

表3　本態性血小板血症と二次性血小板増多症との鑑別

	本態性血小板血症	二次性血小板増多症
血栓症 and/or 出血症状	高頻度に認められる	高齢者で稀に血栓症の合併あり
脾　腫	しばしば認められる	基礎疾患の結果である以外はなし
白血球数	増加している場合が多い	正　常
出血時間	しばしば延長	正　常
血小板数100万/μl以上	高頻度に認められる	ま　れ
血小板形態異常	しばしば認められる	正　常
アゴニストに対する血小板凝集反応	低下している場合が多い	正　常

分泌するTPOが関与することが報告されている．

一方，感染症や自己免疫疾患における血小板増多症の場合，複雑なサイトカインネットワークが関与していると推測されている．

問題の解説および解答

生体内での血小板産生系で最も重要な造血因子はTPOである．TPO以外にも，IL-6，IL-11などが関与するがその影響はTPOほどではない．通常状態では，血小板の約3分の1は脾臓にプールされている．生体内での血小板寿命は7～10日であり，古くなった血小板は脾臓のマクロファージによって貪食され破壊される．寿命が120日あるのは赤血球である．γグロブリン大量療法は特発性血小板減少性紫斑病，サイクロスポリンは再生不良性貧血の治療に用いられる．それ以外の質問に関しては解説文を参照されたい．

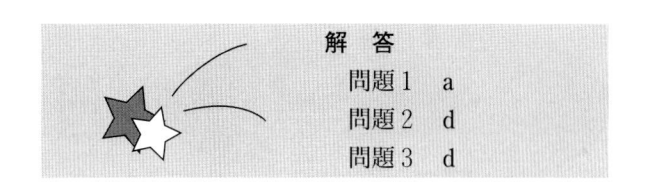

解 答
問題1　a
問題2　d
問題3　d

専門医でなくとも外来診療が可能か？

ETの診断は骨髄穿刺を行える施設であれば可能であり，急激な経過をとることは稀であるので，専門医以外でも，外来での治療が可能と考えられる．

レベルアップ・血液専門医をめざす方へ

ETにおけるTPOの異常の関与？

TPOは主に肝臓において血小板数に左右されず常に一定量産生される．また，血清中のTPOは血小板表面，骨髄巨核球表面のTPO受容体c-Mplに結合し代謝され分解される．この結果，血清中のTPO濃度は血小板減少症では高値，逆に血小板増多症では低値となり血小板産生のホメオスタシスが保たれている．しかし，ET患者では著明な血小板数の増加にもかかわらず，多くの症例で血清中のTPO値は低下していない．この原因としてET患者の血小板ではTPOを吸着，代謝するc-Mplの発現が著明に低下していることが報告されている．このc-Mplの発現低下の原因は明らかではないが，この結果から，ET患者の巨核球が最も重要な増殖誘導因子であるTPOのシグナルを介さずに増殖することが可能であることが推測されている．

ETの多くは後天性であるが，稀に家族性（常染色体優勢遺伝）にみられることがある．これらの家系の一部では，血清中TPO濃度がきわめて高値を示すことが明らかにされた．遺伝子解析の結果から，これらの家系では，TPO遺伝子のイントロン3のスプライシングドナーサイトの点突然変異や翻訳開始コドンの直前に一塩基の欠失が見いだされており，これらの遺伝子変異が原因でTPOが過剰産生されることが報告されている．

●文　献●
1) Murphy S, et al : Experience of the Polycythemia Vera Study Group with essential thrombocythemia : a final report on diagnostic criteria, survival, and leukemic transition by treatment. Semin Hematol 34 : 29-39, 1997

[松村　到／金倉　譲]

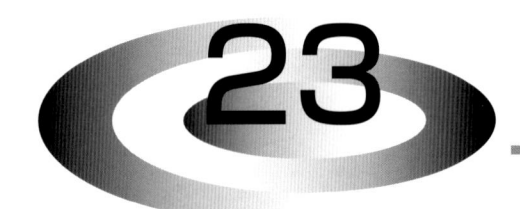

疾患 23 何が原因？この血小板減少症

問題編

● 症例呈示

症例：73歳　男性
主訴：両下肢の出血斑
家族歴：特記すべきことなし
既往歴：特記すべきことなし
常用薬：なし
嗜好品：偏食なし，喫煙20本/日　飲酒二合/日
現病歴：昭和52年頃より高血圧症にて近医で降圧剤を投与されていたが，服薬が不規則でありコントロールは不良であった．2ヵ月前より，ときどき腹痛を認めていたが放置していた．1ヵ月前に右下肢の出血斑を家人に指摘され，出血斑が両下肢に多数認められるようになったため，平成13年6月に当院受診となる．
初診時現症：身長155cm，体重53kg，血圧168/98mmHg，脈拍60/分・整，意識清明，体温36.6℃
　頭頸部：眼瞼結膜　貧血なし，眼球結膜　黄疸なし，歯肉出血なし，甲状腺腫大なし
　胸部：心音は心尖部でLevine III度の収縮期雑音，呼吸音清
　腹部：肝脾腫なし，臍左部に拍動を伴う腫瘤を触知
　四肢：両下腿前面に出血斑多数あり．
検査所見：（表1参照）

● 設問

以下の設問に対し，最も適切なものを一つ選びなさい．

問題1　本症の説明につき正しいものを選べ．
（1）悪性腫瘍，感染症，白血病などの基礎疾患により

表1　入院時検査所見

■ 末 梢 血		■ 凝固線溶系		■ 生 化 学		■ 免 疫 学	
RBC	$358×10^4/\mu l$	出血時間	12分	T.P.	6.8g/dl	CRP	0.1mg/dl
Hb	12.0g/dl	PT	11.1秒	Alb	4.1g/dl	IgG	1,340mg/dl
Ht	35.5%	APTT	42.5秒	BUN	17mg/dl	IgM	37.9mg/dl
血小板	$4.2×10^4/\mu l$	フィブリノゲン	118mg/dl	Cr	1.0mg/dl	IgA	362mg/dl
WBC	$5,500/\mu l$	トロンボテスト	56%	T-bil	0.6mg/dl	C_3	83mg/dl
分類	（%）	ヘパプラスチンテスト	83%	D-bil	0.2mg/dl	C_4	30.1mg/dl
St	2	プラスミノーゲン	55%	ALP	144 IU/l	CH50	40U/ml
Seg	68	FDP	47.2μg/ml	AST	20 IU/l		
Eo	2	AIII活性	87%	ALT	9 IU/l		
Baso	1	TAT	60.0μg/ml	LDH	456 IU/l		
Lym	22	PIC	8.0μg/ml	CK	32 IU/l		
Mo	5	D-dimer	65.2μg/ml	ChE	166 IU/l		
網状赤血球	10‰	$\alpha_2 PI$	44%	T-cho	153mg/dl		
破砕赤血球	（−）			TG	63mg/dl		
血沈	2/5mm			Na	143mEq/l		
				K	3.7mEq/l		
				Cl	106mEq/l		
				Ca	9.1mEq/l		
				GLU	82mg/dl		

血管内で血液凝固が起こる病態である．
(2) 急性前骨髄性白血病では高率に合併する．
(3) 臓器障害をきたすことは稀である．
(4) 出血は皮下ならびに粘膜に限局し，脳出血や消化管出血などの内臓臓器からの出血は稀である．
(5) 比較的臨床症状が軽く，慢性に経過するものもある．

a (1), (2), (3)　　b (1), (2), (5)　　c (1), (4), (5)
d (2), (3), (4)　　e (3), (4), (5)

問題2　本症の診断について正しいものを選べ．
(1) 急速な血小板減少だけで診断は容易である．
(2) 血小板減少以外に，血清FDP，血漿フィブリノゲンそしてPTの測定が診断に必要である．
(3) 可溶性フィブリンモノマー，D-dimerさらにプラスミン-α_2プラスミン・インヒビターの測定は診断の確定に有用である．
(4) 新生児ならびに産科領域についてはそれぞれの診断基準が作成されている．
(5) 症状の程度にかかわらず，その診断はほぼ全例で可能である．

a (1), (2), (3)　　b (1), (2), (5)　　c (1), (4), (5)
d (2), (3), (4)　　e (3), (4), (5)

問題3　本症の治療方針につき正しいものを選べ．
(1) ヘパリンの抗凝固作用はアンチトロンビンに依存するためアンチトロンビン活性が70％以下の場合にはアンチトロンビン製剤の補充が必要である．
(2) メシル酸ガベキサートやメシル酸ナファモスタットはアンチトロンビン非依存性であり，ヘパリンと同様に本症の治療に広く用いられている．
(3) 免疫グロブリン大量療法や副腎皮質ステロイドパルス療法が有効である
(4) 血漿交換が第一選択で，血漿輸注も有効である．
(5) 血漿中のフィブリノゲンが著減し，出血症状を伴う場合には新鮮凍結血漿の投与にてフィブリノゲンの補充を行う．

a (1), (2), (3)　　b (1), (2), (5)　　c (1), (4), (5)
d (2), (3), (4)　　e (3), (4), (5)

解　説　編

● 血小板減少症について

　この解説については本章の「なぜ，血小板がこわれるの？」（特発性血小板減少性紫斑病）の項を参照されたい．

● 播種性（汎発性）血管内凝固症候群について

1．疾患概念

　1901年にDe Leeが妊娠末期または分娩中の胎盤早期剥離の患者が著しい出血傾向を示すことを発見し，一過性血友病として報告されたのが始まりである．その原因は，組織トロンボプラスチンが胎盤剥離により血管内に流入することにより血管内に血液凝固を生じせしめ，全身性に広がり，そのために血小板や凝固因子が消費され，二次性の出血傾向がもたらされることから，1951年にShneiderによりこのような病態に対してdisseminated intravascular coagulation（DIC）という言葉がはじめて用いられた．すなわちDICとは，何らかの基礎疾患により凝固機転が異常に進行し，血管内で血液の凝固が生ずる．そのために血小板や凝固因子の消費による出血傾向と血行障害による臓器障害が引き起こされるのがその病態である．一般にDICは急速に進行し，多くの症例が重篤な病態となるが，原因となる基礎疾患によっては病状が比較的軽症で臨床経過が緩やかであるものがあり，このような症例は慢性DICとして区別され，そのほかのものを急性DICとして取り扱っている．DICの全国での発生患者数は約73,000人/年と推計されており，年齢では60歳台が多く，全体の約1/4を占めるとされている．DICの基礎疾患としては悪性腫瘍，感染症，白血病が全体の約3/4を占めており，発症頻度の高いものは急性前骨髄性白血病（APL），劇症肝炎，前置胎盤，常位胎盤早期剥離，敗血症などである．

2．病　因

　DICの血管内血液凝固の発生機序はその基礎疾患により異なり，悪性腫瘍や白血病においては腫瘍細胞に存在する凝固促進物質が病勢の悪化や抗癌剤の投与により大量に血液中に放出されことにより，凝固亢進状態が引き起こされると考えられている．さらに，抗腫瘍作用として宿主の免疫担当細胞により凝固促進物質

が発現されることも報告されている．多くの凝固促進物質が今まで報告されているが，そのうち組織因子（tissue factor：TF）が現在最も重要と考えられている．TFは分子量45,000の蛋白質であり，細胞膜表面に発現しており，凝固第Ⅶ因子のレセプターとして外因系凝固を活性化する役割を担っている．ところが腫瘍細胞においても細胞表面に発現されていることが報告され，腫瘍細胞内にも存在することから，腫瘍崩壊により血中に放出されることにより，血管内血液凝固が惹起されると考えられている．実際に血中のTFを測定すると悪性腫瘍を基礎疾患とするDIC患者では高値を示すことが報告されている．その他に第Ⅹ因子を活性化するシステインプロテアーゼであるcancer procoagulant（CP）の腫瘍細胞からの放出などが知られている．

感染症によるDICは，エンドトキシンやLPSにより血管内皮細胞表面にTFが発現し，外因系凝固が活性化される．さらに白血球や血管内皮細胞から放出される炎症性サイトカイン（IL-1，TNF，IFN-γ，TGF-β）がさらにTFの発現を誘導し，抗凝固性蛋白であるトロンボモジュリン（thrombomodulin：TM）の発現は抑制される．また，エンドトキシンやサイトカインはプラスミノゲンアクチベータインヒビターを活性化することにより線溶系を抑制することから，凝固亢進状態がより一層進行するものと考えられている．

3．症　　候

広範囲の皮下溢血斑が特徴的であるが，その他に粘膜出血，採血・注射部位からの出血，血尿，歯肉出血などが多く認められる．その他に脳出血や消化管出血などの致死的な出血を合併することも稀ではなく，十

表2　厚生省のDIC診断基準

I．基礎疾患	得点	V．DIC診断のための補助的検査成績・所見
あり	1	1）可溶性フィブリンモノマー陽性
なし	0	2）D-dimerの高値
II．臨床症状		3）トロンビン・アンチトロンビンⅢ複合体の高値
1）出血症状（注1）		4）プラスミン-α_2プラスミン・インヒビター複合体の高値
あり	1	5）病態の進展に伴う得点の増加傾向の出現．特に，数日内での血小板数あるいは，フィブリノゲンの急激な減少傾向ないしFDPの急激な増加傾向の出現
なし	0	6）抗凝固療法による改善
2）臓器症状		
あり	1	**VI．**
なし	0	注1：白血病および類縁疾患，再生不良性貧血，抗腫瘍剤投与後など骨髄巨核球減少が顕著で，高度の血小板減少を見る場合は，血小板数および出血症状の項は0点とし，判定はIV-2)に従う．
III．検査成績		注2：基礎疾患が肝疾患の場合は以下の通りとする．
1）血清FDP値（μg/ml）		a．肝硬変および肝硬変に近い病態の慢性肝炎（組織上小葉改築傾向を認める慢性肝炎）の場合は，総得点から3点減点したうえで，判定はIV-1)に従う．
40≦	3	b．劇症肝炎および上記を除く肝疾患の場合は，本診断基準をそのまま適用する．
20≦　＜40	2	注3：DICの疑われる患者で，V「診断のための補助的検査成績，所見」のうち2項目以上満たせばDICと判定する．
10≦　＜20	1	
10＞	0	
2）血小板数（10^3/μl）		
50≧	3	
80≧　＞50	2	
120≧　＞80	1	
120＜	0	
3）血漿フィブリノゲン濃度（mg/dl）		**VII．除外規定**
100≧	2	1）本診断基準は，新生児，産科領域のDICの診断には適用しない．
150≧　＞100	1	2）本診断基準は，劇症肝炎のDICの診断には適用しない．
120＞	0	
4）プロトロンビン時間（正常対照価で割った価）		
1.67≦	2	
1.25≦　＜1.67	1	
1.25＞	0	
IV．判　　定（注2）		
1）7点以上　DIC		
6点　DICの疑い（注3）		
5点以下　DICの可能性少ない		
2）白血病その他，注1に該当する疾患		
4点以上　DIC		
3点　DICの疑い（注3）		
2点以下　DICの可能性少ない		

（厚生省特定疾患血液凝固異常症調査研究班，1988年改定）

分な注意が必要である．

血液凝固亢進に伴い，微小血栓による臓器の循環不全による臓器障害が引き起こされるが，一般に血流の豊富な腎，肺，脳などの主要臓器に認められることが多い．もっと頻度の多い症状は発熱であり，続いて急性腎不全による乏尿，精神・神経症状，呼吸困難，ショック，消化器症状などが高頻度に認められる．

4．診　　断

DICの診断は基礎疾患ならびに臨床症状と検査成績に基づいて行われる．表2に示す厚生省（現：厚生労働省）DIC調査研究班の診断基準が汎用され，一般検査項目だけDICの9割弱が診断可能であり，特殊項目を加えると96％まで診断し得る．しかし劇症肝炎には適応できないことや軽症のものは見落とす可能性のあることを十分理解しておく必要性がある．また新生児や産科領域ではその特異性から別に診断基準が設けられている．

5．治　　療

DICの治療は原因となる基礎疾患のコントロールがまず重要である．しかるに外科的もしくは産科的処置が必要な場合には積極的に十分な補充療法のもとに侵襲的処置も行うべきである．そしてDICの病態の是正には抗凝固療法，補充療法ならびに抗線溶療法がそれぞれの病態に応じて選択される．

1）抗凝固療法
（1）ヘパリン

ヘパリンは安価で従来より汎用されている薬剤であり，強力な抗凝固作用を有する．その作用機序はヘパリン依存性の血漿プロテアーゼインヒビターの活性化であり，ヘパリン自身は抗凝固作用は有していない．アンチトロンビンはヘパリン存在下でもっと重要かつ強力はトロンビンインヒビターである．さらにトロンビン以外にIXa因子やXa因子のインヒビターとしても機能している．したがって，ヘパリンの抗凝固作用はアンチトロンビン濃度に依存するため，アンチトロンビン活性が70％以下に低下している場合にはアンチトロンビン製剤の補充が必要である．投与量は通常10,000から15,000単位/日（5～10単位/kg/時）であり，半減期が短いため持続投与が行われる．

（2）低分子ヘパリン

低分子ヘパリンは未分画ヘパリンを化学処理して得られ，未分画ヘパリンよりその平均分子量が小さく糖鎖の長さが短い．そのため，血小板に対する親和性が小さく，ヘパリン惹起性血小板減少症の発現頻度が少ないことが知られている．また生体内での半減期が未分画ヘパリンより長いことから，その有用性が認められている．通常75 IU/kg/日で持続点滴静注が行われる．

（3）メシル酸カベキサート

メシル酸カベキサートは非ペプチド性の蛋白分解酵素阻害薬であり，抗トロンビン作用，抗Xa因子作用，抗プラスミン作用ならびに血小板凝集抑制作用を有する．全体としては抗凝固作用優位の薬物である．さらにヘパリンとは異なり，抗トロンビン活性の発現にアンチトロンビンIIIの存在は必要でないため，感染症性のDICや肝機能障害のDICなどのアンチトロンビンIII濃度が低下している症例でも効果が期待できる．通常，成人に20～39 mg/kgで24時間の持続点滴静注で行う．

（4）メシル酸ナファモスタット

メシル酸ナファモスタットは合成蛋白分解酵素阻害薬の一つであり，その作用は抗トリプシン作用，抗トロンビン作用，抗VIIa因子作用，抗Xa因子作用，抗XIIa因子作用，抗プラスミン作用，抗血漿カリクレイン作用ならびに補体活性化抑制作用にまで及び，抗血小板凝集抑制作用も有するためメシル酸カベキサートより抗凝固作用は強力であることが知られている．また，メシル酸カベキサートと同様にその作用発現はアンチトロンビンに非依存性であるため，感染症や肝障害の合併したDICにおいてもその効果が期待できる．通常，成人に0.06～0.20mg/kg/時で24時間の持続点滴静注で行う．高カリウム血症や低ナトリウム血症などの電解質異常が表れることがあるため注意が必要である．

2）補　充　療　法
（1）新鮮凍結血漿

DICでは各種凝固・線溶因子が消費性に低下しているが，止血能維持の観点からは血漿中のフィブリノゲンがとくに重要視される．しかし，DICは凝固亢進状態であることから，フィブリノゲンの補充はさらなる血栓形成を助長するようにも考えられるが，抗凝固療法が行われておればその危険性はかなり少ないものと考えられる．したがって，低フィブリノゲン血症のために重篤な出血症状があり，補充により止血効果が期待される場合にはヘパリンなどの抗凝固療法のもとに新鮮凍結血漿を10～15ml/kgを12～24時間毎に投与する．

（2）濃厚血小板

DICにおいては基礎疾患のコントロールならびに抗凝固療法がまず開始されるが，病態がすでに進行しているために止血レベルに必要な血小板数を維持できずに，重篤な出血症状のある症例やその危険性がかなり

強い症例には血小板濃厚製剤の輸注が行われる．一般に血小板数が30,000/μlを維持できるように輸注が行われるが，DICによる消費亢進のため輸注された血小板寿命は著しく短縮しており，期待される止血効果が十分に得られないことがあるので十分な注意が必要である．

(3) アンチトロンビン製剤

アンチトロンビンは分子量65,000の糖蛋白で生体内では血管内皮細胞表面のヘパリン様物質と結合することにより，抗トロンビン活性や抗Xa因子活性を発現する．アンチトロンビンはヘパリン存在下での血中トロンビン阻害活性の約8割を担っており，生体内で最も重要なトロンビンインヒビターと考えられている．しかるにアンチトロンビン活性が70％以下に低下している場合にはアンチトロンビン製剤の補充が必要である．通常，1,500単位/日を3～5日投与することで十分な血中濃度が得られる．

3) 抗線溶療法

急性前骨髄性白血病や腹部大動脈さらに固形癌の一部を基礎疾患とするDICは線溶優位型であり，出血症状が重篤である．このような症例にはしばしば抗線溶療法が奏功する．この場合，ヘパリンなどの抗凝固療法の併用については一定の見解は得られていないが，少量のヘパリンを併用することが多い．

トラネキサム酸1.5～3.0gにヘパリン3,000～6,000単位を併用する．さらに抗プラスチン作用をもつメシル酸カベキサートやメシル酸ナファモスタットの併用も行われる．

6. 予　後

厚生省（現：厚生労働省）血液凝固異常症研究班の調査によると，病型別での死亡率は急性DICでは70.1％，慢性DICで72.7％とほぼ同様であるが，一方治癒した症例は急性DICで16.2％，慢性DICで1.5％と明らかにも急性DICで良好である．この一見矛盾する結果は急性DICに産科領域のDICが多く含まれており，治療が奏功した症例が多かったためと考えられている．さらに診療科別に見てみると，DICと診断された患者の死亡率は内科領域では68.1％であり，その多くは造血器悪性腫瘍によるもので，ほぼ半数を占める．外科領域でも死亡率は71.3％と高く予後不良である．一方，小児科や産婦人科領域の死亡率はそれぞれ45.5％と38.9％と比較的良好である．この結果はそれぞれの疾患領域におけるDICの原因となる基礎疾患の治療成績の差によるものと考えられる．

● 問題の解説および解答

本症例は，両下肢の皮下出血斑が多数認められ，血液検査結果より厚生省診断基準を満たしDICと診断される．DICの基礎疾患として理学所見より胸腹部大動脈瘤が示唆され，腹部エコーならびに胸部MRIにより内部に血栓形成を認める径5cmの大動脈瘤を確認した．

動脈瘤性DICは一般に慢性DICであることが多く，慢性DICは凝固線溶系の活性化が緩徐に進行する．しかし，外科的に手術する以外には治癒が望めないため，継続的なDIC治療を必要とする．本症例も初期にヘパリン10,000単位/日とメシル酸ナファモスタット100mg/日の持続点滴静注により，出血斑の軽減と血小板数の上昇ならびに止血検査異常の軽快を認めた．しかし基礎疾患である動脈瘤に対しては保存的に対処することとなったため，維持療法としてアスピリン，ワーファリンそしてメシル酸カモスタットの内服を行い，血小板数は約10万/μl前後，FDPも約20μg/ml前後にて推移し，出血症状もなく経過良好にて外来にて内服継続となっている．

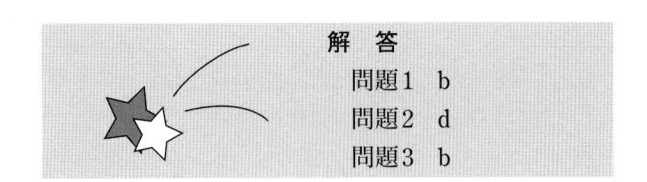

```
解　答
問題1　b
問題2　d
問題3　b
```

● レベルアップをめざす方へ

DICの病態やその診断についての理解は地域や専門分野によりさまざまであり，また医療レベルに応じても異なる．しかるに，世界共通のDICの定義ならびに診断基準を作成する必要があり，国際血栓止血学会の科学的標準化委員会を中心として議論されていた．そして2001年のパリでの国際血栓止血学会においてovert DIC診断基準案が発表された（表3）．この案は日本の厚生省DIC診断基準を修正したものとなってはいるが，臨床症状の項目がなく，検査項目についても高価な止血系分子マーカーは採用されずに，安価でかつどこでも検査可能な項目が採用されている．つまり全世界で広く汎用されることを前提に作られている．しかし，この診断基準は基本的に炎症性疾患である敗血症におけるDICの診断を

表3　国際血栓止血学会のovert DIC診断基準案

1. DICの基礎疾患の有無を確認する.
基礎疾患が存在すれば以下の検査を行う. ・血小板数　　・プロトロンビン時間 ・フィブリノゲン　・可溶性フィブリンあるいはFDP

2. 検査成績

1) 血小板数（×$10^4/\mu l$）
　　50＞　　　　2
　　100＞　＞50　1
　　100＜　　　　0
2) フィブリン関連物質の増加
　　著明増加　　3
　　中等度増加　2
　　増加しない　0
3) プロトロンビン時間の延長（sec）
　　6＜　　　　2
　　3＜　＜6　　1
　　3＜　　　　0
4) フィブリノゲン（g/l）
　　1＞　　　　1
　　1＜　　　　0

3. DICスコアの計算
・5点以上をovert DICとして，治療ならびに毎日スコアリングする． ・5点以下をnon-overt DIC疑いとして，再度検査を行う．

念頭においているために，悪性疾患や肝障害などの症例の早期診断には不向きという欠点をもっている．しかるに今後この診断基準がさまざまな基礎疾患を基盤として発症したDICの早期診断に十分対応しうるものかどうかは，これから多施設における多くの臨床症例により評価されていくものと考えられている．今後はその結果を踏まえ，さらなる修正を加えていくことにより世界共通のDIC診断基準が作成されると考えられる．

［八木　秀男／藤村　吉博］

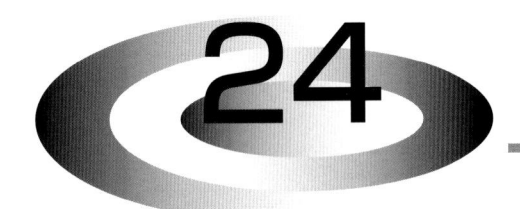

疾患 24 病態をちゃんと理解しましょう

問題編

● 症例呈示

症例：41歳　男性
主訴：血小板減少，意識障害
家族歴：既婚，子供は1男2女，いずれも健康．
既往歴：特記事項なし．
嗜好品：喫煙；せず，飲酒；たまにビールを飲む程度．
現病歴：某年8月8日に左視力低下を自覚し近隣の病院に入院．精査にて左内頸動脈閉塞症と診断され，8月27日から抗血小板薬チクロピジンの投与を開始され，いったん退院となった．9月17日に下腿の皮疹，嘔気，発熱を認めたため同病院を再度受診．チクロピジンによる薬物性アレルギーを疑われ，同薬の投与を中止された．しかし，臨床症状は好転せず，翌9月18日に著明な血小板減少（6,000/μl）を認めた．さらに9月21日には独語，性格変化などの精神症状が出現したため，9月22日当病院に紹介され，入院となった．

初診時現症：
一般：意識混濁（JCS＝10）が見られた．身長152cm，体重53kg，脈拍84/分，血圧120/64mmHg，体温38℃．

表1　入院時の検査所見

■末梢血		■血液生化学		■免疫学		■検便	
PBC	$194×10^4/μl$	T.P.	6.4g/dl	CRP	0.5mg/dl	潜血	(−)
Hb	5.4g/dl	Alb	3.9g/dl	IgG	843mg/dl		
Ht	17.8%	BUN	37mg/dl	IgM	51mg/dl	■骨髄穿刺（9月22日）	
血小板	$1.3×10^4/μl$	Cr	1.4mg/dl	IgA	318mg/dl	NCC	$16.4×10^4/μl$
網状赤血球	75‰	T-bil	2.9mg/dl	IgE	5,203IU/ml	Mgk	215/μl
WBC	9,300/μl	D-bil	0.7mg/dl	HBs Ag	(−)	M/E比	0.86
分類	(%)	AST	42U/l	HCV Ab	(−)		
St	6	ALT	30U/l	HTLV-1 Ab	(−)	■血栓素因（9月28日）	
Seg	58	LDH	3,400U/l	リウマトイド因子	(−)	Protein C活性	135%
Eo	2	isozyme (%)		抗核抗体	(−)	Protein S活性	100%
Ba	0	1	22.5	Coombs test		LAC	(−)
Ly	22	2	28.0		直接 (−)	TM	7.0TU/ml
Mo	12	3	23.0		間接 (−)	PAI-1	12.3ng/ml
破砕赤血球(+)	22%	4	12.3	PAIgG	$43ng/10^7 plt$	抗CL抗体	1U/ml
		5	14.3				
■凝固線溶系		ALP	175U/l	■検尿			
出血時間	2分30秒	Na	138mEq/l	pH	7.5		
PT	12.0秒	K	4.0mEq/l	比重	1.012		
APTT	30.4秒	Cl	99mEq/l	蛋白	(2+)		
Fibrinogen	351mg/dl	Fe	151μg/l	糖	(−)		
FDP	14.0μg/ml	UIBC	160μg/l	Bil	(−)		
AT-III活性	100%	Amylase	135U/l	Ung	(−)		
TAT	2.5ng/ml	CK	87U/l	ケトン	(−)		
PIC	1.2μg/ml	T-C	188mg/dl	Hb	(+++)		
D-dimer	1.3μg/ml	TG	238mg/dl				
		HDL-C	32mg/dl				

頭頸部：眼瞼結膜は貧血調，眼球結膜は黄疸調であった．対向反射は左遅延．甲状腺腫大（−），頸部血管雑音（−）．
　胸部：機能性心収縮期雑音（＋），呼吸音清．
　腹部：点状出血（＋），圧痛（−），肝脾腫瘤触知せず．
　背部：点状出血（＋），叩打痛（−）．
　四肢：浮腫（−），下腿点状出血（＋）．
　神経学的所見：深部腱反射全体的に低下，病的反射は認めず．右上下肢に脱力（＋）．入院時の検査所見は表1のごとくである．

設　問

以下の設問に対し，最も適切なものを一つ選びなさい．

問題1　本症の説明につき正しいものを選べ．
（1）多臓器が障害される全身性疾患である．
（2）血小板減少の原因として血小板抗体の存在が疑われる．
（3）貧血原因は後天性溶血である．
（4）凝固障害を伴うことが多い．
（5）一般的な発症要因として，感染，妊娠，癌，骨髄・臓器移植，膠原病などが知られている．
a（1），（2），（3）　　b（1），（3），（4）　　c（1），（3），（5）
d（2），（3），（4）　　e（2），（4），（5）

問題2　確定診断上，現在最も重要と考えられている検査マーカーの組み合わせとは？
（1）Platelet associated IgG（PAIgG）
（2）von Willebrand因子（vWF）抗原量
（3）リストセチンコファクター（Rcof）活性
（4）vWFマルチマー解析
（5）vWF切断酵素（vWF-cleaving protease，vWF-Cpase）活性とそのインヒビター活性
a（1），（2），（3）　　b（1），（2），（4）　　c（1），（3），（4）
d（2），（3），（4）　　e（3），（4），（5）

問題3　本症の治療方針で正しいものを選びなさい．
（1）最初に血小板輸血を行い，止血あるいは出血予防対策をとる必要がある．
（2）洗浄赤血球輸血をして貧血を補う．
（3）臨床診断がつけば，最初に行うべきは血漿交換である．
（4）ステロイドパルス療法の併用が奏功する例が多い．
（5）難治例にはサイクロスポリンなどの免疫抑制剤が使用されることがある．
a（1），（2），（4）　　b（1），（2），（5）　　c（1），（4），（5）
d（2），（4），（5）　　e（3），（4），（5）

解　説　編

血小板減少症について

この解説については本章の「なぜ，血小板がこわれるの？」（特発性血小板減少性紫斑病）の項を参照されたい．

血栓性血小板減少性紫斑病と溶血性尿毒症症候群について

1．疾患概念

1924年Moschcowitzは高熱と多臓器障害で入院し，1週間の急性経過にて死亡した16歳女子の病理解剖所見で，特徴的に末梢細動脈と毛細血管に広範なヒアリン血栓を認めるとの報告を行った．以後，同様症例の検証が積み重ねられ，かかる症例は血小板血栓が主体である新しい疾患概念であることが提唱され，血栓性血小板減少性紫斑病（thrombotic thrombocytopenic purpura, TTP）と呼称されるようになった．今日，TTPは，1）血小板減少症，2）細小血管障害性溶血性貧血（microangiopathic hemolytic anemia, MAHA），3）腎機能障害，4）動揺性精神神経症状，5）発熱，を古典的5徴候とする重篤な全身性疾患と定義されている．

一方，1955年，Gasserらはいずれも後天性溶血性貧血と腎不全症状を呈して死亡した小児5名の病理解剖所見にて，両側腎皮質の壊死性変化を確認し，かかる疾患を溶血性尿毒症症候群（hemolytic-uremic syndrome, HUS）と命名して報告した．これよりHUSは，1）血小板減少症，2）MAHA，3）腎機能障害，の3徴候からなる重篤疾患と定義されている．このように，TTPとHUSは臨床像の類似性からともに血栓性細小血管障害症（thrombotic microangiopathy, TMA）のカテゴリーに属する疾患群として，従来は

TTP/HUSと記載されることが多く，またその臨床診断は精神神経症状が主体のものがTTP，そして腎機能障害が顕著なものがHUSとされている場合がほとんどであった．

2．病　因

止血因子であるvWFはおもに血管内皮細胞で産生され，分子量250kDの単一サブユニットが多数重合した多重体（マルチマー）構造を示す．血中に放出されたvWFマルチマー（vWFM）は血液凝固VIII因子と結合し，これを保護する作用を持つ．同時に，血管が障害されたときに，その部位への血小板粘着を促す「分子糊」としての機能を担う．すなわち，vWFは「向」血栓性機能を持つ．血漿vWFMはさまざまな分子型を示すが，一般にマルチマーの程度が高いほど，その向血栓活性もより高いとされている．それゆえ，血管内皮細胞で産生され，血中に放出されて間もない分子型である超高分子量vWFM（unusually large vWFM, UL-vWFM）は最もこの活性が高く，細小動脈や動脈狭窄部位など，高ずり応力が生ずる状態にさらされると活性化され，血小板凝集を引き起こすと考えられる．

UL-vWFMは血漿中に放出されると，これを分解するvWF-CPaseによって速やかに低分子化されるため，通常ヒト血漿中ではUL-vWFMは検出されない．すなわち，vWF-CPaseは「抗」血栓性に働く．一方，1980年代からTTPやHUSでは病期によってUL-vWFMが血中に検出されることが知られていたが，疾患との関連が明らかではなかった．しかし，1997年にvWF-CPase活性測定法が確立され，後天性TTP患者ではこの酵素活性を阻害するIgG型抗体（インヒビター）が出現し，そのため酵素活性が欠損していることが報告され，TTP患者でのUL-vWFMの出現は，この酵素活性の低下によることが示された．一方，HUS患者血漿ではvWF-CPase活性の低下はなく，またインヒビターも検出されなかった．これより，HUS患者血漿中のUL-vWFMの出現は血管内皮細胞の障害による，血中への遊出ではないかと推測される．

最近このvWF-CPaseは精製され，その構造解析からADAMTS（a disintegrin and metalloproteinases with thrombospondin type I motif）ファミリーに属するメタロプロテアーゼであることが示され，その産生場所は肝臓であることが明らかとなった．

後天性TTPでの広範囲の血小板血栓の成因については，この病態をより単純化したモデルと考えられる先天性TTP，すなわちUpshaw-Schulman症候群（USS）での血小板減少，そして溶血性貧血の発症機構を解説するのが最も理解しやすいと思われる．すなわち，血管内皮細胞で産生され，血漿中に放出されて間もないUL-vWFMは大動脈など，比較的「低ずり応力」が生じている場所では，vWFM分子は非進展構造の「非活性型」をとり，この後，末梢細小動脈や毛細血管などに移行すると，そこでは絶えず「高ずり応力」が生じており，このため，vWF分子の立体構造変化を起こし，進展構造，すなわち「活性型」に転ずると推定されている．この進展構造を示すvWFはvWF-CPaseの酵素作用を最も受けやすいと考えられ，正常人ではUL-vWFMは循環血中から速やかに消失する．USSではこの酵素活性が先天性に欠如し，また後天性TTPではこの酵素活性に対するインヒビターの出現のため，やはり酵素活性が著減ないし欠如し，進展構造の「活性型」に転じたUL-vWFMはまず血小板GPIbと結合し，vWF-GPIb軸の細胞内シグナル伝達を，そしてこれにてGPIIb/IIIa（インテグリン表記でαIIbβ3）が活性化され，より堅固な血小板凝集塊が形成される．この際，血小板の内的ADPの放出，こ

表2　点数評価法によるTTPの重症度判定

点数	神経症状	腎臓機能障害	血小板数 (×10⁹/l)	Hb (g/dl)
0	なし	なし	>100	>12
1	錯乱 嗜眠 行動異常	30mg/dl<BUN<70mg/dl 1.5mg/dl< Cr <2.5mg/dl 蛋白尿>2g/day，血尿	20〜100	9〜12
2	巣神経症状 痙攣 昏迷 昏睡	BUN≧70mg/dl Cr≧2.5mg/dl 透析	<20	<9

上記4項目の点数合計にて0〜8点のスコアが得られる．8点が最も重症．
Cr：クレアチニン　　　　　　　　（Rose & Eldor：Am J Med 83：437-444，1987）

のADPによる自己血小板のさらなる活性化が起こり，vWFそしてフィブリノーゲンが活性化GPIIb/IIIa間の架橋を取り持つ形で血小板凝集塊を作り，末梢での動脈血栓とともに血小板減少症をきたすと考えられる．また，破砕赤血球の成因については，この血小板凝集塊を取り巻く形でフィブリン（凝固）血栓が生じ，このフィブリンに赤血球が衝突することによってできると推定されている．

3．症　候

TTPは前記のMoschkowitzの古典的5徴候を，またHUSの場合はGasserの3徴候を基本とする．またTTPの重症度判定には神経症状，腎機能障害，血小板数，ヘモグロビン値の4つのパラメーターを評価するRose & Eldorの点数評価法（表2）が客観的である．

4．診　断

TTPはまず先天性と後天性とに分類され，前者の典型例は新生時期に重症黄疸とMAHAで発症する前記USSである．しかし，TTPのほとんどは後天性で，その要因は感染，妊娠，癌，骨髄・臓器移植，膠原病などと多岐にわたっている．近年，特にHIVに伴う例や，特定の薬物によって誘導されるものが知られるようになってきたが，これら薬剤のなかには抗血小板剤（チエノピリジン誘導体：チクロピジンやクロピドグレル），免疫抑制剤（シクロスポリン），抗リウマチ剤（ペニシラミン），経口避妊薬，サルファ剤，抗癌剤（マイトマイシンCなど）がある．特に，チクロピジンに関連したTTPについては，その発症は本剤投与開始から2ヵ月以内であることが判明しており，ここで記載された症例はこれに該当するものと考えられる．TTPでは一般にvWF-CPase活性の著減と，またこの酵素に対するIgG型インヒビターが検出されることは先に述べたが，最近，当ラボで検査を依頼されたチクロピジン関連TTPの3症例は，発症時のvWF-CPase活性はいずれも＜3％で，インヒビターは1.0〜2.0 Bethesda U/mlと低値ながら検出された．また，そのいずれもが血漿交換療法で救命され治癒した．また筆者らが最近，本邦の後天性TTP検体70例ついて検討した結果，症例の79％に急性期にvWF-CPase活性の低下〜著減を認め，かかる症例ではその88％に＞0.1 Bethesda units/mlのインヒビターを検出した．一方，骨髄移植に伴うTTPは非定型で，vWF-CPase活性の低下もほとんどなく，またインヒビターも陰性であるという．したがって，TTPの臨床診断は前記5徴候があれば容易であるが，不全型のものではvWF-CPase活性の著減，インヒビターの検出にてな

し得ることが多い．

一方，HUSの診断と分類についても先天性のものと，後天性のものが示唆されているが，HUSの病態解明はTTPほど鮮明ではなく，実際的には感染性と非感染性という分類が用いられている．ただ，HUSではこれらのいずれのカテゴリーに属するものであってもvWF-CPase活性はほぼ正常範囲内で，インヒビターも陰性であることから，TTPとは明らかに一線を画すと考えられるようになった．すなわち，典型的な感染性HUSと呼ぶのに最も相応しいのは病原性大腸菌O157感染症に続発するもので，下痢，血便を前駆症状として発症する．これに対し，非典型的HUSとされているのは，妊娠，薬剤などに関連したもの，あるいは再発や家族性発生を認めるものなどで，いずれも下痢，血便などの消化器症状を欠く．

5．治　療

1）TTPの治療

TTPに対しては早期診断と治療が最も重要である．治療方針の基本は血漿交換で，目的はvWF-CPase活性に対するIgGインヒビターの除去と同酵素の補充である．インヒビター力価が低く，症状も軽度の場合は，FFPの輸注あるいは副腎皮質ステロイドの投与で改善することもある．またTTPの急性期に，血小板濃縮製剤（platelet concentrate, PC）の単独輸注は，むしろ血小板血栓形成を助長し，しばしば急激な症状増悪を招くことがあるため禁忌とされている（血液製剤使用の適正化について，厚生省薬務局）．PC投与は，行うに当たっても，血漿交換の後に行われるべきである．

（1）先天性TTP（USS）

1960年代から早期新生児期に重症黄疸で発症し，交換輸血で救命されることから，小児血液専門医に強い関心が持たれていた先天性出血症は，後にUSSと命名された．本症は終生にわたりTTP症状を反復するが，これら症状は少量の新鮮凍結血漿（FFP）の輸注で一時的ではあるが，著しく改善する特徴を有する．最近，われわれはUSSがvWF-CPase活性の先天的欠損症であることを示した．患者両親は同酵素活性の中等度低下を示すも無症状の保因者で，本症は常染色体劣性遺伝形式であると考えられる．現在のところ，FFPが唯一の酵素補充源であるため，2〜3週間に一度の割でFFP 10 ml/kg体重の投与を行う発症予防対策が必要である．

（2）後天性TTP

前述のように多くの症例で，vWF-CPase活性に対するIgG型インヒビターが陽性を示す．それゆえ，FFP単独投与では不十分で，血漿交換療法が主体とな

る．そして副腎皮質ステロイドの投与を併用し，インヒビターの産生を抑制するのが最も効果的と考えられる．

　　a．血漿交換療法：

　第一選択として行う．FFPを置換液として，循環血液量の1.5容量を最初の3日間行う．その後，循環血液量と等容量のFFPで連日続け，検査成績を見ながら2～3日に一度にする．検査成績がいったん改善しても，血漿交換を中断すると再発することが多いので，徐々にこの期間を延長し離脱を計る．血漿交換療法は3回/週，12回/月まで保険適応可とされている．

　注：日本TTP研究班の治療プロトコールでは，TTPの血漿交換療法の判定基準として，1）$15 \times 10^4/\mu l$以上の血小板数が2日以上続く，2）神経症状の改善，3）LDHの正常化を認めたものを有効と評価している．

　　b．血漿輸注療法：

　何らかの理由で血漿交換が直ちに行えない場合や軽症の場合に行うが，血漿交換を優先すべきである．FFP 8～10mg/kg/日を心不全に注意しながら投与する．

　　c．副腎皮質ホルモン剤：

　その効果については未だ確立されていないが，vWF-CPaseに対するインヒビターの産生抑制効果を期待できるので，血漿交換と併用されることが多い．

　投与方法：ステロイドパルス療法（メチルプレドニゾロン1g/日，3日間）以後漸減（保険適応外），あるいはプレドニン1mg/kg/日．

　　d．抗血小板剤の併用療法：

　血漿交換療法にアスピリン，あるいはジピリダモールのような抗血小板剤を単数あるいは複数で併用することが多い．

　（3）難治性TTP

　下記のいずれかを用いる．ただし確実性に欠ける．
　・ビンクリスチン1～2mg　静注，4～7日に1回投与（保険適応外）．
　・HDIg輸注療法　全分子型IgG 400mg/kg/日を5日間点滴静注．
　・摘脾（保険適応外）
　・サイクロスポリン（保険適応外）

　2）HUSの治療

　「腸管出血性大腸菌感染に伴うHUSの治療」は支持療法と特異的治療法とからなる．TTPと大きく異なる点は，血漿交換療法の効果がHUSでは十分確認されておらず，治療の基本が支持療法にあることである（日本小児腎臓病学会の治療ガイドラインから抜粋，平成12年6月改定）．

　（1）支持療法
　・体液管理：輸液と透析
　・高血圧に対する治療：HUSに伴う高血圧は溢水によることが多い．
　・輸血（著者注：血小板輸血についてはTTPに準じ，特に注意を要すると考えられる．）
　・脳症に対する治療：痙攣と脳浮腫に対して
　・DICに対する治療
　・中心静脈栄養：1週間以上絶食の場合には考慮する．

　（2）特異的治療法

　以下の治療法は試験段階のもので，「腸管出血性大腸菌感染によるHUS」に対しての有効性は現時点では確立されていない．
　・血漿交換療法
　・γ-グロブリン製剤
　・抗生剤
　・抗血小板剤，プロスタグランデインI$_2$（PGI$_2$），血漿輸注，ビタミンE，ハプトグロビン

6．予　　後

　TTPに血漿交換療法が導入される以前の患者死亡率は80～90％と高値であったが，導入後その死亡率は10～20％に激減した．

　一方で，この血漿交換療法がなぜ効くのか？という理論的裏づけが長く不明のままであったが，1998年に前述の欧米の研究者により，患者血漿中のvWF-CPase活性の低下と，この酵素に対するIgG型抗体（インヒビター）が発見され，この問題は一挙に解決されたかに見えた．しかし，骨髄・臓器移植に伴うTTPではかかるvWF-CPase活性の低下がさほど顕著には観察されないとの報告もあり，今後の研究の進捗状況を見守りたい．また，TTP患者のなかには急性期の症状を反復するタイプのものがあり，かかる慢性再発性あるいは難治性TTPに対しては前記のような免疫抑制剤による治療が試みられている．

◉ 問題の解説および解答

　後天性TTPの多くは基礎疾患があって発症するが，その頻度は一般に0.0004％と推計されている．近年，抗血小板血栓剤であるチクロピジンやクロピドグレルなどのチエノピリジン誘導体を服用している患者では0.02～0.06％の頻度でTTP発症が見られることが報告されるようになった．チクロピジンは内服後活性型に転じ，血小板のADP受容体であるP$_2$Y$_{12}$を非可逆的に阻害し，in vitroでは高ずり応力惹起血小板凝集を

効果的に阻害することから，動脈血栓防止に優れた治療薬として頻用されている．一方，もう一つの有名な抗血栓剤であるアスピリンにはかかる高ずり応力惹起血小板凝集に対する阻害効果はほとんど認められない．チクロピジンに関連したTTPの発症は服用後2ヵ月以内がほとんどであるため，この間の定期的血液検査は特に重要である．また，このTTPにおいても一般的な後天性TTPと同様，vWF-CPase活性の低下と，この酵素に対するインヒビターが検出されるため，治療は血漿交換が第一選択となる．

解　答
問題1　c
問題2　e
問題3　e

レベルアップをめざす方へ

　TTPの確定診断にvWF-CPaseとこの酵素に対するインヒビターの活性測定がほぼ必須とされる時代となった．しかし，vWFマルチマー解析を利用するこれらの活性測定法は結果を得るのに4～5日を要し，また本邦での実施可能施設はわずか1～2施設ときわめて限られているため，臨床症状に反映するためのreal timeでの測定が困難である．幸いにしてこの酵素はごく最近精製され，その遺伝子もADAMTS13と同定されたことより，近々に，より簡便で迅速な測定法が開発されるものと期待される．

［藤　村　吉　博］

疾患

25 なぜ，血小板がこわれるの？

問題編

● 症例呈示

症例：31歳，女性
主訴：四肢の出血斑
家族歴：特記すべきことなし
既往歴：特記すべきことなし，正常分娩2回
常用薬：なし
嗜好品：偏食なし，喫煙・飲酒なし
現病歴：生来健康で最近まで特に健康上の異常を認めていない．約1ヵ月ほど前より，四肢の出血斑に気づくようになり，出血斑の出現が頻回となったため当院を受診した．
初診時現症：身長158cm，体重49kg，血圧118/66mmHg，脈拍84/分・整，意識清明，体温36.4℃，
頭頸部：眼瞼結膜 貧血なし，眼球結膜 黄疸なし，歯肉出血なし，甲状腺腫大なし．
胸部：心雑音なし，呼吸音清．
腹部：出血斑なし，肝脾腫なし．
四肢：両上肢外側，左大腿内側，両下腿前面に出血斑あり．
検査所見：
末梢血：RBC 470×10^4/μl, Hb 12.8g/dl, Ht 38.4%, 血小板 2.8×10^4/μl, WBC 8,300/μl (St 6, Seg 53, Lym 34, Mo 7)
止血：出血時間15分，プロトトンビン時間（PT）12.3秒，活性化トロンボプラスチン時間（APTT）34.4秒，Fibrinogen 309 mg/dl, FDP＜5 μg/ml
生化学：T.P. 6.9g/dl, Alb 4.2g/dl, BUN 19mg/dl, Cr 0.8mg/dl, T-bil 0.5mg/dl, D-bil 0.3mg/dl, AST (GOT) 18U/l, ALT (GPT) 23U/l, LDH 396U/l, TC 188mg/dl, TG 47mg/dl

免疫：CRP 0.5mg/dl, IgG 1,863mg/dl, IgM 49mg/dl, IgA 318mg/dl, PAIgG 25.4ng/10^{7}plt, 抗核抗体＜40，抗DNA抗体＜5U/ml
骨髄像：有核細胞数 26.0×10^4/μl, 骨髄芽球 1.5%, 骨髄球 17.7%, 後骨髄球 8.6%, 杆状球 9.4%, 分葉球 9.6%, 好酸球 1.8%, 好塩基球 0.3%, 単球 2.3%, 単芽球 0.4%, リンパ球 23.1%, 形質細胞 0.8%, 赤芽球 24.5%, M/E比 2.1, 巨核球数 563/μl（血小板付着を認めないものが多い）

● 設 問

以下の設問に対し，最も適切なものを1つ選びなさい．

問題1 本症の病型分類について正しいものを選べ．
(1) 急性型とは推定発病または診断から6ヵ月以内に治癒した場合である．
(2) 慢性型は成人に多い．
(3) 急性型では約80%の症例に上気道炎などの先行感染を有する．
(4) 慢性型は男性に多い．
(5) 慢性型は冬から春に好発する．
a (1), (2), (3)　　b (1), (2), (5)　　c (1), (4), (5)
d (2), (3), (4)　　e (3), (4), (5)

問題2 本症の診断につき正しいものを選べ．
(1) 血小板数は低値を示すが，出血症状がない場合は偽性血小板減少に注意を要する．
(2) PAIgGが高ければ，本症と診断してよい．
(3) 骨髄検査では巨核球数は減少している．
(4) 骨髄巨核球では血小板付着像を欠く場合が多い．

(5) 本症の診断は血小板減少をきたす他の疾患の除外である．

a．(1)，(2)，(3)　　b．(1)，(2)，(5)　　c．(1)，(4)，(5)
d．(2)，(3)，(4)　　e．(3)，(4)，(5)

問題3　本症の治療方針につき正しいものを選べ．

a．血小板数が2万/μl台であるので，まず血小板を輸血する．

b．血小板が2万/μl台で，皮下出血も認めるので，摘脾をまず行う．

c．血小板が2万/μl台で，皮下出血も認めるので，免疫グロブリン大量療法を行う．

d．血小板が2万/μl台で，皮下出血も認めるので，ステロイドパルス療法を行う．

e．血小板が2万/μl台で，皮下出血も認めるので，プレドニゾロン50mgの投与を行う．

解 説 編

血小板減少症について

血小板は骨髄において，幹細胞から分化した巨核球で産生される．体内の血小板の総数の2/3は循環血液中に，残りの1/3は脾臓の中に存在すると言われている．血小板減少症は，その機序により表1に示すように4つに分類される．

1．血小板産生の減少

骨髄内で血小板を産生する巨核球数の減少が血小板減少の原因となる．再生不良性貧血などの骨髄の低形成や急性白血病などによる腫瘍細胞の浸潤，または放射線治療や抗癌剤投与により骨髄が低形成になることで巨核球が減少する．

無効血小板産生としては，巨赤芽球性貧血時の巨核球の成熟障害がある．巨赤芽球性貧血は，ビタミンB_{12}や葉酸欠乏のためDNA合成障害が起こり，巨核球の成熟障害で無効造血を引き起こす．

生理的に血小板産生を刺激する因子として，トロンボポエチン（TPO）が知られている．この因子は血小板減少時の血小板産生を増加させるnegative feedbackに関連しているが，この調整が順調にいかないことにより血小板が減少する．

2．血小板破壊の亢進

一般に末梢での血小板破壊が亢進すると，代償的に血小板産生も亢進し，末梢血液中の血小板数を正常に維持するように働く．この血小板破壊が代償的な血小板産生を上回ると血小板減少が引き起こされる．

免疫学的な機序として，自己抗体によるITPやSLEがあり，また同種抗体によるものとして，頻回の血小板製剤の輸血後に問題となる抗HLA抗体による血小板輸血不応状態がある．薬剤は血小板の産生障害も引き起こすが，血小板に対する抗体が産生され，血小板減少を引き起こすこともある．最近，ヘパリンによる血小板減少が注目されており，抗ヘパリン抗体の産生によって血小板減少を引き起こすとされている．また，血栓の形成によって血小板が消費される疾患として，DICやTTPなどが存在する．

3．血小板の分布異常

体内の血小板数は正常であるが，その分布が異常なために末梢血液中の血小板が減少する．肝硬変などで脾腫を伴う場合にみられ，脾臓の中の血小板の貯留が拡大し末梢血液中の血小板が減少する．

4．血小板の喪失または希釈

外傷や手術などにより大量に出血することによる血小板の喪失や，大量の赤血球製剤などの輸血によって血液が希釈され，血小板の減少が認められることもある．

表1　血小板減少症の分類と主要疾患

1．血小板産生の減少
1）骨髄巨核球数の減少
　再生不良性貧血，急性白血病，放射線照射・抗癌剤投与
2）無効血小板産生
　巨赤芽球性貧血，発作性夜間血色素尿症
3）血小板産生調節障害
　周期性血小板減少症
4）遺伝性疾患：Wiscott-Aldrich症候群

2．血小板破壊の亢進
1）免疫学的機序
　(1) 自己抗体：ITP, SLE, AIDS
　(2) 同種抗体：輸血後
　(3) 薬剤惹起性抗体：ヘパリン，キニジン
2）血栓形成による：DIC, TTP, HUS

3．血小板分布異常
　脾腫による：肝硬変

4．血小板の喪失または希釈
　大量出血，大量輸血

特発性血小板減少性紫斑病について

1．疾患概念

特発性血小板減少性紫斑病（ITP）は，薬剤などの原因や基礎疾患が明らかでなく，免疫学的機序により血小板破壊が亢進することで血小板減少症が引き起こされ，出血傾向を認める疾患である．比較的頻度の高い疾患で，日本国内では約3万人が特定疾患として認定されている．

発病から6ヵ月以内に治癒すれば急性型，6ヵ月以上遷延する場合は慢性型と診断される．急性型は，2～5歳くらいの小児に多く見られ性差は認めない．大多数はウイルス感染の多い冬から春にかけて見られ，80％以上の症例で先行するウイルス感染を認める．慢性型は，20～50歳の成人の女性に多く，先行感染は通常認めず，自然寛解はほとんどみられない．

2．病因

慢性ITPは，血小板に対する自己抗体が産生されることによって血小板が破壊される自己免疫疾患である．血小板減少のメカニズムについては未だ不明であるが，抗血小板自己抗体が結合した血小板が網内系でFc受容体を介してマクロファージに補足され，貪食・破壊されると考えられている．脾臓はこの網内系を介した血小板破壊とともに抗体産生の主要臓器と考えられ，本症の発症に重要な役割を果たしていると考えられている．

急性ITPでは血清学的検討が十分行われていないが，自己免疫反応のみではなく，ウイルス感染症回復期に形成された免疫複合体やウイルスによる直接的な巨核球や血小板への影響も関与すると考えられている．

3．症候

ITP患者では点状出血や斑状出血などの紫斑の他，歯肉出血，鼻出血，月経過多などの粘膜出血を認める場合が多い．また，頭蓋内出血は稀ではあるが，起こるとしばしば致死的経過をとる．血友病などの凝固異常症で認める関節内出血はITP患者では認めない．

出血症状以外にITPに特異的な症候はなく，発熱，関節痛，皮疹などの症状は，他の疾患の除外診断に必要となってくる．

4．診断

ITPを診断するための特異的な検査法はない．その

ため，臨床症状や検査所見がITPに矛盾がないことを確認し，そのうえで血小板減少をきたす疾患を除外したうえで，総合的に判断する．表2に示す旧厚生省（現厚生労働省）研究班の診断基準[1]が使われることが多い．

診断を行うときの注意点としては，出血傾向を認めないときには偽性血小板減少症に注意をする．これは，試験管に含まれている抗凝固剤（EDTA）と血小板が反応し凝集することによって起こる．このため血小板は低値となるが，生体内では血小板数は正常である．偽性血小板減少症を疑った場合は，ヘパリンやクエン酸などの他の抗凝固剤を用いて再検査してみる．この診断基準では，骨髄検査が含まれているが，1996年に発表されたアメリカ血液学会のガイドライン[2]では必ずしも必要でないと述べられている．しかし，巨核球の形態は診断の参考となり，また骨髄異形性症候群（MDS）との鑑別に有用である．最近，ITPの診断に血小板表面IgG（PAIgG）の結果が重要視されている．PAIgGはITPでは90％以上陽性となるが，MDSや肝硬変などの他疾患でも陽性となり，疾患特異性が低いので注意を要する．

5．治療

ITPと診断しても必ずしも治療をする必要はなく，血小板が5万/μl以上あれば，通常では出血症状は認めないので治療不要であることが多い．血小板数が2～3万/μl以下になると出血症状を伴うことが多く，治療を要することが多い．特に粘膜出血（鼻，口腔，歯肉，など）がある場合は，直ちに治療を開始する必要がある．しかし，慢性型の場合は血小板数が2万/μl以下であってもあまり強い出血症状を認めずに日常生活を送れる場合もあり，血小板数にこだわらず個々の症例を総合的に判断して治療方針を立てる．急性型は自然寛解するので，出血の危険がない限り経過観察するのが原則である．しかし，初診時には急性型と慢性型の鑑別が困難なこともあり，出血症状が認められれば病型に関わりなく，第一選択として副腎皮質ステロイドを開始する．急性型の大部分はこの治療中に寛解する．治療法の選択として，図1に旧厚生省の研究班より提唱されている治療のプロトコールを示す．

1）副腎皮質ステロイド療法

第一選択の治療法である．通常プレドニゾロンを0.5～1mg/kg投与し，この初期投与量を2～4週持続後，以後徐々に減量する．70～80％以上の症例で血小板数は増加するが，減量中に血小板数も低下する場合が多く，本剤を中止または少量（5～10mg/日）で血小板が安定する症例は20％以下と報告されてい

表2 ITPの診断基準

1. 出血症状がある．
   出血は紫斑（点状出血および斑状出血）が主で，歯肉出血，鼻出血，下血，血尿，月経過多なども見られる．関節出血は通常認めない．出血症状は自覚していないが血小板減少を指摘され，受診することもある．
2. 下記の検査所見を認める．
   1）末梢血液
      （1）血小板減少
         10万/μl以下．自動血球計算のときは偽性血小板減少に注意する．
      （2）赤血球および白血球は数・形態ともに正常．
         ときに失血性または鉄欠乏貧血を伴い，また軽度の血小板増減をきたすことがある．
   2）骨　髄
      （1）骨髄巨核球は正常ないし増加
         巨核球は血小板付着像を欠くものが多い．
      （2）赤芽球および顆粒球の両系統は数，形態ともに正常
         顆粒球/赤芽球比（M/E比）は正常で，全体として正形成を呈する．
      （3）血小板結合性免疫グロブリン（PAIgG）の増量
         ときに増量を認めないことがあり，他方，本症以外の血小板減少症においても増量を示しうる．
3. 血小板減少をきたしうる各種疾患を否定できる．（注）
4. 1および2の特徴を備え，さらに3の条件を満たせば特発性血小板減少性紫斑病の診断を下す．
   除外診断に当たっては，血小板寿命の短縮が参考になることがある．
5. 病型診断の基準
   1）急性型：推定発症または診断から6ヵ月以内に治癒した場合
   2）慢性型：推定発症または診断から経過が6ヵ月異常遷延する場合
   ＊小児においては，ウイルス感染症が先行し発症が急激であれば急性型のことが多い．

（注）
・血小板減少をきたす疾患としては，薬物または放射線障害，再生不良性貧血，骨髄異形成症候群，発作性夜間血色素尿症，全身性エリテマトーデス，白血病，悪性リンパ腫，骨髄癌転移，播種性血管内凝固症候群，血栓性血小板減少性紫斑病，脾機能亢進症，巨赤芽急性貧血，敗血症，結核症，サルコイドーシス，血管種などがある．
・感染症については，特に小児ウイルス性感染症やウイルス生ワクチン接種後に生じた血小板減少症は本症に含める．先天性血小板減少症としては，Bernard-Soulier症候群，Wiskott-Aldrich症候群，May-Hegglin症候群，Kasabach-Merritt症候群などがある．

（旧厚生省特定疾患特発性臓器障害調査研究班，1990年改定）

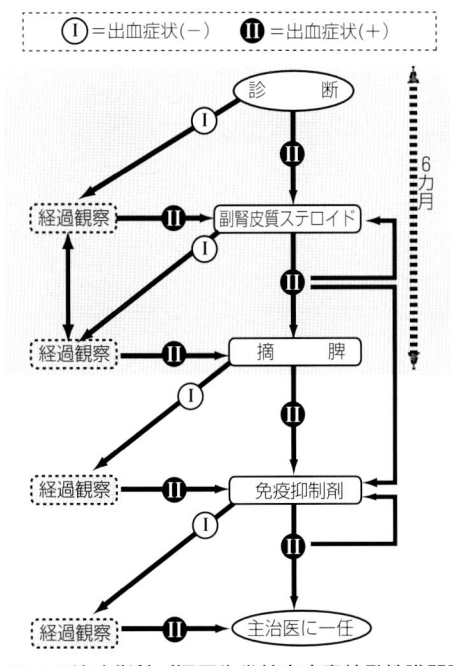

図1 ITPの治療指針（旧厚生省特定疾患特発性臓器障害調査研究班）

る．副腎皮質ステロイドは少量でも長期間継続すると，感染症や骨粗鬆症などの副作用を引き起こすので注意が必要である．

2）摘　脾

副腎皮質ステロイド不応例で出血症状が強い場合は摘脾を考慮する．しかし，自然寛解率が高い急性型に摘脾を行うことを避けるために，一般に摘脾は診断または推定発症から6ヵ月後とされている．開腹摘脾術は安全な手術であるが，最近は侵襲が少なく，入院期間が短い腹腔鏡下摘脾術が広く行われている．寛解率は50〜60％と言われている．

3）その他の治療法

上記の2つの治療法で血小板数を出血の危険のないレベルに維持できない症例は，難治例で慢性の約10％を占める．難治例には治療方針は確立していないが，アザチオプリン，シクロフォスファミド，ビンクリスチン，ダナゾールなどが試みられている．

4）緊急時の治療

血小板が2万/μl以下で高度な粘膜出血や頭蓋内出

血が疑われる場合は，血小板を早急に増加させる必要がある．免疫グロブリン大量療法（ヒト免疫グロブリン 500mg/kg，5日間）やステロイドパルス療法（メチルプレドニゾロン 1g/日，3日）などを行う．出血症状のコントロールには血小板輸血を行うが，血小板数の増加は認めない場合も，止血効果は認められることが多い．

6．予　　後

急性，慢性とも一般に予後は良好である．しかし，副腎皮質ステロイド療法，摘脾で血小板数が十分に上昇しない難治例では死亡率は5～10％と言われている．

7．患者の生活指導

ITPは慢性疾患であり，適切な医療を受けていれば出血により死亡することはほとんどないことを理解させる．外傷や緊急手術時に出血傾向が問題となるので，ITPであることを知らせるカードなどを携帯させる．またITPは特定疾患治療研究事業の対象疾患であるので，申請の手続きについて説明する．

●問題の解説および解答

本症例は，皮下出血があり血小板減少を認めるが，白血球や赤血球の減少は認めず，骨髄所見も血小板付着像を欠く巨核球を認める以外は異常ないことよりITPが強く疑われる．また，SLEなどの他の疾患も否定的なことよりITPと診断された．

成人女性であることから慢性型と考えられるが，血小板2.8万/μlで出血症状が見られることより，副腎皮質ステロイド50mg（1mg/kg）を開始した．血小板は20万/μlまで上昇したが，ステロイド減量により5万/μl以下まで低下した．ステロイド無効と判断し，診断後6ヵ月を待って慢性型であることを確認し，免疫グロブリン大量療法で血小板を上昇させ摘脾を行った．その後，血小板は15～20万/μlを維持している．

解　答
問題1　a
問題2　c
問題3　e

レベルアップをめざす方へ

ITPは除外診断であり，疾患特異性の高い検査は今のところ存在しない．本文でも述べたように，従来PAIgG値が高いことがITPの診断で重要視されているが，疾患特異性が低いので注意を要する．最近，血小板膜蛋白（GP）IIb/IIIaなどに対する抗体を検出する方法は特異性が高いことが報告されているが，今のところ研究室レベルでの検査法に留まっている．

日常検査法として利用可能なものとして，血清TPO濃度測定と網状血小板の測定がある．TPOは幼弱な巨核球の前駆細胞に働き，巨核球への増殖・分化を促進するサイトカインである．ITPにおいてTPOは正常人よりやや高い程度であるが，再生不良性貧血（AA）では著増しており鑑別は可能である．しかし，しばしば鑑別が困難であるMDSにおいて，TPOはITPと同じく軽度の上昇を認めるのみなので，両者の鑑別には有用ではない．

赤血球の場合と同じように，血小板においても幼弱なときにはRNAが多量に含まれている．網状血小板に含まれているRNAは，チアゾールオレンジという色素を用いて染色されるので，フローサイトメトリー法で網状血小板数を定量することが可能となった．ITPにおいては，血小板寿命が著明に短縮しているので，末梢血の血小板中には幼弱な血小板の割合が増加していることが予想され，実際ITP症例での網状血小板率の著増が確認されている．一方，再生不良貧血やMDSでは軽度の上昇に留まっていることから，これらの疾患との鑑別には非常に有用である場合が多い．

●文　献●
1) 蔵本　淳：特発性血小板減少性紫斑病分科会報告．厚生省特定疾患特発性造血障害調査研究班平成2年度研究業績報告書，p 59, 1990
2) George JN, et al : Idiopathic thrombocytopenic purpura ; a practical guideline developed by explit methods for American Society of Hematology. Blood 88 : 3, 1996
3) 厚生省特定疾患特発性造血障害調査研究班：特発性血小板減少性紫斑病　診断・治療の手引，昭和63年度研究業績報告書，p38, 1989

［松本　雅則／藤村　吉博］

疾患 26 紫斑と関節痛，いつか覚えた記憶はあるけれど

問題編

症例呈示

症例：6歳，男児
主訴：嘔吐，腹痛
出生：満期正常分娩，生下時体重3,280g
家族歴：母親；胆石，父；尿路結石．
予防接種：三種混合，ポリオ，BCG，麻疹，風疹の各ワクチンを接種済み．
既往歴：1歳2ヵ月時肺炎，3歳時マンプス髄膜炎にて入院加療．
現病歴：某年9月23日（日曜日）夜間より腹痛と嘔吐5～6回が出現した．発熱なし．翌日が祭日であったため休日診療所を受診し，グリセリン浣腸を受け有形便を排泄．"アセトン血性嘔吐症"の診断にて点滴処置を受けた．その後も腹痛軽減せず，同25日に近医を受診し，再度浣腸を受けて少量の泥状便排泄を認めたため，"急性大腸炎"と診断され抗生物質の点滴を受けた．翌26日も依然として腹痛の軽減なく，尿中アセトンも強陽性であるため，某大学病院を紹介され入院となった．

初診時現症：顔貌やや苦悶状，身長123cm，体重26kg，脈拍82/分，血圧120/60mmHg，体温37.5℃，栄養状態中等度．
頭頸部：眼瞼結膜の貧血なし，眼球結膜の黄染なし．対向反射正常．甲状腺腫大（−）．

表1 入院時検査所見

■末梢血		■凝固線溶系		■免疫学	
PBC	545×10⁴/μl	出血時間	3分30秒	CRP	0.5mg/dl
Hb	14.8g/dl	PT	12.5秒	IgG	926mg/dl
Ht	44.8%	APTT	40.3秒	IgM	165mg/dl
血小板	40.3×10⁴/μl	トロンボテスト	65%	IgA	241mg/dl
WBC	10,300/μl	HPT	85%	寒冷凝集反応	512倍
分類	(%)	フィブリノーゲン	481mg/dl	マイコプラズマ抗体	<40
St	1	FDP	6.3μg/ml	ASO	40 IU/ml
Seg	74	AT-III活性	100%	ASK	80倍
Eo	1			RF	<10 IU/ml
Ba	0	■血液生化学		サイログロブリン抗体	80倍
Ly	15	T.P.	6.6g/dl	DNA抗体	20倍
Mo	9	Alb	3.9g/dl	PAIgG	45ng/10⁷plt
		BUN	9mg/dl		
網状赤血球	22‰	CR	0.2mg/dl	■検尿	
破砕赤血球	(−)	T-bil	0.8mg/dl	pH	8.0
血沈	1時間値 10	D-bil	0.1mg/dl	比重	1.010
	2時間値 24	AST	16U/l	蛋白	(−)
		ALT	9U/l	糖	(−)
		LDH	159IU/l	ビリルビン	(−)
		Amylase	22IU/l	ウロビリノーゲン	(−)
		CK	49IU/l	潜血	(−)
		Na	136mEq/l	沈渣	異常なし
		K	3.9mEq/l	■検便	
		Cl	94mEq/l	潜血	(−)
				便培養：病原菌	(−)

194 Ⅱ. 疾患編

胸部：心音清，呼吸音清．
腹部：平坦，筋性防衛なし．臍部の自発痛と圧痛（＋）．肝脾腫瘤触知せず．
背部：異常を認めず．
下肢：点状出血（−），紫斑（−）．
神経学的所見：異常なし．入院時の検査所見は表1のごとくである．

入院後経過：入院後絶食し，補液を開始するも嘔吐と腹痛が持続．しかし，腹部所見で筋性防衛やBlumberg徴候などはなかった．9月28日に小児外科を受診し，腹部エコーを実施．エコーでは胆嚢の軽度腫脹と直径2〜3mm大の胆石様の陰影を2ヵ所認めたのでブスコパンを使用した．改めて家族歴を確認すると，父母方の両祖母に胆石の既往があった．しかし，この時点でγ-GTPを含めた肝機能検査には異常なく，末梢血白血球数は11,000/μlと軽度上昇し，CRPは0.3mg/mlと正常であった．また持続点滴を実施しているにもかかわらず，その間，尿中アセトンは陽性ないし強陽性であった．入院6日目の10月1日早朝から腹痛はやや軽減するも，それとほぼ同時に左肘関節，左膝関節，左股関節の疼痛が出現し，両下肢に靴下の跡のような色素沈着が見られるようになった．翌2日目にはさらにこの色素沈着が顕著となり，やや膨疹状態の紫斑であると考えられた．

入院第21病日の10月16日から蛋白尿が出現，10月26日からは尿潜血反応も陽性となり，以後蛋白尿と血尿が持続している．

◉ 設　問

以下の設問に対し，最も適切なものを一つ選びなさい．

問題1　本症の診断に有用な検査項目を選択せよ．
(1) PAIgG
(2) ASO
(3) 血漿XIII因子活性
(4) 血漿フィブリノーゲン値
(5) 血清IgA
a (1), (2), (3)　　b (1), (2), (4)　　c (1), (3), (4)
d (1), (3), (5)　　e (2), (3), (5)

問題2　本症に多い合併症を選択せよ．
(1) 手掌紅斑
(2) 腸管穿孔
(3) 陰嚢浮腫
(4) IgA腎症と共通性のある腎炎
(5) 溶血性貧血
a (1), (2), (4)　　b (1), (3), (5)　　c (2), (3), (4)
d (2), (4), (5)　　e (3), (4), (5)

問題3　本症の治療として適切なものを選択せよ．
(1) 抗生物質
(2) 抗血小板薬
(3) XIII因子濃縮製剤
(4) ビタミンC
(5) ステロイド
a (1), (2), (3)　　b (1), (3), (5)　　c (2), (3), (4)
d (2), (3), (5)　　e (2), (4), (5)

解　説　編

◉ 紫斑病について

鑑別診断のための重要ポイント

表2に紫斑の鑑別診断と成因を示す．これをもとに紫斑病の診断について以下のように概説する．

1．問診と身体所見

まず既往歴と家族歴において，患者並びに家族の出血傾向の有無を正確に把握しておく．これにて，この出血性素因が先天性か後天性かを大きくふるい分けることができる．次に，身体所見として問題となるのは皮疹の状態であるが，これがまず紫斑か否かを見極めることが重要である．紫斑ならば圧迫しても退色しない．紫斑と誤りやすい皮疹として，血管拡張，Kaposi肉腫，Fabry病などがある．また，紫斑の性状にて大まかな出血原因が想定される．すなわち，凝固因子障害などで起こるものは広範囲で深在性のことが多く，皮下血腫（subcutaneous hematoma）を形成しやすい．また，血小板や血管性障害で生じる紫斑は範囲が狭く浅在性で，点状出血（petechia）や斑状出血（ecchymosis）となることが多い．また特に重要な点

表2 紫斑の鑑別診断と成因

```
I. 止血異常
    1. 血小板異常（量的異常，質的異常）
    2. 凝固異常

II. 止血機構以外の異常

    1. "nonpalpable" purpura              2. "palpable" purpura
        a. 血管内圧の亢進                       a. 異常蛋白血症
            急性（Valsalva手法，咳嗽，嘔吐，分娩など）    クリオグロブリン血症
            慢性静脈うっ滞                         マクログロブリン血症
            高地（気圧低下）                    b. 皮膚血管炎
        b. 血管のintegrityの低下                    膠原病*2
            加齢－老人性紫斑                      全身性血管炎
            ビタミンC欠乏－壊血病                 paraneoplastic vasculitis
            結合組織の異常－Ehlers-Danlos症候群    Schönlein-Henoch紫斑病
            血管へのアミロイド沈着*1
            ホルモン異常（？）－female easy bruising syndrome
                             または単純性紫斑病
            MELAS症候群
        c. 血管損傷
            物理的損傷
            紫外線－purpuric sunburn, solar purpura
            感染（細菌，真菌，寄生虫，ウイルス）
            塞栓（感染性，アテローム塞栓，脂肪塞栓，腫瘍塞栓）
            アレルギー性，炎症性－血清病，接触性皮膚炎
            新生物
            中毒性（化学薬品）
            血栓－DIC，クマリン壊死，PNH，抗リン脂質抗体症候群など
        d. 原因不明－"psycogenic" purpuraなど
            薬剤性
```

*1 ときにpalpable purpuraとなる
*2 ときにnonpalpable purpuraとなる
DIC：播種性血管内凝固症候群
PNH：発作性夜間血色素尿症

（村田 満：最新内科学大系，第3巻，井村裕夫ほか編，pp51-57，中山書店，東京，1996より引用）

として，止血機構の異常による紫斑は通常隆起を伴わない"nonpalpable" purpuraであるが，一方，異常蛋白血症や血管炎で見られる紫斑では"palpable" purpuraとなることが多い．

2．紫斑のスクリーニング検査

まず，血小板系と凝固系の異常について血小板数，出血時間，PT（プロトロンビン時間），APTT（部分トロンボプラスチン時間），そしてフィブリノーゲンを測定する．血小板数が正常で出血時間が延長していれば血小板機能異常症である．これは先天性のものと後天性のものがあるが，小児科領域では先天性のものが，また内科領域では薬剤による後天性のものが多い．その他の検査としてはFDP（フィブリン分解産物），肝機能，腎機能，蛋白分画，免疫グロブリンを測定する．

これらにより大きく以下の6つのカテゴリーに分類できる：

（1）血小板減少症，（2）血小板機能異常症，（3）凝固異常症，（4）外因系凝固異常症，（5）内因系凝固異常症，（6）線溶系・血管系の異常，その他．

すなわち，これらスクリーニング検査がすべて正常なら（6）のSchönlein-Henoch紫斑病などの血管異常や線溶亢進，凝固XIII因子欠乏症などを疑う．

Schönlein-Henoch紫斑病について

1．疾患概念

血小板減少を伴わない特徴的紫斑，関節症状，腹部症状を主徴候とする症候群であり，アレルギー性血管炎によるものと考えられている．1837年にSchönleinが紫斑と関節症状の合併をpeliosis rheumaticaとして，また1874年にHenochが消化器症状と紫斑の合併を報告したことからこの名前が付けられた．別名アレルギー紫斑病，リウマチ性紫斑病，腹性紫斑病，あるいはアナフラクトイド紫斑病とも呼ばれる．主として小児期の疾患で，3～7歳の小児に最もよく見られ，逆に2歳以下の小児や20歳以上の成人には稀である．男児：女児の比率は2：1であるが，成人では男女差

はない．多くは3ヵ月以内に自然治癒する．また合併症としての腎障害の重篤化は10歳以上の年長児に多いとされている．

2. 病因

β溶血性連鎖球菌などの細菌感染が先行し，それに対する血管のアレルギー反応によって発症する．IgAやIgA免疫複合体が血管壁や腎糸球体に沈着し，患者の5〜10％に糸球体腎炎を合併する．紫斑は前腕，下腿にほぼ対称性に出現し，斑状丘疹性で掻痒感を伴う．

3. 症候

本症の代表的なものでは，皮膚，消化器，関節，そして腎臓の4症状が認められるが，初発症状はこのなかでどれからでも始まりうる．まず，皮膚症状は普通，下腿，臀部，前腕などに対照的に発疹が出現し，赤い斑状疹や蕁麻疹様の発疹で始まり，次第に膨隆性紫斑（palpable purpura）となる．かゆみを伴うことが多い．また，顔面，足背，手背，陰嚢などの軟部組織に浮腫を認めることがある．消化器症状の多くは疝痛様の腹痛として現れ，嘔吐，吐血，下血などを認めることが多い．稀にはイレウスや腸穿孔といった症状が見られる．関節症状としては，膝，足首，肘などの有痛性腫脹を認めるが，いずれも一過性かつ移動性である．腎症状は血尿や蛋白尿の形で出現することが多いが，前記の3症状に比べてやや遅れて出現することが多い．腎症状の出現はその80％が発症から4週間以内であり，また重篤あるいは慢性経過をとるものほど発症早期から出現する傾向にある．

4. 診断

ときに毛細血管抵抗試験（Rumpel-Leede試験）が陽性となるが，出血時間，血小板数，血小板機能および血液凝固スクリーニング検査はすべてほぼ正常である．ただ，発症初期の急性期には止血因子であるvon Willebrand因子（vWF）の活性，抗原量が増加することが報告されており，また腹部症状の強いものでは凝固XIII因子活性の低下が知られている．その他，赤沈値の促進，軽度の好中球増加，好酸球増加が見られ，約半数の症例で血清IgA値が上昇する．腎障害を合併しているものでは，血尿，蛋白尿があり，尿沈渣中にしばしば円柱（硝子様，顆粒，赤血球）を認める．

5. 治療

自然軽快が多いため，特に治療を必要としないことが多い．先行のβ溶血性連鎖球菌感染が明らかな場合は抗生物質の投与を行う．強度の関節痛や腹痛に対しては副腎皮質ステロイドの投与（プレドニンで1〜2 mg/kg/日）が試みられている．ただし，この通常量のステロイド投与の有効性は腎炎では否定的である．また，入院を必要とするような重症例に対しては胎盤由来の凝固XIII因子濃縮製剤（フィブロガミン）の投与（容量30〜50 U/kg，3日間）が有効で，健康保険適用となっている．

腎炎にはステロイドのパルス療法が有効との報告があり，蛋白尿の強い重症腎炎には早期に試みるべき治療法の一つとなっているが，すでに慢性経過をとり，腎硬化病変が主体となっているものではその効果は期待できず，むしろ副作用のほうが懸念されるので行わないほうが良い．

6. 予後

一般的には予後良好である．しかし稀ではあるが急性期に腸管穿孔や急性腎不全が生ずることがあるので注意を要する．長期予後は腎病変とその発症時年齢により大きく左右されることが知られている．すなわち，発症より1年目で10歳以下の小児ではその70％が治癒し，また10歳以上の小児では50％が治癒する．しかし，10歳以上になると慢性経過をとる傾向があり，成人では小児に比べ重症の経過をとることが多い．

● 問題の解説および解答

本症例では現病歴や臨床経過から先天性の出血性素因はほぼ否定される．初期に紫斑が見られず，CRPも陰性で，頑固に続く尿中アセトン強陽性と腹痛のため"アセトン血性嘔吐症の重症型"と考えられていたふしがあり，また腹部エコー所見にてたまたま小さな胆石が発見されたため，主治医としては診断にやや難渋した様子が伺える．入院後しばらくして関節痛や紫斑が出現し，これにて"Schönlein-Henoch紫斑病"の診断が確定し得たと思われるが，臨床的にはかなり重症の経過をとり，またそれゆえに経過中，紫斑病性腎炎を併発したものと理解される．本症では異常が見られていないが，しばしばβ溶血性連鎖球菌などの先行感染があり，血清ASO値は上昇を示すことが多い．また，IgA腎症と紫斑病性腎炎はきわめて近しい関係にあると考えられており，しばしば血清IgAの増加を示す．

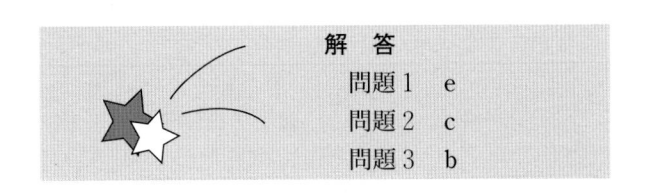

解答
問題1　e
問題2　c
問題3　b

レベルアップをめざす方へ

　100年以上も前から知られている紫斑病で,小児期に見られる非血小板減少性紫斑病の代表格と言える.したがって,小児科医はこの疾患に遭遇する機会がしばしばあるが,成人での発症は稀であること,またここに記載した症例のように,発症が腹部症状先行型のものでは診断にやや難渋することがある.

　一方,紫斑病性腎炎とIgA腎症とでは多くの点で共通性があることが知られている.すなわち,両疾患ではメサンギウムでのIgA沈着が,補体成分やIgA以外の免疫グロブリン沈着よりも優位である他,皮膚の毛細血管にもIgA沈着を認める.この他,循環血液中のIgAや,その免疫複合体の増加,IgA特異的サプレッサーT細胞の活性低下などが知られている.これより,紫斑病性腎炎はIgA腎症のsystemic typeと想定する研究者もいる.

［藤　村　吉　博］

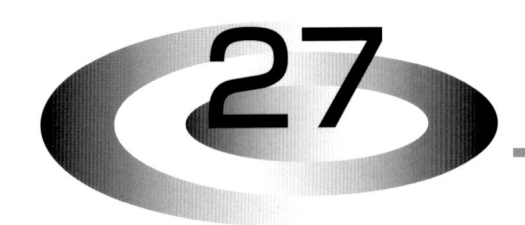

疾患 27 どんな抗体ができるか知っていますか？

問題編

症例呈示

症例：52歳，女性
主訴：吐下血
家族歴：特記すべきことなし
既往歴：正常分娩2回，流産なし．平成3年に左下腿深部血栓性静脈炎あり，内科的治療で軽快．平成5年に健康診断にて肝機能障害指摘されたが放置．
常用薬：なし
嗜好品：喫煙・飲酒なし
現病歴：平成12年夏頃より月に数回少量の黒色便を認めていたが放置していた．平成13年11月末頃より週に数回となり，回数が増加してきた．平成13年12月18日に大量の吐血を認め，当院へ緊急入院となった．胃内視鏡で，食道静脈瘤の破裂と診断し，内視鏡的硬化療法を行い止血した．食道静脈瘤の原因として肝硬変や肝細胞癌はなく，腹部CTおよび血管造影により門脈血栓が認められた．
初診時現症：身長163cm，体重63kg，血圧112/52mmHg，脈拍113/分・整，体温36.4℃，意識やや混濁
頭頸部：眼瞼結膜 貧血様，眼球結膜 黄疸なし
胸部：心雑音なし，呼吸音清．
腹部：平坦・軟で腹水認めず，肝脾腫なし，腹壁静脈怒張なし．
四肢：浮腫を認めず．
検査所見：
検尿：蛋白（−），糖（−），潜血（−）
末梢血：WBC 7,400/μl，RBC 231×10^4/μl，Hb 6.8g/dL，Ht 20.7％，血小板 10.4×10^4/μl
止血：出血時間2分，プロトトンビン時間（PT）13.3秒，活性化トロンボプラスチン時間（APTT）35.0秒，Fibrinogen 269mg/dl，TT 46％，HPT 63％，FDP＜5μg/ml，Protein C 91％，Plasminogen 87％，α2-PI 96％，AT III 106％
生化学：T-bil 1.1mg/dl，D-bil 0.5mg/dl，ZTT 14.7KU，AST（GOT）39U/l，ALT（GPT）32U/l，ALP 311 IU/l，LDH 273U/l，γ-GTP 75 IU/l，Amy 56 IU/l，T.P. 6.7g/dl，Alb 3.2 g/dl，ChE 194 IU/l，BUN 10mg/dl，Cr 0.7mg/dl，TC 120mg/dl，TG 42mg/dl，Glu 90mg/dl，NH$_3$ 72.0μg/dl
肝炎ウイルス：HA抗体（−），HbsAg（−），HBsAb（−），HBcAb（−），抗HCV抗体（−），HCV-RNAアンプリコア定性（−），TTV-DNA（−），HGV-RNA（−）
免疫：CRP 0.2mg/dl，IgG 2,130mg/dl，IgM 283mg/dl，IgA 779mg/dl，C3 107.0mg/dl，C4 19.6mg/dl，CH50 35U/ml，STS（−），TPHA（−），抗核抗体 ×80，抗DNA抗体＜5U/ml，RF 29U/ml，LE test（−），ループスアンチコアグラント（−），抗カルジオリピン抗体 IgG型 120（＜5），IgM型 1.1（＜3），抗カルジオリピン・β_2-GPI抗体 6.7U/ml（＜3.5U/ml）

設問

以下の設問に対し，最も適切なものを1つ選びなさい．

問題1 本症例の門脈血栓について正しいものを選べ．
(1) 既往歴の下肢の血栓性静脈炎は，門脈血栓とは関連性が少ない．

(2) 先天性アンチトロンビンIII欠損症，プロテインC欠損症などの先天性血栓症の可能性は低い．
(3) 血栓症の危険因子である高血圧，糖尿病，高脂血症は認めない．
(4) 抗リン脂質抗体陽性より，抗リン脂質抗体症候群（APS）によるものと考えられる．
(5) この門脈血栓は，吐血直前に形成されたと考えられる．

a (1), (2), (3)　　b (1), (2), (5)　　c (1), (4), (5)
d (2), (3), (4)　　e (3), (4), (5)

問題2 APSの診断および分類につき正しいものを選べ．
(1) 本症例は，抗リン脂質抗体国際シンポジウムの診断基準案に従えば抗リン脂質抗体陽性が6週間以降にもう一度確認しなければ，APSと診断できない．
(2) 本症例はSLEなどの膠原病を合併していないので，原発性と考えられる．
(3) APSの臨床所見として，習慣性流産を認めることもある．
(4) APSの診断には，血小板減少が必須である．
(5) APSは動脈血栓のみを起こし，静脈血栓は認めない．

a (1), (2), (3)　　b (1), (2), (5)　　c (1), (4), (5)
d (2), (3), (4)　　e (3), (4), (5)

問題3 APSの治療方針につき正しいものを選べ．
a．抗リン脂質抗体陽性であれば，症状に関わらず治療の対象となる
b．劇症型には血漿交換はまったく無効である．
c．APSでは血栓の二次予防に，アスピリンの少量投与が行われることが多い．
d．APSの患者が妊娠した場合，ワーファリンの投与が行われることが多い．
e．APSの妊娠可能な女性には，経口避妊薬の内服を勧める．

解説編

抗リン脂質抗体について

　リン脂質とは，細胞膜構成成分のひとつとして膜構造の維持を行い，また他の蛋白質に作用してその機能を修飾する機能を持っている．後者のなかで凝固反応カスケードにおいて陰性リン脂質はきわめて重要な働きをしており，いくつかのステップにおいてリン脂質は著しく凝固促進作用を持っている．

　抗リン脂質抗体は，リン脂質そのものに対する抗体だけでなく，リン脂質に結合した蛋白質に対する自己抗体の総称であり，その多様性が明らかとなってきた．抗リン脂質抗体のなかで，臨床的に重要で，抗リン脂質抗体症候群（anti-phospholipid syndrome：APS）の診断に用いられているのは，抗カルジオリピン抗体（anti-cardiolipin antibody：aCL）とループスアンチコアグラント（Lupus anticagulant：LA）である．その他，抗リン脂質抗体の対応抗原として報告されているものは，プロトロンビン，プロテインC，プロテインS，アネキシンVなどがある．

　aCLはミトコンドリア膜の主要脂質であるカルジオリピンに対する自己抗体と考えられていたが，近年，膠原病などで認められるaCLは陰性荷電を有するリン脂質に結合し構造変化を起こしたβ_2グリコプロテインI（β_2-glycoprotein I：β_2-GPI）を認識する抗体であることが判明した．β_2-GPI依存性aCLが，APSにおける血栓症に重要な働きをしていることが示されている．β_2-GPIの生理的機能については，未だ不明な点が多いが，凝血学的には興味深い働きを持っていることが判明している．β_2-GPIは，ADPによる血小板凝集の抑制や凝固第X因子の活性化の抑制などの抗凝固活性をもつが，一方で活性化プロテインCの抗凝固活性を阻害することにより向凝固活性も持っており，凝固反応の促進と抑制という両面から制御している．

　LAは，個々の凝固活性を抑制することなく，活性化部分トロンボプラスチン時間（aPTT）をはじめとするリン脂質依存性血液凝固反応を阻害する免疫グロブリンと定義できる．しかし，実際の検査に当たってはその多様性からLAの同定は必ずしも容易ではない．最も頻繁に行われているaPTTにおいてさえ，使用する試薬によって感度がかなり異なっている．そこで国際血栓止血学会の標準化委員会では，いくつかの方法を組み合わせることでLAの診断基準を提案している（表1）[1]．それによれば，1）スクリーニングとしてaPTTなどのリン脂質依存性凝固時間が延長していることを示す，2）ミキシングでこの凝固時間の延長が

表1　LAの診断基準

1. 活性化部分トロンボプラスチン時間，カオリン凝固時間，希釈ラッセル蛇毒時間，希釈プロトロンビン時間，Textarin時間などのスクリーニング検査でリン脂質依存性凝固時間が延長している．
2. 正常血漿との混合試験で延長した凝固時間が補正されない．
3. 過剰のリン脂質を添加することで，スクリーニング検査で延長した凝固時間が正常化または短縮する．
4. 凝固第VIIIインヒビターの存在，ヘパリン投与などの凝固異常が除外できる．

(国際血栓止血学会標準化委員会, Brandt JTら, 1995[1])

患者血漿中にインヒビターが存在することによるものであることを示す，3）リン脂質の過剰投与で吸収中和させ，このインヒビターが抗リン脂質抗体であることを示す，という方法を提案している．

抗リン脂質抗体症候群について

1．疾患概念

aCLやLAなどの抗リン脂質抗体陽性例に，動静脈血栓症，習慣性流産（子宮内胎児死亡）などの臨床症状が認められることが明らかとなり，抗リン脂質抗体症候群（APS）という疾患概念が確立された．APSは自己抗体が引き起こす血栓性疾患であり，獲得性の血栓傾向の原因として頻度の高い病態である．若年者における血栓症症例では，抗リン脂質抗体の検索は必ず行われるべきである．

2．病因・分類

APSにおける血栓形成機序は今のところ明らかになっていない．β_2-GPI依存性aCLがAPSの病態に重要な働きをしていると考えられているが，必ずしもaCL抗体価がAPSの血栓傾向と一致しない．今までの報告をまとめると，血小板の活性化，プロスタサイクリン産生の低下，プロテインC活性化の低下，血管内皮細胞への影響など数多くの機序が報告されている．抗リン脂質抗体自体に多様性があり，APSの血栓症が動脈にも静脈にも発生することを考えると，APSにおける病因としての血栓形成機序は，単一なものではなく，複数の機序が関与しているものと考えられる．

APSは臨床的にその基礎疾患によって分類されている．すなわち，基礎疾患が明らかでない原発性（primary）APSと膠原病，特にSLEなどの基礎疾患を有する二次性（secondary）APSである．SLEの診断基準として用いられている改訂SLE基準にある漿膜炎，腎障害，中枢神経障害などは血栓症によって起こることがあり，血小板減少や溶血性貧血といった血液学的異常は，原発性APSでも認められることがあるため，両者の鑑別は困難なときがある．また，基礎疾患の有無によらず，突然の発症で数日以内に3部位以上の多臓器障害認める劇症型（catastrophic）APSがある．外科手術，薬剤投与，感染症などの誘因が報告されているが，予後は不良である．

3．症　状

APSの血栓症は，動脈系にも静脈系にもどちらにも，また全身のどの部位にも起こり繰り返し再発する．動脈系の血栓症として，脳梗塞，一過性脳虚血発作（TIA）などの脳血管障害が多く，心筋障害や末梢血管障害も認められる．リスクファクターのない若年者に脳血管障害を認めた場合，APSに注意を要する．静脈系の血栓症では，下肢の深部静脈血栓症が最も多く，肺梗塞を伴うこともある．

習慣性流産もAPSの特徴であり，胎盤内血栓による胎盤機能不全が原因と考えられている．APSによる習慣性流産は，妊娠5～6ヵ月以降の晩期流産が多いとされている．習慣性流産患者においては，SLE合併例はもちろん，原因不明の患者においても，抗リン脂質抗体の検索が必要である．

血小板減少はしばしば認められる症状であり，APSを疑うきっかけとなることもある．しかし，血小板減少のみを認め，抗リン脂質抗体陽性例では，特発性血小板減少性紫斑病（ITP）との鑑別は困難である．その他，溶血性貧血，横断性脊髄炎，網状皮斑，心臓弁膜症，舞踏病，片頭痛などの症状も認められることがある．

4．診　断

APSの診断には，1998年に国際抗リン脂質抗体シンポジウム（札幌）で議論された診断基準案が有用である[2]（表2）．それによれば，臨床所見として，血

表2 抗リン脂質抗体症候群の診断基準案

1. 臨床基準
1) 血栓症
   動静脈血栓（画像診断や病理組織所見で確認．表在性静脈血栓は除く）
2) 妊娠に伴う所見
   (1) 妊娠10週以降の原因不明の流死産
   (2) 重症の子癇前症・子癇，高度な胎盤機能不全による妊娠34週以前の早産
   (3) 妊娠10週以前の3回以上連続した自然流産

2. 検査基準（6週間以上の間隔で2回以上陽性）
1) IgGまたはIgM抗カルジオリピン抗体（β_2-GPI依存性）中等度以上陽性
2) ループスアンチコアグラント陽性
   (1) スクリーニングによるリン脂質依存性凝固時間の延長
   (2) 正常人血漿添加によりスクリーニングが補正されない
   (3) リン脂質過剰添加によりスクリーニングが補正される
   (4) 他の凝固異常を除外（凝固第VIII因子に対する抗体やヘパリン投与）

＊臨床基準と検査基準がそれぞれ1項目以上満たせば，抗リン脂質抗体症候群と診断する．

（抗リン脂質抗体国際シンポジウムワークショップ，Wilson WAら，1999[2]）

栓症，習慣性流産のいずれかを認め，かつ検査所見としてβ_2-GPI依存性aCLもしくはLAが6週間以上の間隔で2度以上検出されれば，APSと診断できる．

鑑別すべき疾患として，血栓症の危険因子である高脂血症，高血圧，糖尿病，高リポプロテイン血症，経口避妊薬の服用例などがある．また，血栓性血小板減少性紫斑病，血管炎，悪性腫瘍などの血栓症をきたす基礎疾患や先天性アンチトロンビンIII欠損症やプロテインC欠損症などの先天性凝固異常症がある．

5. 治　療

高リン脂質抗体陽性のみで血栓症の既往が明らかでない場合は一般的には治療の対象とはならない．しかしこのような患者では，喫煙，高血圧，高脂血症などのリスクファクターのコントロールを行い，経口避妊薬の投与は基本的には行わない．血栓症の既往が明らかな場合は，治療の対象となる．この場合，一般的に行われているのはアスピリンの少量投与である．ワーファリン投与の有用性も報告されており，プロトンビン時間INR（international normalized ratio）3以上の強力な抗凝固療法が必要であるとされたが，外来治療でこのレベルを維持することは容易ではなく，実際にはINR 2前後でコントロールされていることが多い．

抗リン脂質抗体陽性の妊婦であっても，流産の既往がなければ治療の対象とはならない．習慣性流産が認められる場合は，最低でも少量アスピリンは投与されるべきである．最近では，APTTが前値から2～3倍を目標にヘパリンの皮下注射が行われている．なお，ワーファリンは催奇形性のため，妊婦には禁忌である．

劇症型APSでは，抗凝固療法，副腎皮質ステロイド，免疫抑制剤などのほかに血漿交換療法が行われている．

6. 予　後

血栓症の発生する部位によって予後は異なる．劇症型は急激な経過をとり，予後不良である．

7. 患者の生活指導

血栓症の既往のない抗リン脂質抗体陽性患者においても，定期的な受診を勧める．特に妊娠可能な女性においては，経口避妊薬の内服は禁止する．APSと診断された患者では，予防のための内服の必要性を説明する．また挙児希望の女性では，妊娠早期よりヘパリン治療が必要となってくるので，産婦人科と連携する必要を説明する．

問題の解説および解答

本症例は，既往歴に左下腿の血栓性静脈炎を認めており，これもAPSによるものと考えられる．また，今回の吐血の原因となった食道静脈瘤は門脈血栓によるものと考えられる．この門脈血栓は，おそらく平成5年に肝機能障害を指摘されたときには形成されており，そのため側副路として食道静脈瘤が形成されたと考えられる．早期に発見されていれば，側副血管の造成を阻止できた可能性がある．本症例は血栓症があり，

抗カルジオリピン抗体が陽性であることよりAPSと考えられるが，抗リン脂質抗体国際シンポジウムの診断基準案に従えば，6週間後以降にもう一度抗カルジオリピン抗体陽性を確認しなければならない．

解　答
問題1　d
問題2　a
問題3　c

レベルアップをめざす方へ

　APSは稀な疾患で，日常診療で見かけることはほとんどないと考えられるが，40歳以下の若年者において血栓症を認める症例や原因不明の流産を繰り返す症例に遭遇した場合には，本症を疑って専門医に紹介することが必要と思われる．最近は高齢化に伴い，血栓症患者をみる機会が増える傾向にあるが，鑑別診断として常に本疾患を念頭において診察にあたるべきと考える．

●文　献●
1) Brandt JT, et al : Criteria for the diagnosis of lupus anticoagulants : an update. Thromb Haemost 74 : 1185-1190, 1995
2) Wilson WA, et al : International consensus statement on preliminary classification criteria for definite antiphospholipid syndrome. Arthritis Rheum 42 : 1309-1311, 1999

［松本　雅則／藤村　吉博］

疾患 28 深部出血って知ってますか？

問題編

● 症例呈示

症例：1歳　男児
主訴：右膝関節腫脹
家族歴：特記事項なし
既往歴：特記事項なし
現病歴：ハイハイを始めた9ヵ月頃から下肢を中心に紫斑が出現していた．昨日から右膝関節が腫脹し，疼痛のため歩こうとしなくなったため来院した．
初診時現症：身長75cm，体重9.2kg，体温36.8℃，脈拍72/分，呼吸数20/分．眼瞼結膜に貧血なし．心音と呼吸音は異常なし．腹部は平坦，軟で，神経学的所見に異常はない．右膝関節は腫脹，熱感と圧痛を認めるが，発赤や紫斑はない．
検査所見：

末梢血：RBC 415万/μl, Hb 12.6g/dl, Ht 36.6％, WBC 9,800/μl (St 2, Seg 32, Eos 2, Bas 0, Lym 62, Mon 2％), Plt 28.3万/μl

血液生化学：ALT 26 IU/l, AST 16 IU/l, LDH 224 IU/l, ALP 380 IU/l, LAP 21 IU/l, TP 6.2g/dl, Alb 3.1g/dl, TB 0.8mg/dl, DB 0.4mg/dl, BUN 6.0mg/dl, Cr 0.3mg/dl, UA 7.4mg/dl, Na 140mEq/l, K 3.8mEq/l, Cl 102mEq/l, FBS 88mg/dl, Tchol 150mg/dl

血清：CRP 0.6mg/dl, RA正常，抗核抗体陰性

止血検査：出血時間3分，PT 10.6秒（正常対照10.8秒），APTT 96秒（正常対照31.2秒），HPT 85％, フィブリノゲン 340mg/dl

検尿：蛋白（－），糖（－），潜血（－）

● 設問

問題1 本症の診断に有用な検査項目はどれか．
(1) 第VIII因子活性
(2) 第IX因子活性
(3) von Willebrand因子抗原
(4) コラーゲン惹起血小板凝集能
(5) ユーグロブリン溶解時間
a (1), (2), (3)　　b (1), (2), (5)　　c (1), (4), (5)
d (2), (3), (4)　　e (3), (4), (5)

問題2 本症について正しいものはどれか．
(1) ほとんど男児にのみ発症する．
(2) 多くは新生児期に発症する．
(3) 紫斑は主に点状出血斑である．
(4) 筋肉内出血は稀である．
(5) 関節内出血は大関節に多い．
a (1), (2)　b (1), (5)　c (2), (3)　d (3), (4)　e (4), (5)

問題3 本症の治療について正しいのはどれか．
a．血小板輸血
b．ビタミンKの静注
c．第VIII（IX）因子製剤の静注
d．低分子ヘパリンの静注
e．免疫グロブリン大量療法

解説編

● 先天性凝固障害症について

鑑別疾患のための重要ポイント

先天性凝固障害症の鑑別診断のためのフローチャートを示す（図1）．

1．スクリーニングのための凝血学的検査

まず出血時間および血小板数をチェックし，血小板数が低下していれば血小板減少症を，血小板数が正常で出血時間が延長する場合は血小板機能異常症が疑われる．一方，血小板数および出血時間がともに正常であれば，凝固因子欠乏症もしくは異常症を疑ってプロトロンビン時間（PT）および活性化部分トロンボプラスチン時間（APTT）を測定する．PT延長・APTT正常であれば第VII因子欠乏症もしくは異常症を，PT正常・APTT延長であれば第VIII因子や第IX因子，第XI因子，第XII因子，プレカリクレイン（PK），高分子キニノゲン（HMWK）の欠乏症もしくは異常症が疑われる．PT正常・APTT正常では第XIII因子欠乏症が，PT延長・APTT延長ではフィブリノゲン，プロトロンビン，第V因子，第X因子の欠乏症もしくは異常症が疑われる[1]．

2．確定診断のための凝血学的検査

スクリーニング検査の後，確定診断のために各凝固因子活性を測定する．とくに，PT正常・APTT延長の場合，頻度的には第VIII因子もしくは第IX因子欠乏症，すなわち血友病の可能性が高く，両因子活性の定量をまず行う．さらに第VIII因子活性の低下する場合は，von Willebrand病（以下VWD）が重要な鑑別診断の対象となる[1]（後述）．

● 血友病（hemophilia）について

1．疾患概念

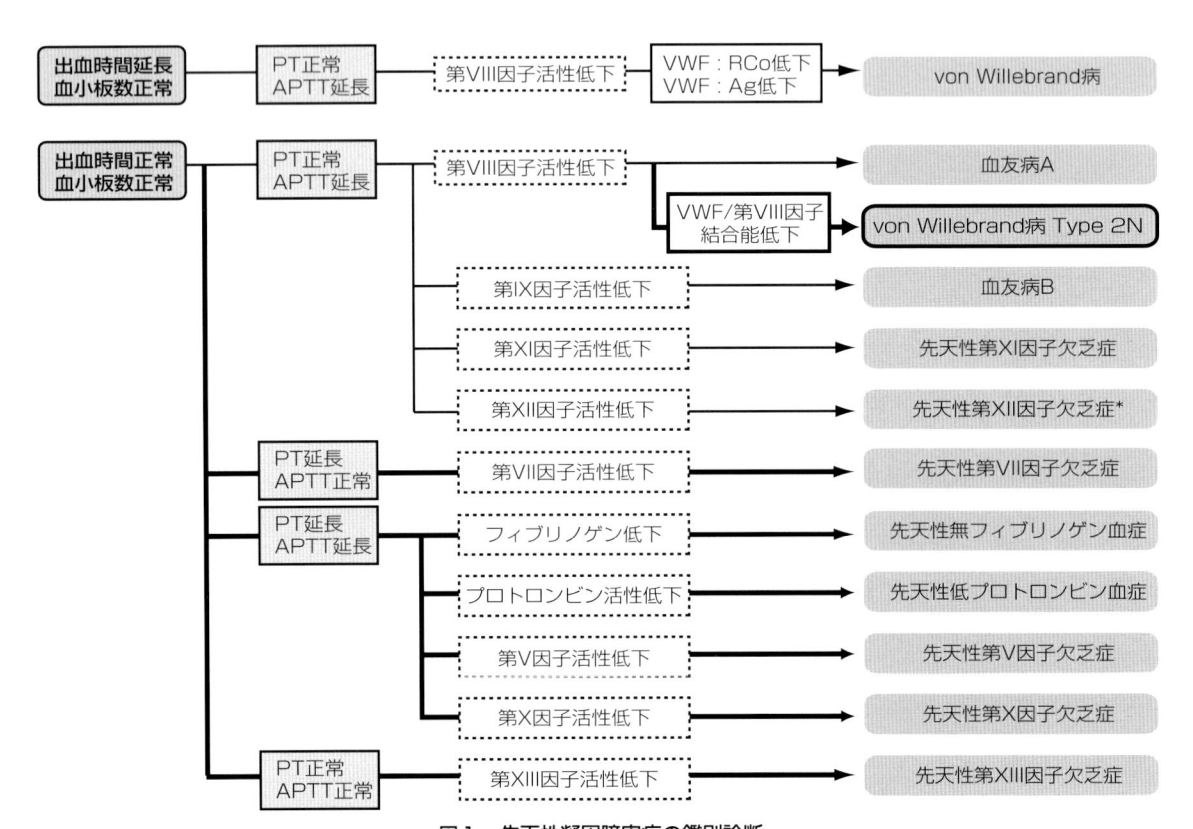

図1 先天性凝固障害症の鑑別診断

先天性凝固障害症の診断の進め方を示す（*通常，出血症状は呈さない）．
PT：プロトロンビン時間，APTT：活性化部分トロンボプラスチン時間，VWF：von Willebrand因子，VWF Ag：VWF抗原，VWF：Rco：VWFリストセチンコファクター活性

（田中一郎ら，1997[1] より引用，一部改変）

血友病は，先天性に凝固第VIII因子もしくは第IX因子活性が欠如ないし低下するために，幼少時より種々の出血症状を反復する疾患である．前者を血友病A，後者を血友病Bという．いずれも第VIII（IX）因子活性が1％未満は重症，1～5％は中等症，5％以上は軽症に分類される．X連鎖劣性遺伝形式をとり，多くは保因者である母親を介して男子のみに発症する[2]．

2．病　　因

血友病Aの責任遺伝子である第VIII因子遺伝子はX染色体長腕（Xq28）に座位し，その遺伝子異常は欠失，点変異，挿入，逆位など多岐にわたる．とくにイントロン22内の逆位は重症型の約40％にみられ，本疾患の遺伝子異常の大きな特徴である．一方，血友病Bの原因遺伝子である第IX因子遺伝子はX染色体長腕（Xq27.1）に座位し，その遺伝子異常として欠失，点変異，挿入などが報告されている[3]．

3．症　　候

血友病患者の出血症状は関節内出血や筋肉内出血など深部出血が比較的多くみられるのが特徴であり，血友病AとBとでは出血症状に差はない．一般には乳児期後半にハイハイやよちよち歩きを始める頃になって，コイン大の斑状出血斑やしこりを触れる皮下血腫のほか，関節内出血，筋肉内出血，口腔内出血などの出血症状を呈してくることが多い．そのうち関節内出血は，足関節や膝関節，肘関節などの大関節に多くみられ，同一関節に出血を反復することによって次第に関節の変形と拘縮をきたし血友病性関節症に至る．そのほか，肉眼的血尿や消化管出血もときにみられ，頭蓋内出血や腹腔内出血など致死的となる重篤な出血も起こりうる[2,3]．

4．診　　断

血友病の診断は，1）幼少時より出血症状を反復していること，2）第VIII因子もしくは第IX因子活性が単独に欠乏もしくは低下している（20％未満）こと，3）X連鎖劣性遺伝を示唆する家族歴を有すること，よりなされる．このうち，1）2）は必須であり，3）があればより確実である．

このうち，血友病Aでは第VIII因子活性の低下するVWDや後天性血友病Aなどが鑑別診断の対象となる．一般に，VWDでは紫斑や鼻出血が主症状で関節内出血はみられないこと，止血検査で出血時間が延長し，リストセチンコファクター活性（以下VWF：RCo）およびVWF抗原量（以下VWF：Ag）が低下することから血友病Aとの鑑別が可能である．しかし，VWDの特殊型であるType 2Nではキャリア蛋白であるVWF側の第VIII因子結合部位の異常のため，第VIII因子活性が低下するもののVWF：RCoおよびVWF：Agは正常であることから，確定診断にはVWF/第VIII因子結合能の検査が必要になる．一方，血友病Bでは新生児一次性出血症や乳児特発性ビタミンK欠乏症，胆汁うっ滞性肝障害などのビタミンK欠乏性出血症との鑑別が必要になるが，これらは第IX因子以外にプロトロンビンや第VII因子，第X因子活性の低下を伴うことから鑑別は容易である．後天性血友病は自己免疫疾患や悪性腫瘍，妊娠，加齢などを背景に第VIII（IX）因子に対する自己抗体が出現し，第VIII（IX）因子活性が低下するが，過去に出血歴がないこと，および抗第VIII（IX）因子抗体陽性などから鑑別可能である[1,2]．

5．治　　療

1）第VIII（IX）因子製剤による補充療法

一般に血友病に対する補充療法として，第VIII（IX）因子製剤（表1）による静脈内注射を行う．血友病Aでは第VIII因子製剤1単位/kgの投与で第VIII因子活性は約2％上昇し，血友病Bでは第IX因子製剤1単位/kgの投与で第IX因子活性は約1％上昇する．これらを目安に出血の部位や程度に応じて目標とする第VIII（IX）因子活性レベルを設定する．また，間歇的に複数回の投与が必要な場合は，第VIII因子および第IX因子活性の血中半減期がそれぞれ，8～12時間および16～24時間であることから投与間隔や投与期間を決める[2,4]（表2）．また，重篤な出血や手術などに際し，活性レベルを一定以上に維持することで確実に止血し，かつ製剤使用量節減効果を期待して持続輸注療法を行うことがある[4]．

これら第VIII（IX）因子製剤の純度および安全性が向上したことによって，定期的予防投与や家庭治療（自己注射療法）が可能になった．前者は第VIII（IX）因子製剤を定期的に週2～3回輸注することによって出血症状，とくに関節内出血を最小限に減らし，関節機能障害の進展を防ぐことができる．一方，後者は出血に対する早期治療のみならず予防投与も可能であり，通院による時間的・経済的負担を軽減することができる[4]．

2）デスモプレシン静注療法

軽症もしくは中等症の血友病A患者にバソプレシン誘導体である酢酸デスモプレシン0.3～0.4μg/kgを静注すると内因性の第VIII因子が放出されて30分～1時間後には第VIII因子活性が1.5～6倍上昇する．

表1 現在わが国で市販されている血友病の止血治療製剤
2002年6月現在，わが国で市販されている血友病A，血友病Bおよびインヒビター治療製剤を示す．

種類		製剤名	製造（販売会社名）	含有量（単位/バイアル）
血友病A治療製剤	血漿由来 第VIII因子製剤	クロスエイトM	日本赤十字社	250, 500, 1,000
	血漿由来 第VIII因子/VWF 複合体製剤	コンファクトF コンコエイトHT	化血研（藤沢薬品） 三菱ウェルファーマ	250, 500, 1,000 250, 500
	遺伝子組み換え型 第VIII因子製剤	コージネイト リコネイト	バイエル薬品 バクスター	250, 500, 1,000 250, 500, 1,000
	アルギニン・ バソプレシン誘導体	デスモプレシン注	フェリングAB（協和発酵）	4μg/アンプル
血友病B治療製剤	血漿由来 第IX因子製剤	クリスマシンM ノバクトM	三菱ウェルファーマ 化血研（藤沢薬品）	400, 1,000 250, 500, 1,000
	血漿由来 第IX因子複合体製剤	PPSB-HT「ニチヤク」 プロプレックスST	日本製薬 バクスター	200, 500 400
インヒビター治療製剤	血漿由来 第IX因子複合体製剤	プロプレックスST	バクスター	400
	血漿由来 活性型第IX因子 複合体製剤	オートプレックス ファイバ	バクスター バクスター	500 500, 1,000
	遺伝子組み替え型 活性型第VII因子製剤	ノボセブン	ノボノルディスクファーマ	1.2, 4.8mg/バイアル

VWF：von Willebrand因子

（田中一郎ら，1998[4]）より引用，一部改変）

表2 血友病の各種出血症状に対する補充療法の基本指針
血友病の各種出血症状に対する奈良医大小児科の基本治療指針を示す．

出血症状		目標とする 初回第VIII（IX） 因子レベル	1日投与 回数	投与期間	
皮下出血，鼻出血，歯肉出血	軽度 重度	10～20% 20～40%	1 1～2	1～2日 1～3日	
関節内出血，筋肉内出血	軽度 重度	20～40% 40～60%	1 1～2	1～3日 3～5日	以後漸減し，計5～7日
血尿		40～60%	1	1～3日	
消化管出血，頸部出血		60～100%	1～2	3～5日	以後漸減し，計5～7日
頭蓋内出血，腹腔内出血		80～100%	2	5～7日	以後漸減し，計7～10日
抜歯		40～60%	1	1～3日	
小手術		60～100%	1～2	3～5日	以後漸減し，計5～7日
大手術		80～100%	2	7～10日	以後漸減し，計10～14日

（田中一郎ら，1988[4]）より引用，一部改変）

本剤はVWD（主としてType 1）にも有効であるが，重症血友病A患者や血友病B患者には無効である[2)4)]．

6．インヒビター保有例の治療

血友病患者に対して反復する補充療法を行った結果，第VIII（IX）因子に対する同種抗体（インヒビター）が発生し，通常の第VIII（IX）因子製剤の輸注では十分な止血効果が得られないことがある．

1）バイパス止血療法

インヒビターにより失活を受ける第VIII（IX）因子を経由せず，凝固過程をバイパスすることによって止血をはかる方法である．一般に使用時のインヒビター力価が10BU（Bethesda Units）/ml未満もしくは10BU/ml以上でも軽度の出血の場合は，第IX因子複合体（プロトロンビン複合体）製剤（PCC）50～100単位/kgを，10BU/ml以上で重篤な出血の場合は，凝固因子抗体迂回活性複合体（活性型プロトロンビン複合体）製剤（APCC）50～100単位/kgを1日1～3回緩徐に

静注もしくは点滴静注する．遺伝子組換え型活性型第VII因子製剤は初回90 μg/kgを，その後60～120 μg/kgを2～3時間毎に計1～5回緩徐に静注する（表1）[2)4)]．

2）インヒビター中和療法

血中に存在するインヒビターを中和し，さらに止血レベルに達する大量の製剤を投与する方法である．通常，中和が可能な低力価の症例に限られるが，バイパス療法に比べて止血効果がより確実であるため，重篤な出血もしくは大手術時に考慮される．インヒビター中和量は，理論的にはインヒビター力価×循環血漿量/2となる．投与5～7日後にインヒビター力価がふたたび上昇する（anamnestic response）可能性があり，輸注効果が悪くなればバイパス止血療法に切り替える[2)4)]．

3）免疫寛容療法

出血の有無にかかわらず，インヒビター保有患者に第VIII（IX）因子製剤を繰り返し投与することによって免疫寛容状態に導入し，インヒビター力価を低下もしくは消失させることを目的とする療法である．海外でいくつかのプロトコールがあるが，いずれも概ね60～80％の成功率である[4)]．

7．予　　後

過去の非加熱製剤投与によるHIV感染から後天性免疫不全症候群を発症した症例や，HBVもしくはHCV感染による肝硬変や肝癌の合併例の予後は不良である．しかし，1985～1986年以降，市販されている製剤はこれら感染症の危険性はほとんどなく，適切な止血管理がなされていれば生命予後は良好である．しかし，頭蓋内出血などの重篤な出血のリスクは常に存在し，それらが予後に大きく影響する．

8．患者の生活指導

スポーツでは水泳やサイクリングなど出血のリスクの低い種目は可能であるが，打撲の機会の多い格闘技や球技などは予防投与なしでは勧められない．血友病患者では出血を恐れるあまり，運動不足や運動嫌いから肥満になりがちであり，足関節や膝関節への負担を考えると，適切な運動・食事療法による体重のコントロールが不可欠である．学童では遠足や修学旅行，運動会などの行事は，当日の朝に予防投与を行ったうえで参加させる．齲歯や歯周炎などを放置すると歯肉出血を引き起こす要因となるため，適切な口腔衛生指導を行うことが必要である[2)]．

その他の類縁疾患

類縁疾患では先に述べたVWDが最も頻度が高く，その他の疾患は比較的まれである．そのうち，無フィブリノゲン血症や第XIII因子欠乏症はともに新生児期に臍出血で発症することが多い．プロトロンビンや第V因子，第VII因子，第X因子，第XI因子の欠乏症もしくは異常症は，いずれも血友病に比して出血症状は軽度のことが多い．また，第XII因子欠乏症やPK欠乏症，HMWK欠乏症では通常，出血症状は呈さない[1)2)]．

問題の解説と解答

本症例は男児である点や以前より出血症状を反復していた点，関節の腫脹および疼痛を主訴に来院した点など典型的な血友病の経過である．血液検査では出血時間や血小板数，PTが正常で，APTTが著明に延長していたことからも血友病を第一に疑って検査を進める必要がある．そのために第VIII因子および第IX因子活性は必須であるが，鑑別診断としてVWDを除外するために，VWF：Agを測定する必要がある．また，本症はX連鎖劣性遺伝形式をとりほとんど男児にのみ発症する．新生児期での発症もみられるが，多くは打撲の機会の多くなる乳児期後半での発症である．紫斑は斑状出血および皮下血腫の型をとり，点状出血はみられない．関節内出血は大関節が多く，筋肉内出血もまれでない．治療は第VIII（IX）因子製剤の輸注が中心である．

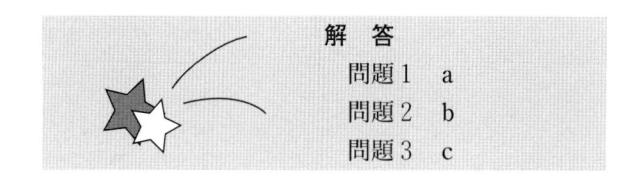

解　答
問題1　a
問題2　b
問題3　c

レベルアップをめざす方へ

外来での診断の進め方

外来で出血傾向，特に関節内出血や筋肉内出血など深部出血を呈する患者を診察した場合，十分な問診と一般的な止血検査を行えば，血友病の診断はそれほど困難ではない．しかし，中等症や軽症型と思

われる症例ではVWDとの鑑別が必要になる．出血時間とともに，外注検査でVWF：Agを測定することで鑑別は可能である．ただし，VWD Type 2NではVWF：Agが正常であることも多く，しかも血友病類似の深部出血を起こしうるので，その確定診断にはVWF/第VIII因子結合能の検査が必要になる．これは一部の施設のみで可能な特殊検査になる．

将来の治療の展望

現在市販されている第VIII（IX）因子製剤はいずれも純度および安全性がきわめて高くなっているが，さらに次世代の第VIII（IX）因子製剤としてアルブミン無添加の遺伝子組換え型製剤が開発され，欧米ではすでに市販され，わが国でも臨床試験が終了している．

一方，血友病治療の次なる目標として現在欧米を中心に遺伝子治療の研究・開発が精力的に進められている．とくに，血友病Bでは1999年にadeno-asociated virus（AAV）を用いた遺伝子治療の臨床治験が行われ，一定の成果が報告されており，近い将来，実用化される日が来るものと期待される．

●文　献●
1）田中一郎，吉岡　章：症候からみた小児の診断学－紫斑，出血傾向．小児科診療 60 Suppl：397-402, 1997
2）吉岡　章：血友病　最新内科学大系21；血小板・凝固・線溶異常, pp185-200, 中山書店, 東京, 1992
3）田中一郎，吉岡　章：血液疾患-state of arts；血友病．医学のあゆみ（別冊）：415-418, 1993
4）田中一郎，吉岡　章：血液・造血器疾患の薬物治療；血友病．医学と薬学 40：448-453, 1998

［田中　一郎／吉岡　章］

疾患 29 ちゃんと検査できますか？

問題編

症例呈示

症例：7歳　女児
主訴：鼻出血
家族歴：特記事項なし
既往歴：特記事項なし
現病歴：2年ほど前から鼻出血を繰り返していた．昨日から左側の鼻出血が止まらないため来院した．
初診時現症：身長125cm，体重24kg，体温36.2℃，脈拍90/分，呼吸数20/分．眼瞼結膜に貧血なし．心音と呼吸音は異常なし．腹部は平坦，軟で神経学的所見に異常はない．体幹と四肢には紫斑を認めない．
検査所見：
末梢血：RBC 430万/μl，Hb 12.6g/dl，Ht 36.6％，WBC 8,600/μl（St 1, Seg 60, Eos 2, Bas 1, Lym 32, Mon 4％），Plt 34.2万/μl
血液生化学：ALT 32 IU/l，AST 26 IU/l，LDH 208 IU/l，ALP 205 IU/l，LAP 20 IU/l，TP 6.4g/dl，Alb 3.0g/dl，TB 0.8mg/dl，DB 0.4mg/dl，BUN 8.0mg/dl，Cr 0.4mg/dl，UA 7.0mg/dl，Na 138mEq/l，K 3.8mEq/l，Cl 103mEq/l，FBS 90mg/dl，Tchol 156mg/dl
血清：CRP 0.4mg/dl，抗核抗体陰性
止血検査：出血時間12分，PT 10.8秒，APTT 56秒，HPT 95％，フィブリノゲン 280mg/dl
検尿：蛋白（－），糖（－），潜血（－）

設問

問題1　本症の診断に有用な検査はどれか．
(1) 第VIII因子活性
(2) 第IX因子活性
(3) 第XIII因子活性
(4) von Willebrand因子抗原
(5) リストセチン惹起血小板凝集能
a (1), (2), (3)　　b (1), (2), (5)　　c (1), (4), (5)
d (2), (3), (4)　　e (3), (4), (5)

問題2　本症について正しいものはどれか．
(1) X連鎖劣性遺伝形式をとる．
(2) 新生児期の発症は稀である．
(3) 皮膚・粘膜出血が特徴である．
(4) しばしば頭蓋内出血を起こす．
(5) 加齢とともに出血症状は重度になる．
a(1), (2)　b(1), (5)　c(2), (3)　d(3), (4)　e(4), (5)

問題3　本症の治療について正しい組合せはどれか．
(1) デスモプレシン
(2) 血小板輸血
(3) 第VIII因子製剤
(4) 第IX因子製剤
(5) 第VIII因子/VWF複合体製剤
a(1), (2)　b(1), (5)　c(2), (3)　d(3), (4)　e(4), (5)

解説編

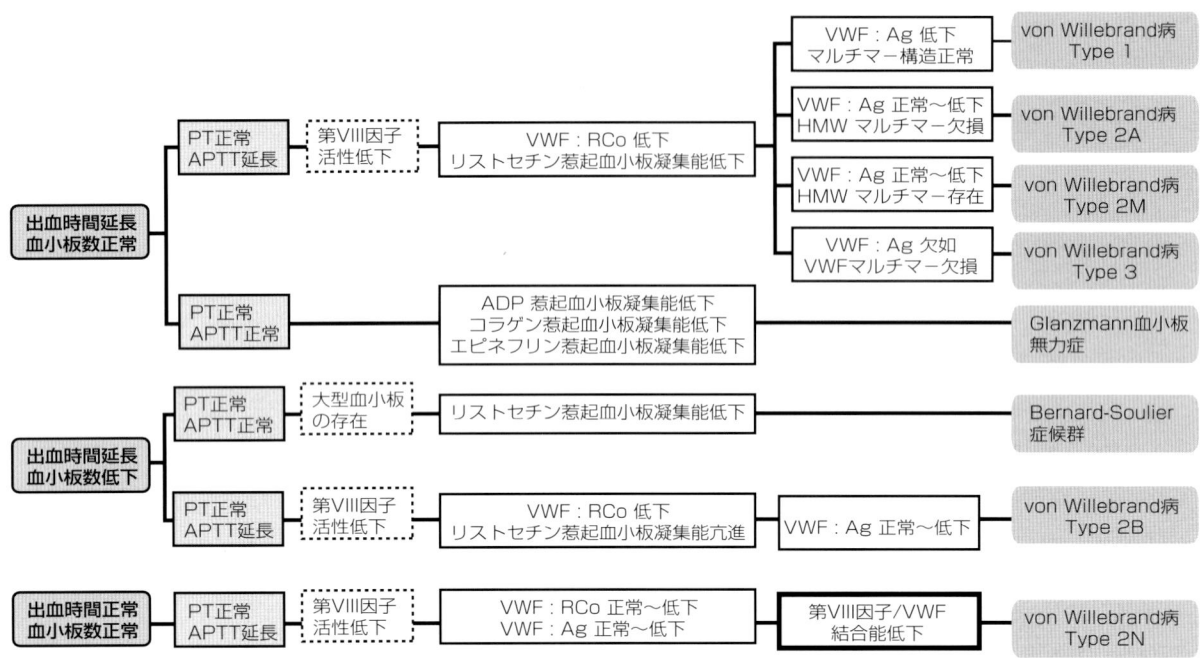

図1 先天性一次止血障害症の鑑別診断

先天性一次止血障害症の診断の進め方を示す．
PT：プロトロンビン時間，APTT：活性化部分トロンボプラスチン時間，VWF：von Willebrand因子，VWF：Ag：VWF抗原，VWF：Rco：VWFリストセチンコファクター活性，HMW：高分子（High Molecular Weight）

（田中一郎ら，1997[1]）より引用，一部改変）

先天性一次止血障害症について

鑑別疾患のための重要ポイント

一次止血，すなわち，血小板血栓形成不全をきたす疾患の鑑別診断のためのフローチャートを示す（図1）．

1．スクリーニングのための止血検査

一般に，血小板数が正常で出血時間が延長する場合，PT正常・APTT延長であればvon Willebrand病（以下VWD）が，PT正常・APTT正常であればGlanzmann血小板無力症（以下GTA）が疑われる．また，血小板数が低下し出血時間が延長する場合，特に血小板減少の程度の割に出血時間が延長する場合は，Bernard-Soulier症候群（以下BSS）やVWD Type 2Bのように血小板減少を伴う一次止血障害症も鑑別する必要がある．BSSはPT正常・APTT正常で巨大血小板の存在が特徴であり，VWD Type 2BはPT正常でAPTTが延長する．一方，血小板数および出血時間が正常でPT正常・APTT延長があり，さらに第VIII因子活性が低下していれば通常，血友病Aが疑われるが，VWDの特殊型であるVWD Type 2Nの可能性は否定できない[1]（後述）．

2．確定診断のための止血検査

スクリーニング検査の後，確定診断のためには血小板凝集能の検査が必要である．BSSではリストセチン惹起血小板凝集能（ristocetin-induced platelet aggregation：RIPA）の低下が，GTAではADPやコラゲン，エピネフリン惹起血小板凝集能の低下が，VWDではRIPAの低下（Type 2Bでは亢進）がみられる．VWDが強く疑われる場合は第VIII因子活性の低下，von Willebrand因子リストセチンコファクター活性（以下VWF：RCo）およびVWF抗原（以下VWF：Ag）の低下を証明する．さらに細かいタイプ分けにはVWFマルチマー解析や第VIII因子/VWF結合能を検査する必要がある[1]．

表1　von Willebrand病の分類

国際血栓止血学会（ISTH）/Scientic & Standardisation Committee（SSC）による
1994年改訂のvon Willebrand病の分類を示す．

Type	VWF異常	VWF機能	VWFマルチマー	従来のType
1	量的低下	異常なし	異常なし	IA, I-1, I-2, I-3
2A	質的異常	GPIb結合低下	HMW欠損	IB, IIA, IIC, IID, IIE, IIF, IIG, IIH, II-1 IIA-1, IIA-2, IIA-3, I-platelet discordant
2B	質的異常	GPIb結合亢進	問わず	IIB, I New York, I Malmö
2M	質的異常	GPIb結合低下	HMW欠損なし	B, Vicenza, IC, ID
2N	質的異常	FVIII結合低下	問わず	Defective binding to FVIII, Normandy
3	完全欠損	−	−	III

VWF：von Willebrand因子　　FVIII：第VIII因子
GPIb：血小板膜糖蛋白Ib　　HMW：高分子（High Molecular Weight）

（Sadler JE, 1994[5]）

von Willebrand病（VWD）について

1．疾患概念

　VWDはVWFの量的もしくは質的異常により，一次止血異常が起こり，幼児〜学童期から皮膚・粘膜出血を反復する常染色体性の遺伝性疾患である．VWDはその異常により3つのタイプに分類されている．Type 1はVWFの量的低下症で全患者の約75％を占める．Type 2はVWFの機能異常症で全患者の約20％を占め，さらにType 2A，2B，2Mおよび2Nの4型に細分類される．Type 2AはVWFサブユニットの重合異常であり，Type 2Bおよび2MはGPIb依存性血小板凝集能の，Type 2Nは第VIII因子結合能の異常である．Type 3は全患者の5％程度を占めるVWF完全欠損型で，VWF発現異常遺伝子のホモ接合体と考えられている．遺伝形式はType 1の大半とType 2の一部は常染色体優性遺伝，Type 3とType 2の一部は劣性遺伝形式をとる[2)〜5)]（表1）．

2．病因

　VWF遺伝子は12番染色体の短腕に座位し，VWD Type 2を中心に多くの遺伝子異常が報告されている．Type 2AではA2もしくはD2ドメインに，Type 2Bおよび2MではGPIb結合ドメインであるA1ドメインに，Type 2Nでは第VIII因子結合部位であるD'もしくはD3ドメインの点変異が数多く報告されている．また，Type 3では欠失や点変異，挿入などが報告されているが，Type 1では未だに不明な点が多い[4)]．

3．病態

　VWFは血管内皮細胞および骨髄巨核球内で産生され，その基本構造である分子量約25万のサブユニットは重合を経て，分子量幅50〜2,000万の連続性のマルチマー構造を形成する．VWFは損傷血管の内皮下組織から露出したコラゲンに結合し修飾を受けた後，血小板膜糖蛋白であるGPIb/V/IX複合体を介して血小板と結合し，血小板粘着を引き起こす．さらに，血小板GPIIb/IIIa複合体がVWFおよびフィブリノゲンに結合することによって次第に血小板血栓が形成され血小板凝集が進行する．このため，VWFの量的，質的異常は一次止血，すなわち，血小板血栓形成の遅延をもたらす．一方，VWFは血漿中で第VIII因子と結合することによって第VIII因子が蛋白分解を受けて不活化されるのを保護している．そのため，VWFの低下は第VIII因子活性の低下を招く結果となり，第VIII因子活性低下が重度の場合は二次止血，すなわち凝固血栓の形成不良をもたらすことになる[2)3)]．

4．症候

　皮膚・粘膜出血が特徴である．幼児〜学童期に鼻出血もしくは紫斑で発症することが多い．鼻出血は反復して出現するが，成人になる頃には頻度は少なくなることが多い．口腔内出血や外傷後出血，抜歯後の止血困難，消化管出血もしばしばみられる．女性患者の場合には過多月経や出産後の後出血も少なからずみられる．また，第VIII因子活性の極度に低下するType 3あるいはType 2Nでは血友病類似の深部出血をみることがある[2)〜4)]．

5．診断

　最も多いType 1の診断は，1）反復する皮膚・粘膜出血，2）VWF：AgおよびVWF：RCoが血液型別コントロール群の平均-2SDを超える低下，3）常染色体性遺伝形式を疑わせる家系内発症，があれば確定する．また，すべてを満たさなくても（2）＋（1）もしくは（2）＋（3）であればpossible VWDと診断される[3)4)]．血液型がO型ではVWF：Agの正常範囲が36〜157％と広範囲にわたり，比較的低値もみられることから，

慎重に診断する必要がある．そのため，われわれは遺伝関係が明らかでない場合は，血液型のいかんにかかわらず，VWF：AgおよびVWF：RCoが30％以下を異常としている[3)4)]．その他，ストレスや妊娠などVWFが上昇する要因が存在する場合は再検査が必要になることもある．Type 2ではRIPAが低下し，高分子（HMW）マルチマーが欠損するものをType 2A，RIPAが低下し高分子マルチマーが存在するものをType 2M，RIPAが逆に亢進するものはマルチマー構造に関係なくType 2B，第VIII因子結合能が低下するものはマルチマー構造に関係なくType 2Nとする．Type 3ではVWFの完全欠損がみられ，VWFマルチマーも検出されない．第VIII因子活性も著しく低下しているが，数％検出されることが多い[3)~5)]（表1）．

鑑別疾患として第VIII因子活性の低下する血友病Aもしくは血友病A保因者が挙げられるが，通常両者はVWF：RCoおよびVWF：Agが正常であることから，鑑別は比較的容易である．しかし，特殊型であるType 2Nでは第VIII因子活性が数％に低下し，VWF：AgおよびVWF：RCoが正常であることもあり，軽～中等症血友病Aとの鑑別は困難である．Type 2Nが疑われる場合は，第VIII因子/VWF結合能検査が必要になる[3)4)]．

6．治　療

軽度の鼻出血では圧迫止血もしくは耳鼻科的な止血処置で止血することが多い．しかし，これらに抵抗する頑固な鼻出血は全身的止血治療の対象になる．Type 1の軽～中等度の出血では合成バソプレシン誘導体であるデスモプレシン0.35～0.4μg/kgの静注が第一選択となる．デスモプレシン投与により血管内皮細胞中の内因性VWFが放出され，一時的にVWFが上昇することによって止血する．しかし，短期間に繰り返し使用することによって内因性のVWFが枯渇して止血効果が悪くなるため，重篤な出血もしくは手術例には第VIII因子/VWF複合体製剤（コンファクト®F，コンコエイト®HT）を使用する．VWF：RCoとして，60～80U/kgを輸注後約30分でVWF：RCoは約120％に上昇する．製剤中の第VIII因子とVWFの含有比はおよそ1：2であるが，同時に輸注された第VIII因子は期待値以上に上昇するか，12～24時間後に再上昇することが多い．Type 2ではデスモプレシン投与の有効性は一定していない．Type 2Aおよび2Mでは事前のデスモプレシン注入試験で有効な場合，かつ軽度～中等度の出血に対して使用する．重篤な出血もしくは手術例には第VIII因子/VWF複合体製剤を使用する．Type 2Bではデスモプレシン投与で血小板の凝集が起こり血小板減少をきたす可能性があり使用しない．Type 2NおよびType 3では，通常，第VIII因子/VWF複合体製剤を使用する．第VIII因子/VWF複合体製剤の輸注量および輸注期間は出血症状により異なるが，Type 1およびType 2のVWFの半減期は12～16時間であるのに対し，Type 3では5～8時間と短いことに留意して治療計画を立てる必要がある[2)~4)]（表2）．

7．VWFインヒビターの治療

Type 3患者では第VIII因子/VWF複合体製剤輸注により，VWFに対する同種抗体（インヒビター）が出現する可能性があり，インヒビター保有患者では，製

表2　von Willebrand病の各種出血に対する第VIII因子/VWF複合体製剤の補充療法指針（奈良医大小児科）
von Willebrand病の各種出血症状に対する奈良医大小児科の第VIII因子/VWF複合体製剤の補充療法指針を示す．製剤中の第VIII因子とVWFの含有比はおよそ1：2である．

出血症状	血漿VWF：RCo維持レベル（％）	1回投与量（VWF：RCo単位/kg）	1回投与回数（回/日）	投与期間
皮下出血（重度）	50～100	60～80	1～2	数日
鼻出血				
軽度	30～50	40～60	1～2	1日
重度	50～100	60～80	2	数日
性器出血	50～100	60～80	1～2	止血まで
分娩				
当日	50～100	60～80	2	1日
分娩後止血まで	30～50	40～60	1～2	4～5日
抜歯				
当日	50～100	60～80	2	1日
創傷治癒まで	30～50	40～60	1～2	7日
大手術				
術中，術後数日まで	100以上	100	2～3	数日
抜糸まで	50～100	60～80	2	5日
創傷治癒まで	30～50	40～60	1～2	14日

VWF：Rco：VWFリストセチンコファクター活性

（西野正人ら，1999[2)]）

剤の再輸注によるアナフィラキシーなどアレルギー症状の発現に留意しなければならない．製剤輸注前に抗ヒスタミン薬やステロイド薬の投与といった前処置が必要になるが，最近VWFを含まない第VIII因子製剤の投与が奏功したという報告[6]もみられ，今後の検討が期待される．

8．予　後

一般にVWDでは血友病に比べ出血症状は軽く生命予後は良好である．しかし，Type 3では他の病型より出血症状は重度であり，ときに頭蓋内出血の報告もみられ，出産時の大量の後出血とともに予後を左右する可能性がある[2]．

9．患者の生活指導

VWD患者が鼻出血を反復する場合，アレルギー性鼻炎などの要因が付加的因子として影響していることがあり，患者によっては耳鼻科的処置もしくは抗アレルギー薬の投与が必要になることがある．また，齲歯や歯周炎などを放置すると歯肉出血を引き起こす要因となるため，適切な口腔衛生指導を行うことが必要である．成人女性患者では月経過多となることが多く，重度の場合は鉄剤の投与とともに女性ホルモンによる月経のコントロールが必要になる[3]．

その他の類縁疾患

VWDと同じく出血時間の延長する先天性一次止血異常症としてBSSおよびGTAがある．前者は血小板GPIb/IX/V複合体の量的もしくは質的異常によるもので，RIPAの低下および巨大血小板（直径平均3.5μm以上）を認め，多くは血小板数が150×10³/μl以下に低下している．後者は血小板GPIIb/IIIa複合体の欠損もしくは異常によるものでADPやコラーゲン，エピネフリン惹起血小板凝集能の低下を認める．いずれも常染色体劣性遺伝であり，しばしば両親に血族結婚がある．症状はVWDと同じく皮膚・粘膜出血が主体であり，平素から点状出血斑がみられる．局所療法が奏功しない止血困難例では血小板輸血を行う[1]．

問題の解説および解答

学童が反復性の鼻出血を主訴に受診し，血小板数正常および出血時間の延長，さらにはPT正常でAPTT延長を認めることから，本例はVWDが最も疑われる．診断を確定するには第VIII因子活性の低下やVWF：AgおよびVWF：RCoの低下のほか，RIPAの低下を証明することが必要である．本症は常染色体優性，一部劣性遺伝形式をとり，多くは幼児～学童期の発症で新生児期での発症は稀である．鼻出血などの皮膚・粘膜出血が特徴であるが，これらの頻度と症状は加齢とともに軽減することが多い．頭蓋内出血はType 3の重症型でみられることがあるが稀である．治療はデスモプレシンもしくは第VIII因子/VWF複合体製剤を使用する．

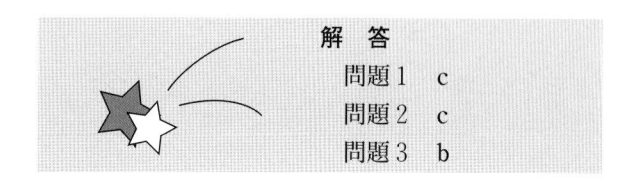

```
解　答
問題1　c
問題2　c
問題3　b
```

レベルアップをめざす方へ

外来での診断の進め方

出血時間延長を呈する患者をみた場合，血小板数が正常であればVWDやGTAなどの一次止血障害症が鑑別に挙がるが，さらにPT正常とAPTT延長を認めるならばVWDが最も疑われる．そこで第VIII因子活性の低下を証明できればVWDの可能性はより高くなるが，VWDでも出血時間延長の明らかでない例も存在するため，その際は血友病Aや血友病A保因者との鑑別が必要になる．最終的に診断を確定するにはVWF：AgおよびVWF：RCoを検査し，低下していることを証明する必要があるが，これらは保険適応となっており外注検査で可能である．Type 2のサブタイプの診断には前述のRIPAやVWFマルチマー解析，第VIII因子/VWF結合能の検査が必要であり，通常，専門の施設での診断が必要になる．

診断時の注意点

一般にVWDの診断は専門病院でなくても決して難しくない．しかし，重症のVWDはともかく，軽症のVWDの場合，単に鼻血の出やすい人として見逃されている可能性があり，積極的な診断を行えば

さらに診断率が上がるものと思われる．事実，人口10万人あたりのVWDの頻度はわが国は0.56人と他の欧米諸国の1.0〜9.3と比較してかなり低くなっており，今後VWDに対する理解が深まればわが国の診断率も向上するものと思われる[3]．一方，前述のようにType1で軽症の場合，境界領域として診断に苦慮することが少なくない．とくに血液型がO型の場合などoverdiagnosisしている可能性もあり，検査値が境界領域の場合は何度か再検査をするなど慎重な判断が要求される[3]．

●文　献●

1) 田中一郎, 吉岡　章：症候からみた小児の診断学-紫斑, 出血傾向. 小児科診療 60 Suppl：397-402, 1997
2) 西野正人, 吉岡　章：von Willebrand病. 小児慢性特定疾患治療マニュアル, pp435-437, 診断と治療社, 東京, 1999
3) 西野正人：von Willebrand病の診断と治療. 日小血会誌 13：410-420, 1999
4) 西野正人：von Willebrand病. 血栓止血誌 11：104-112, 2000
5) Sadler JE：A revised classification of von Willebrand disease. Thromb Haemost 71：520-525, 1994
6) Bergamaschini L, Mannucci PM, Federici ABら：Posttransfusion anaphylactic reaction in a patient with severe von Willebrand disease:role of complement and alloantibodies to von Willebrand factor. J Lab Clin Med 125：348-355, 1995

［田中　一郎／吉　岡　　章］

疾患 30 悪性リンパ腫と間違うな！

問題編

● 症例呈示

症例：K. S. 16歳 男性（学生）
主訴：頸部リンパ節腫脹（悪性リンパ腫疑い）
家族歴：特記事項なし
既往歴：特記事項なし
現病歴：平成9年2月20日から発熱，咽頭痛あり．近医で上気道炎として抗生物質の投与を受ける．第5病日には解熱したが，両頸部のリンパ節腫大（小豆大～小指頭大が数個）は持続．触知するリンパ節の熱感や自発痛，圧痛はない．全身状態は良好であったが，リンパ節腫脹が続くため生検目的でH病院外科へ紹介され入院．3月3日に左頸部リンパ節生検を受け，病理組織で悪性リンパ腫と診断される．外科の主治医は予想外の結果に驚き，化学療法を含めた治療目的で3月24日に専門病院へ紹介した．

専門病院での初診時所見：身長175cm，体重62kg，体温36.4℃，血圧128/72mmHg，脈拍72/分・整，意識清明，栄養良，表在性リンパ節 右頸部に小指頭大1個（左頸部は生検痕のみで腋下・鼠径部は触知せず），眼球結膜 黄染なし，心音・呼吸音 異常なし，腹部 平坦・軟，圧痛なし，肝脾腫なし．

初診時検査所見：
検尿：蛋白（−），糖（−），沈渣 異常なし
赤沈：1時間値12mm，2時間値34mm
検血：RBC 448万/μl，Hb 13.6g/dl，Ht 38.4％，WBC 5,900/μl（band 3, seg 55, Mo 4, Eo 2, Ly 36），Plt 19万/μl
生化学：GOT 20 IU/l，GPT 23 IU/l，ALP 145 IU/l，γGTP 32 IU/l，LDH 312 IU/l，T. P. 6.7g/dl，Alb 3.4g/dl，T. B. 0.8 mg/dl，BUN 13.2 mg/dl，Cr 0.4mg/dl，UA 6.1mg/dl，T. Chol 170mg/dl，TG 160mg/dl，Na 144mEq/l，K 4.9mEq/l，CL 97mEq/l
血清：CRP 0.1mg/dl
止血検査：PT 110％，APTT 35秒，Fibrinogen 210mg/dl，ヘパプラスチンテスト 120％
免疫学的検査：免疫グロブリン IgG 1,670mg/dl，IgA 325mg/dl，IgM 240mg/dl，末梢血リンパ球サブセット CD2 88％，CD3 85％，CD4 41％，CD8 42％，CD19 11％
ウイルス検査：CMV IgG（＋），IgM（−），EBV VCA IgG×640，VCA IgM×80，EBNA＜×10
胸部X線：異常なし
左頸部リンパ節生検の組織診断：紹介状に悪性リンパ腫と病名のみ記載されており，免疫染色や遺伝子診断などは行われておらず，病型の記載もなし

● 設問

問題1 本症の経過から，前医の診断をどう評価しいかに対処すべきか，正しいと思われる組み合わせを選択せよ

(1) 悪性リンパ腫（病期1）として治療を開始する．
(2) 治療を開始する前に骨髄検査と画像検査（ガリウムシンチやエコー，CT検査などを行い，病期を決定する．
(3) 悪性リンパ腫の診断根拠を再確認する．
(4) 腫大している右頸部リンパ節生検を速やかに行う．
(5) 反応性リンパ節腫大の可能性と原因を調べる．
a(1), (2)　b(3), (4)　c(4), (5)　d(2), (4)　e(3), (5)

問題2 一般論として，表在性リンパ節腫大をみたときの鑑別方法について最もふさわしい組み合

表1 EBウイルス抗体価の推移

	VCA			EA		EBNA
	IgG	IgA	IgM	IgG	gA	
'97年 3月24日	640	<10	80	<10	−	<10
3月31日	160	−	40	10	−	<10
7月17日	160	−	<10	10	−	<10
11月 6日	60	<10	<10	<10	<10	<10
'98年 3月 9日	160	<10	<10	<10	<10	10

わせを選択せよ.
(1) 臨床経過ならびに診察所見（先行感染の有無や外傷，感染巣の有無，リンパ節の触診所見，限局性か全身性かなど）が重要である．
(2) 良性か悪性かの鑑別を速やかに行うために，採取が容易なリンパ節の生検をすぐに行う．
(3) 良性か悪性かの鑑別にリンパ節生検は必要であるが，あくまでも除外診断したうえで行う．
(4) 組織検査を行う場合には，従来の病理組織検査で十分である．
(5) 組織検査を行う場合には，ホルマリン固定のみならず，組織免疫やウイルス学的検査，特殊染色や遺伝子診断が可能なように，凍結標本の作成が重要である．

a (1), (2), (4)　　b (1), (2), (5)　　c (1), (3), (4)
d (1), (3), (5)　　e (2), (4)

その後の経過EBウイルス抗体価の推移（表1）．

問題3 本症に関しては呈示された情報しか得られなかった．どうするのがよいのか適切な処置を1つ選べ．
a．前医の診断を重視し悪性リンパ腫の化学療法を行う．
b．確定診断のために再度リンパ節生検する．
c．伝染性単核球症なので抗ウイルス剤（ゾビラックス）を投与する．
d．伝染性単核球症なのでステロイド薬を投与する．
e．悪性リンパ腫は誤診の可能性が大なので経過をみる．

解説編

● リンパ節腫脹について

　リンパ節は種々の抗原刺激を受けて常に反応している．その程度が生理的な範囲を超えた場合が反応性リンパ節腫大（リンパ節炎）である．病原菌や病因ウイルスなどが同定されず，悪性リンパ腫が否定される場合に反応性リンパ節腫脹と総称する．最も頻度的に多いのが感染性リンパ節腫脹で，その代表がウイルス感染であり細菌感染である．小児の場合は免疫系も発達途上にあり，表在性リンパ節は生理的に触知する．また，成人に比しリンパ節腫大をきたしやすいことに留意する必要がある．発熱や局所の発赤，熱感，圧痛などの炎症性反応に乏しい場合（無痛性の腫大）は，しばしば腫瘍性リンパ節腫大との鑑別が問題となる．確定診断のためにリンパ節生検を行うが，従来の病理組織検査にとどまらず，細菌学的，ウイルス学的，免疫学的，分子生物学的に必要な検査を施行することが肝要である．

● 伝染性単核球症
（infectious mononucleosis; IM）

1．病因・疫学

　伝染性単核球症は，ヘルペス属ウイルスのEpstein-Barr（EB）ウイルスの初感染により引き起こされる急性感染症である．通常は唾液中のウイルス粒子を介して感染する．輸血や臓器移植でも感染するが，その場合はEBウイルスが潜伏感染しているBリンパ球が感染源となる．生後半年頃までは母親からの移行抗体により防御されているが，それ以降は家庭内や保育所で感染が始まり，2〜3歳までに感染率は70％前後に達する．乳幼児期の感染率は衛生環境や生活様式により異なり，アメリカの白人では20％前後と報告されている．わが国の場合も近年初感染年齢が上昇傾向にある．乳幼児期の感染の大部分は不顕性感染であるが，思春期以降では半数がIMを発症する．世界中のほとんどの成人が既感染者で，健常人の1〜2割，免

表2　伝染性単核球症の合併症

1．神経系		Guillain-Barré症候群，顔面神経麻痺，髄膜炎，脳炎，脊髄炎，末梢神経炎，視神経炎，急性精神病，複視，Reye症候群
2．肝		実質性壊死，肝硬変
3．心		心筋炎，心嚢炎
4．血　液		溶血性貧血，血小板減少症，再生不良性貧血，溶血性尿毒症性症候群（HUS），DIC
5．その他		脾破裂，間質性肺炎，気道閉鎖または狭窄，腎障害，溶血レンサ球菌感染症

（河　敬世：EBウイルスの二十面相．金原出版，東京，1994より引用）

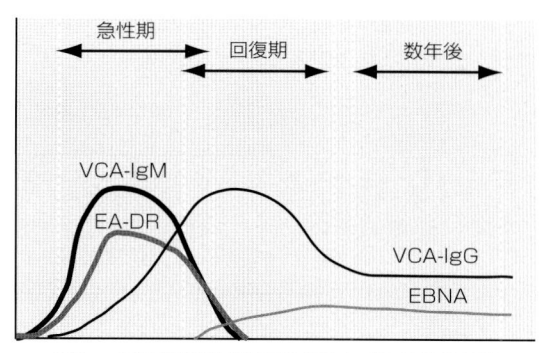

図1　伝染性単核球症でのEBウイルス抗体反応
VCA : viral capsid antigen, EBNA : Epstein-Barr nuclear antigen, EA-DR : early antigen-diffuse restricted
（河　敬世：EBウイルスの二十面相．金原出版，東京，1994より引用）

疫能の低下した人の5〜8割で常時唾液中にウイルス粒子が分泌されている．

2．病態生理

EBウイルスはまず上咽頭の上皮細胞に感染し，続いてBリンパ球に感染する．Bリンパ球は感染により活性化，芽球化し，無限に増殖するようになる（不死化）．この感染Bリンパ球の増殖（Bリンパ球増多症：B-LPD）に対して，生体側の反応としてナチュラルキラー（NK）細胞や細胞傷害性Tリンパ球（CTL）が動員され，さらにEBウイルス特異的抗体が産生されるようになる．このような一連の反応は，それぞれの細胞が産生する各種のサイトカインの相互作用により制御されている．感染初期には感染Bリンパ球が増加し，その後の単核球増加（異型リンパ球）の主体はCTLやNK細胞である．EBウイルスが潜伏感染するのは主にBリンパ球であるが，粘膜上皮細胞やT，NK細胞，血管内皮細胞など多岐にわたる．さらに惹起される免疫反応が強いために多彩な合併症が知られている（表2）．

3．症　状

発熱，咽頭痛，頸部リンパ節腫脹が3主徴である．前駆症状として頭痛や熱感，倦怠感，食思不振などが数日間続く．発熱は38℃以上の高熱が4〜5日から1〜2週間持続し，口蓋に出血性の粘膜疹を伴い，咽頭痛を訴える．頸部リンパ節腫脹が特徴的であるが，全身性のリンパ節腫大をきたす例もみられる．上咽頭のリンパ節腫大により鼻閉を呈しやすく，また，リンパ節腫脹は遷延し数週間に及ぶことがあるので留意する必要がある．その他，眼瞼浮腫や発疹，関節痛などもよくみられる症状である．

4．診　断

白血球数は15,000/μl以上に増加する例が多く，異型リンパ球増加が特徴的である．リンパ球サブセットでCD4/CD8比の低下やCD8＋HLA-DR＋細胞の増加を証明することも補助診断として重要である．多くの例で軽度の肝炎を併発するが，なかにはALTが2,000〜3,000 IU/l以上の高度の肝障害から劇症肝炎に進展するものまである．

ウイルス学的検査では，病初期には抗VCA-IgM抗体が一過性に出現し，引き続いて抗VCA-IgG抗体が産生され終生免疫となる．抗EBNA抗体も回復期に出現し，終生持続する．VCA-IgMが陰性でVCA-IgGが陽性，EBNA陰性は初感染の回復期にみられるパターンのひとつである．抗EA抗体は急性期や再活性化を診断するのに有用である（図1）．

白血球数が数万と著増し急性白血病と誤診されたり，頸部リンパ節腫大が拇指頭大になり悪性リンパ腫を疑われる場合もある．確定診断のために生検を受けると悪性と誤診される場合があるので（病理組織学的に鑑別が困難な場合がある），IMを念頭に起き鑑別診断を進める必要がある．

EBウイルス以外のサイトメガロウイルスやアデノウイルス，水痘ウイルス，HIVなどの感染時にも単核球増多がみられることがあり，その場合は伝染性単核球様症候群と呼び区別する．

5．治　療

一般的に予後は良好で治療の主体は安静と対症療法である．症状が遷延したり，重篤な合併症を併発する場合にはステロイド薬や抗ウイルス薬のアシクロビルが用いられる．稀に劇症肝炎や血球貪食症候群に進展する場合があり，いずれも致死的経過をとるので，それぞれの病態に則した適切な治療に移行する必要がある．

問題の解説および解答

　本症例は頸部リンパ節腫大の生検で悪性リンパ腫と診断され紹介されてきた．しかし生検の約2週間前に4日間の発熱と咽頭痛があり，まずはIMを念頭において鑑別診断を進めるべきであったと思われる．リンパ節腫大は無痛性であったが進行性ではなく，また一般的な血液検査に異常はない．リンパ球サブセットは未検査であるが，紹介時の検査でEBウイルスの初感染が証明され，経過観察のみで全快している．IMのリンパ節生検では，バーキットリンパ腫に特徴的なstarry sky像がみられることがあり，悪性と誤診されやすい．本症例は全身状態も良好で，紹介時の理学的所見も右頸部のリンパ節腫大（小指頭大で縮小傾向？）のみであり，安易にリンパ節生検をした悪い見本である．しかも本例では病理組織像のみの検査しかされておらず，確定診断（病型や単クローン性）されたわけではない．悪性リンパ腫の診断は，慎重に，根拠をもってすべきであり，IMとの鑑別には特に留意すべきである（生検する外科医や耳鼻科医は特に留意すべきである）．

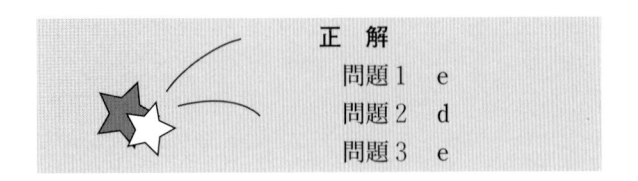

```
正　解
  問題1　e
  問題2　d
  問題3　e
```

レベルアップをめざす方へ

レベルアップ・血液専門医をめざす方へ

　EBウイルスが関与するヒトの疾患，病態は実に多様で，感染症から癌まで広範囲にわたっている．その最大の理由は，EBウイルスがヒトの各種細胞に潜伏感染しうることによる．感染症の立場でとらえると，急性感染症としてはIMと血球貪食症候群（HPS），Gianotti-Crosti症候群があり，慢性感染症としては慢性活動性EBウイルス感染症（CAEBV）が知られている．一方，癌の立場から考えると，造血器腫瘍とその他の腫瘍に分けることができる．ところが最近の研究から，感染症に見られるリンパ増殖症（LPD）のなかで単クローン性増殖を示すものが多数存在することが明らかとなり，感染症と腫瘍性増殖の鑑別が必ずしも容易でないことが明らかとなってきた．そこでEBウイルス感染とLPDの関係を感染細胞から分類すると，従来から知られているB-cell LPD（IMやバーキットリンパ腫，移植後LPD，エイズ関連のリンパ腫など）とT/NK-cell LPD（CAEBVやEBV-AHS，Nasal NK/T-cell lymphoma，蚊アレルギー，種痘様水疱症など）に大別することが可能で，アジアに多いEBV-associated T/NK-cell LPDをHTLV-1-associated leukemia/lymphomaと同様にひとつの疾患単位として捉えることができる．

●文　献●
1) Kawa K : Epstein-Barr virus-associated diseases in humans. Int J Hematol 71 : 108-117, 2000
2) Kawa K, et al : Mosquito allergy and Epstein-Barr virus-associated T/NK-cell lymphoproliferative disease. Blood 98 : 3137-3174, 2001

［河　敬世］

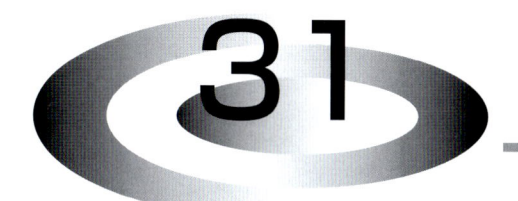

疾患 31 発熱と汎血球減少症，原因は？

問題編

症例呈示

症例：K.K. 17歳，女性（学生）
主訴：発熱，全身倦怠感
家族歴：特記事項なし
既往歴：特記事項なし
現病歴：平成12年1月9日からインフルエンザ様症状（発熱，咽頭痛，全身倦怠感など）出現し近医受診．第4病日の血液検査で肝機能異常を指摘され，第7病日にY病院へ紹介入院となる．
入院時現症：身長165cm，体重54kg，体温38.8℃，血圧130/78mmHg，脈拍82/分・整，意識清明，栄養良，表在性リンパ節 両頸部に米粒大～大豆大を数個ずつ触知するも圧痛なし（腋下，鼠径部は触知せず），眼球結膜 黄染なし，心音・呼吸音 異常なし，腹部平坦・軟，圧痛なし，肝脾腫なし．
検査所見：
検尿：蛋白（－），糖（－），沈渣 異常なし
赤沈：1時間値15mm，2時間値38mm
検血：RBC 430万/μl，Hb 13.6g/dl，Ht 40.6％，WBC 2,500/μl（Band 4, Seg 21, Mo 6, Eo 3, Baso 1, Ly 52, atypical Ly 13），Plt 8万/μl
生化学：GOT 410 IU/l，GPT 352 IU/l，ALP 190 IU/l，LDH 1,167 IU/l，rGTP 43 IU/l，T.P. 6.3g/dl，Alb 3.2g/dl，T.B. 1.1mg/dl，BUN 12.2mg/dl，Cr 0.7mg/dl，UA 6.8mg/dl，T.Chol 129mg/dl，TG 189 mg/dl，Na 142 mEq/l，K 5.1 mEq/l，CL 98 mEq/l
血清：CRP 5.8mg/dl，Ferritin 1,250（正常23～263）ng/dl，sIL-2R 19,500U/ml
止血検査：PT 67％，APTT 33.2秒，Fibrinogen 120mg/dl，FDP 25.8μg/ml，ヘパプラスチンテスト 40％（正常70～130）

ウイルス抗体価：HBV（－），HCV（－），CMV IgG（＋），IgM（－），EBV VCA IgG×360, IgM×10, EA-DR IgG×20, EBNA＜×10
末梢血リンパ球サブセット：CD4/CD8比が0.3でCD 8陽性細胞が優位
骨髄検査：有核細胞数12万/ml，巨核球15/ml
骨髄像：図1を参照
胸部X線：異常なし
腹部エコー：肝臓，脾臓の中等度腫大
入院後経過：第11病日にはPlt 3.5万/μl，FDP 37μg/ml，fibrinogen＜70mg/dl，LDH 3,200IU/l，ferritin＞30,000ng/ml，sIL-2R 109,500U/mlとなり，更なる全身状態の悪化がみられた．骨髄像では組織球の増加（3％）と血球貪食像がさらに顕著となり，末梢血単核球ならびに骨髄単核球を用いたSouthern blot検査結果では，免疫グロブリンH鎖の再構成は（－），

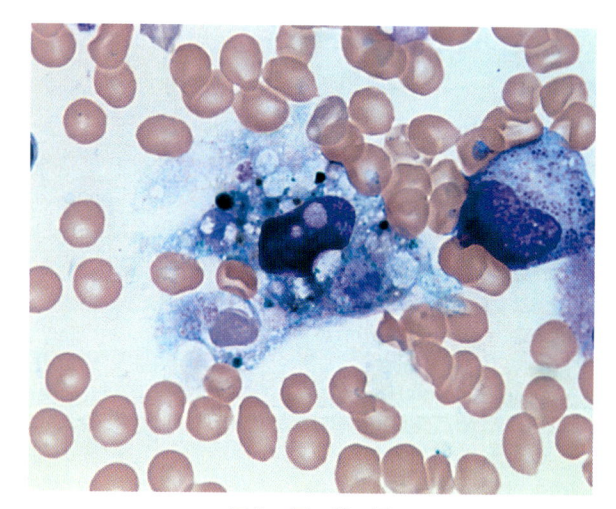

図1 骨髄図

T細胞受容体β鎖の再構成（＋），EBウイルスterminal probeでは単一バンドがみられた．

設問

問題1 本症の診断に有用な検査項目で，まず行うべきものを4つ選択せよ
(1) 末梢血液像
(2) 骨髄像
(3) 肝生検
(4) EBウイルス抗体価
(5) リンパ球サブセット

問題2 この臨床経過ならびに検査結果から本症をどう理解すべきか，最もふさわしいものをひとつ選択せよ．
a．急性リンパ性白血病（T-ALL）にDICを合併
b．慢性活動性EBウイルス感染症に血球貪食症候群を合併
c．EBウイルス感染による劇症肝炎
d．EBウイルス初感染後の単クローン性Bリンパ球増多症に血球貪食症候群を併発
e．EBウイルス初感染後の単クローン性Tリンパ球増多症に血球貪食症候群を併発

問題3 本症の治療として適切な組み合わせを選択せよ．
(1) ガンマグロブリン大量療法
(2) 血漿交換
(3) 免疫抑制剤＋VP-16
(4) 多剤併用化学療法
(5) ステロイド剤のパルス療法
a (1), (2), (3) b (2), (3), (4) c (3), (4), (5)
d (1), (3), (5) e (1), (4), (5)

解説編

発熱と血球減少について

発熱と血球減少症（白血球や赤血球，血小板の減少症）がみられた場合には，まずただ事ではないと認識すべきである．感染症（ウイルス感染や重症の細菌感染症）をはじめとして自己免疫疾患や薬剤性のもの，白血病やリンパ腫などの悪性疾患などを念頭におきながら，必要な検査（感染病因の同定や骨髄検査，生検など）を速やかに進める必要がある．いずれの場合も，抗生剤などの対症療法に不応で，高熱が持続し，進行性の血球減少症や臓器障害がみられる場合には，1) 速やかに血液専門医に委ねる，2) 確定診断が得られていなくてもしかるべき治療を優先する，ことが肝要である．一瞬の判断の遅れが致死的経過をとるのが常であり，肝に命ずるべきである．

血球貪食症候群（hemophagocytic syndrome：HPSまたはhemophago-cytic lymphohistiocytosis: HLH）について

1．疾患概念

HPSは，高熱持続，肝脾腫などの症状に加え，汎血球減少，肝機能障害，播種性血管内凝固症候群（DIC），高フェリチン血症，高トリグリセリド血症などの検査所見を特徴とし，骨髄をはじめとするリンパ網内系での血球貪食細胞の存在により診断される症候群である．予後は良好のものから致死的経過をとるもの，また基礎疾患を有するものと原因が同定されないものなど，多種多様な疾患群が背景に存在する．同義語としては悪性のhistiocytic medullary reticulosisやmalignant histiocytosis，家族性のfamilial hemophagocytic reticulosis, familial erythrophagocytic lymphohistiocytosis，ウイルス感染でみられるvirus-associated hemophagocytic syndromeなどがあり，これまで混乱がみられていたが，最近はこれらの総称としてHPS（またはHLH）が広く用いられている．

2．HPSの分類

家族性（遺伝性）のものと二次性のものに分けられる（表1）．家族性HPSに分類されるFHLH（familial hemophagocytic lymphohistiocytosis, FELと同義語）は，1) 常染色体劣性遺伝で，2) 北欧に多く（スウェーデンでは出生5万人に1人の割合），3) ほとんどが2歳までに発症し，4) 中枢神経浸潤をきたしやすい，などの特徴を有している．本症はきわめて稀であるが致死的であり，同種造血幹細胞移植の絶対的適応と考えられている．

実際に経験する例のほとんどは二次性HPSで，原因が明らかにされるとspecifyされた病名を用いるこ

表1　HPSの分類

1. Inherited/Primary
Familial hemophagocytic lymphohistiocytosis (FHLH/FEL)
2. Reactive/Secondary
Infection-associated hemophagocytic syndrome (IAHS) 　Vrial (VAHS) 　Bacterial (BAHS) 　Fungal 　Others Disease-associated 　Malignancy (MAHS) 　　Lymphoma (LAHS) 　　Others 　Non-malignancy 　　Autoimmune disease 　　Immunodeficiencies Drug-associated

表2　HPSの診断基準

	(A) 小児	(B) 成人
臨床症状	7日以上の発熱 脾腫（季肋下3cm以上）	7日以上の発熱
検査成績	2系統以上の血球減少 （Hb<9g/dl, Plt<10万/μl, 好中球<1,000μl) 高トリグリセリド血症および低フィブリノーゲン血症	2系統以上の進行性の血球減少
	骨髄または脾, リンパ節で血球貪食像	骨髄中の成熟組織球が3%以上（または貪食組織球が2,500μl以上）, かつ/または肝, 脾, リンパ節の血球貪食像

とになる．小児期ではinfection-associated hemophago-cytic syndrome (IAHS) が，なかでもvirus-associated hemophagocytic syndrome (VAHS) の頻度が高く，成人ではIAHS以外にlymphoma-associated hemo-phagocytic syndrome (LAHS) の頻度も高く，自己免疫疾患などにも併発する．

3．病因，病態

1999年に家族性（遺伝性）の原因遺伝子のひとつとしてパーフォリン遺伝子が同定され，遺伝子診断が可能になっている．パーフォリン以外の遺伝子の関与に関しては，現時点では不明である．反応性の二次性HPSは，何らかの原因により活性化された，あるいは腫瘍性のTリンパ球が産生するサイトカインによりマクロファージが活性化され，貪食像を示すとともにそれぞれが過剰に産生するサイトカインの相互作用（高サイトカイン血症）による全身症状と理解されている．これまでの報告では，TNF-αやIFN-γ, IL-1, IL-6などの高値が報告されている．一般的には細菌感染症ではIL-6が，ウイルス感染症ではIFN-γが高値をとるが，病期（初期，増悪期，回復期）との関係を考慮する必要がある．

4．診　　断

HPSは症候群であり，これまで明確な診断基準が示されなかった．このことが臨床の場で混乱を招いてきた原因である．表2に現在用いられている診断基準を示した．1週間以上の発熱，2系統以上の血球減少，高トリグリセリド血症，低フィブリノーゲン血症，血球貪食像が共通項である．

5．治　　療

これまでHPSの治療法として確立されたものはなかったが，その病態解明が進むにつれ基本的な治療方針のコンセンサスが得られつつある．何よりも大切なことは，基礎疾患の有無や状態に加え，二次性の場合の病因を明らかにすることである．IAHSの場合には病原菌や病因ウイルスに対する治療を先行させなが

222　II. 疾　患　編

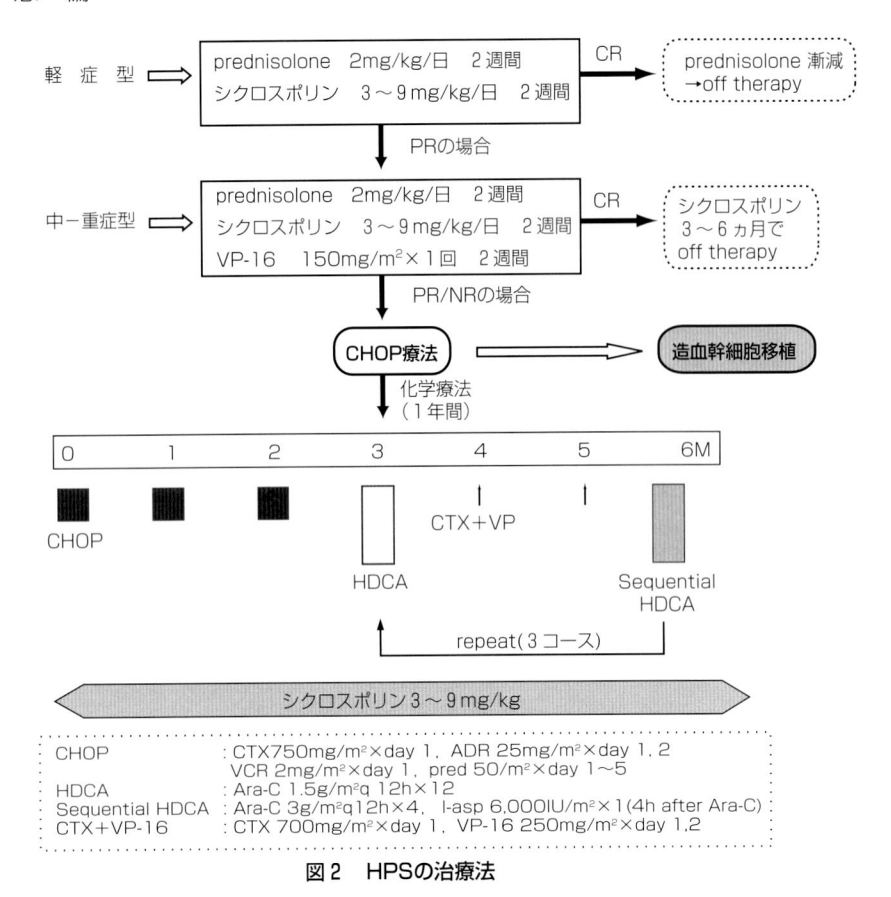

```
軽症型 → prednisolone 2mg/kg/日 2週間
         シクロスポリン 3〜9mg/kg/日 2週間
         → CR → prednisolone 漸減 → off therapy
         ↓ PRの場合

中-重症型 → prednisolone 2mg/kg/日 2週間
           シクロスポリン 3〜9mg/kg/日 2週間
           VP-16 150mg/m²×1回 2週間
           → CR → シクロスポリン 3〜6ヵ月で off therapy
           ↓ PR/NRの場合

CHOP療法 ⇒ 造血幹細胞移植
化学療法（1年間）
```

```
0    1    2    3    4    5    6M
■    ■    ■         CTX+VP
CHOP            HDCA              Sequential HDCA
                repeat(3コース)
         シクロスポリン 3〜9mg/kg
```

CHOP   : CTX 750mg/m²×day 1, ADR 25mg/m²×day 1, 2
               VCR 2mg/m²×day 1, pred 50/m²×day 1〜5
HDCA   : Ara-C 1.5g/m² q12h×12
Sequential HDCA : Ara-C 3g/m² q12h×4, l-asp 6,000IU/m²×1 (4h after Ara-C)
CTX+VP-16   : CTX 700mg/m²×day 1, VP-16 250mg/m²×day 1, 2

図2　HPSの治療法

ら，またLAHSや自己免疫疾患の場合は基礎疾患の治療と平行して，1）高サイトカイン血症に対する血漿交換療法の適応の有無（急を要する場合や初期治療に抵抗性で進行性の場合に限られるが）を考慮しつつ，2）Tリンパ球，マクロファージの異常活性化の制御を図ることを考える（EBV-AHSの場合はステロイド薬＋シクロスポリン＋VP-16の3剤併用が基本となるが，軽症型ではステロイド薬単剤かシクロスポリンとの2剤併用でコントロールできる場合が多い）．これらに抵抗する場合や早期再発例には，3）悪性リンパ腫に準じた多剤併用化学療法に速やかに移行する．この段階では，造血幹細胞移植を前提にした治療計画を立てる必要がある（図2）．

問題の解説および解答

本症例は臨床経過と検査所見から，まずEBウイルスの初感染があり，通常の伝染性単核症の経過（EBV感染したBリンパ球が不死化，増殖する）をとらずに，EBV感染したT細胞（CD8）が単クローン性に増殖し，HPSを併発した典型的なEBV-AHSであり，単クローン性が証明されているのでT細胞性のLAHSと診断してもよい．EBV-AHSはすべての年齢で起こりうるし，EBV感染したT/NK細胞増多症のひとつと考えられるが，適切な治療が行われないと致死的経過をとるので要注意である．一方，いわゆる成人に多くみられるLAHSのほとんどはB細胞性リンパ腫であるので，鑑別診断には留意する必要がある．

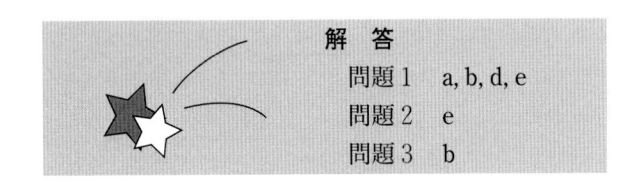

解　答
問題1　a, b, d, e
問題2　e
問題3　b

どこまでが専門知識？

繰り返しになるが，1週間以上の発熱と2系統以上の血球減少がみられれば，原因が何であれ血球貪食症候群を念頭において鑑別診断を進めることが肝要である．早期診断，早期治療が鉄則であり，通常の血液検査に加え血清フェリチンや可溶性IL-2レセプター値，さらに骨髄検査やリンパ節生検など躊躇することなく，疑わしい場合には繰り返し施行する必要がある．本症候群の存在を知っていれば（小児科医，内科医は当然知っておく必要がある），診断は必ずしも困難ではないが，進行性で重症型はきわめて予後不良であるので，早い段階で血液専門医に委ねるべきである．

レベルアップをめざす方へ

（疾患30の項を参照）

●文　献●

（疾患30の項を参照）

[河　敬世]

索　引

和文索引

ア
アウエル小体　108
アシクロビル　217
アセトン血性嘔吐症　193
アナフラクトイド紫斑病　195
アポトーシス　88
アルキル化剤　34,146
アレルギー紫斑病　195
アンチトロンビン製剤　180
アンドロジェン療法　89
亜ヒ酸　111
亜急性連合脊髄変性症　65
悪性リンパ腫（ML）　45,215
　　薬物療法　36
悪性リンパ腫の病理分類
　　REAL分類　129
　　WHO分類　129
悪性リンパ腫の分類　130
悪性貧血　17,67
圧迫骨折　152

イ
インターフェロン-α　157
インターフェロン療法　151
インヒビター　206
インヒビター中和療法　207
インフォームドコンセント　50,130,134,
　　152,159
易感染性　122,125
異常クローン増殖　172
異食症　59
移植片拒絶　44
移植片対腫瘍（GVT）　48
移植片対宿主病　45
　　輸血後——　125
移植片対白血病（GVL）　48
維持血液透析　83
胃MALTリンパ腫　127
遺伝子解析研究に関する指針案　53
遺伝子組換えヒトエリスロポエチン　83
遺伝性球状赤血球症　76
一次線溶　14
一次造血　3
咽頭痛　217

エ
エポエチンアルファ　83
エポエチンベータ　83
エリスロポエチン　81,82
　　遺伝子組換えヒト——　83
エリスロポエチン抗体　84
エリスロポエチンレセプター　83
液性免疫　11

オ
オールトランス型レチノイン酸（ATRA）
　　109
お任せ医療　50
黄疸　16

カ
カルテ開示　51
がんの告知　51
家族性（遺伝性）　221
家族性血小板血症　172
過粘稠度症候群　144,146
過分葉好中球　67
顆粒リンパ球増多症　93,94,141
顆粒球コロニー刺激因子　47,90
寒冷凝集素（症）（CAD）　72,73,146
完全寛解導入療法　33
寛解後療法　33
環状鉄芽球　17
肝炎後再生不良性貧血　88
肝脾腫　121
間接ビリルビン　16
韓国骨髄バンク（KMDP）　41
癌遺伝子　127
癌抑制遺伝子　127

キ
偽性血小板減少症　108,190
急性ITP　190
急性リンパ性白血病（ALL）　45,113
　　薬物療法　35
急性移植片対宿主病　39
急性一過性赤芽球癆　93,94
急性骨髄性白血病（AML）　45,88
　　治療選択　102
　　薬物療法　35
急性前骨髄球性白血病（APL）
　　分化誘導療法　36
急性転化　157
巨赤芽球　17,65
巨赤芽球性貧血　17,65
巨赤芽球性変化　65,123
胸腺腫　93
凝固XIII因子　196

ク
グリコシルホスファチジルイノシトール
　　（GPI）アンカー膜蛋白　88
クレアチニンクリアランス（Ccr）　82
クローン性造血障害　123
クロピドグレル　186

ケ
形質細胞腫　138
形質細胞性骨髄腫　138
形質細胞白血病　149
頸部リンパ腫腫脹　217
劇症型APS　200
血液凝固　11
血球減少症　220
血球貪食症候群　220
血球貪食像　219
血算　16
血小板
　　消失・希釈　189
　　分布異常　189
血小板凝集　11
血小板減少（症）　177,182,183,189
血小板産生の減少　189
血小板増多症　172
血小板粘着　11
血小板濃縮製剤　185
血小板破壊の亢進　189
血小板表面IgG　190
血小板輸血　124,125
血小板由来増殖因子　168
血清TPO　190
血清Vit B₁₂　163
血清フェリチン　58
血清蛋白分画検査　144
血清中エリスロポエチン値　163
血清鉄　58
血栓症　173
血栓性血小板減少性紫斑病　183
血栓性細小血管障害　183
血友病　204,205
血漿交換療法　146,186,222
血漿鉄交替率（PITR）　89
血漿鉄消失時間（PIDT）　89,163
原発性APS　200
原発性マクログロブリン血症　144

コ
コーディネーション　39
コーディネーター　39
個人情報の匿名化　53
個人情報識別管理者　53
後天性TTP　184,185
好塩基球　10
好酸球　10
好酸球増多症　155
好中球　10
好中球アルカリフォスファターゼ（NAP）
　　スコア　154
好中球減少　125
好中球増多症　155
抗CD20抗体　35,129

226　索　引

抗VCA-IgG抗体　217
抗アルジオリピン抗体　199
抗がん抗生物質　34
抗リン脂質抗体　199
抗リン脂質抗体症候群　200
抗胃壁細胞抗体　67
抗胸腺細胞グロブリン　88
抗血小板剤　174
抗内因子抗体　67
高カルシウム血症　151
高サイトカイン血症　221
高ずり応力　184
高蛋白血症　144
国際予後指数　124
骨髄シンチグラフィー　87
骨髄バンク　38
骨髄異形成症候群（MDS）　45,68,87,88, 93,122
骨髄移植　44,89,159
骨髄移植推進財団　38
骨髄検査　16
骨髄生検　122
骨髄穿刺　122
骨髄線維化　167
骨髄線維症　167
骨髄増殖性疾患　167,173
骨髄非破壊的移植療法　153

サ

サイクリンD1　128
サプレッサーT細胞　11
サラセミア　17,61
サリドマイド　153
再生不良性貧血　88
細小血管障害性溶血性貧血　183
細胞性免疫　11
臍帯血バンク　42
臍帯血移植　42
臍帯血幹細胞移植　47
匙状爪　59
酸素センサー　82

シ

12番染色体　139
シクロスポリン　88,89,95
シクロホスファミド　140
シリングテスト　67
支持療法　37
紫斑　121
紫斑病　194
紫斑病性腎炎　197
視力障害　146
自家BMT　46
自家造血幹細胞移植　151
自己PBSCT　47
自己決定権　52
自己複製能　4
自己末梢血幹細胞移植　44
自己免疫疾患　220,222
自己免疫性溶血性貧血　71,139
瀉血　163
若年型ET　173
収縮期雑音　121
習慣性流産（子宮内胎児死亡）　200

重症再生不良性貧血（SAA）　45
出血
　深部——　108
　点状——　107,121,194
　斑状——　107,194
　慢性的な——　17
出血傾向　16,122
出血症状　173
出血性貧血　18
循環赤血球量　163
小リンパ球性リンパ腫　138
小球性貧血　16
　鑑別診断　17,58
少量療法　123
症候性貧血　82
常染色体劣性遺伝　220
植物アルカロイド　35
新鮮凍結血漿　179,185
深部出血　108
真性多血症　163
腎性貧血　82
腎不全
　保存期——　84

ス

スクリーニング検査　195
ステロイドパルス療法　183
ステロイドホルモン剤　35
ストレス多血症　163
髄外性形質細胞腫　149
髄外造血　168

セ

セカンドオピニオン　53
性格変化　182
成熟B細胞　145
成熟リンパ球増多症　155
正球性貧血　17
　鑑別診断　18
正色素性貧血　144
赤芽球癆　93,94,141
赤血球　9
赤血球寿命　71
赤血球浸透圧抵抗　79
赤血球増加症　162
赤血球鉄利用率（%RCU）　89,163
赤血球輸血　124
赤血球連鎖形成　144
赤白血病　68
節性辺縁帯リンパ腫　138
説明と同意　50
舌炎　16
先天性TTP　185
先天性凝固障害症　204
先天性溶血性貧血　76
染色体異常　123
線溶系　11
前リンパ球性リンパ性白血病　138
前リンパ球性白血病　141
前白血病状態　122,123

ソ

組織因子　178
相互参加のモデル　50
総鉄結合能（TIBC）　58

造血幹細胞　44,122
造血幹細胞移植（SCT）　102,151
　自家——　151
　同種——　123,151
造血器腫瘍
　支持療法　33
　薬物療法　33

タ

多剤併用療法　33,123
多能性造血幹細胞　4
多発性骨髄腫（MM）　45,149
　薬物療法　36
多分化能　4
代謝拮抗剤　33
台湾骨髄バンク（TCMDR）　41
大球性貧血　17,65
　鑑別診断　17
第IX因子　205
第VIII因子　205
単クローン性増殖　218
単球　11
蛋白同化ホルモン　123

チ

チエノピリジン誘導体　186
チクロピジン　182
超高分子量vWFM　184
超大量化学療法　151
直接Coombs試験　71
直接ビリルビン　16

テ

データセンター　39
デスモプレシン　205,212
テトラヒドロ葉酸　34
デフェロキサミン　89,95
低分子ヘパリン　179
摘脾　190
鉄の代謝　58
鉄芽球性貧血　17,60
鉄吸収阻害因子　58
鉄吸収促進因子　58
鉄欠乏性貧血　17,59
点状出血　107,121,194
伝染性単核球症　216

ト

ドナー登録　39
ドライタップ　18
トランスフェリン受容体　63
トロンボポエチン　174
凍結標本　216
透析
　維持血液——　83
　腹膜——　84
動静脈血栓症　200
動揺性精神神経症状　183
同種BMT　44
同種PBSCT　47
同種骨髄移植　44
同種造血幹細胞移植　38,123,151
同種末梢血管細胞移植　41
同種臍帯血幹細胞移植　44
特発性血小板減少性紫斑病　190
特発性骨髄線維症　168

索引 227

ナ
内因子　66
内因子抗体　17

ニ
二次性APS　200
二次性血液異常　122
二次性血小板増多症　172,174
二次性骨髄線維症　168
二次性貧血　82
二次性副甲状腺機能亢進症　83
二次線溶　14
二次造血　3
二次発がん　135
日本骨髄バンク　38
日本造血細胞移植学会　46

ノ
濃厚血小板　179
能動・受動のモデル　50
脳梗塞　171

ハ
バーキットリンパ腫　128,138,218
パーフォリン遺伝子　221
バイパス止血療法　206
パターナリズム　50
パルボウイルスB19　79,93
播種性（汎発性）血管内凝固症候群　177
白血球増多症　155
白血病
　慢性型B細胞性——　137
白赤芽球　167
発作性寒冷ヘモグロビン尿症　72
発作性寒冷色素尿症　73
発熱　217,219
反応性（二次性）血小板増多症　172
反応性リンパ節腫大　216
斑状出血　107,194
汎血球減少（症）　86,87,105,106,122,219
汎発性線維性骨炎　83

ヒ
ヒアリン血栓　183
ヒストン脱アセチル化酵素阻害剤（HDACI）　111
ビタミンA　35
ビタミンB12の吸収　65
ヒトパルボウイルスB19　94
ヒドロキシウレア　158,164,174
びまん性大細胞型リンパ腫　128,138
ピロリ菌　127
皮下出血　194
非ホジキンリンパ腫　127,128,129
非血縁者間骨髄移植　38
脾腫　16,167
脾濾胞辺縁帯リンパ腫　138
微小巨核球　87,123
標的赤血球　17
表面抗原解析　145
貧血
　鑑別法　15——
　巨赤芽球性——　17
　慢性疾患に伴う——　17

フ
フィブロガミン　196
フィラデルフィア（Ph1）染色体　156
フェロカイネティクス　89,123,169
ブスルファン　158
フルダラビン　140
不死化　217
不飽和鉄結合能（UIBC）　58
父権主義　50
副甲状腺機能亢進症
　二次性——　83
副腎皮質ステロイド療法　190
腹性紫斑病　195
腹膜透析　84
分化誘導療法　109,123
分裂赤血球　83

ヘ
β2グリコプロテインI　199
β溶血性連鎖球菌　196
ヘパリン　179
ヘマンジオブラスト　3
ヘモグロビン　9
ヘモクロマトーシス　90
ヘルシンキ宣言　50
ヘルパーT細胞　11
平均赤血球容積　16
壁細胞抗体　17
扁平爪　59

ホ
ホジキン細胞　133
ホジキン病　133,134
ホジキン病病期分類
　Ann Arbor分類　134
　Cotswolds分類　134
ホルマリン固定　216
発作性夜間血色素尿症　88
保存期腎不全　84
北米骨髄バンク（NMDP）　41
本態性血小板血症　172

マ
マクログロブリン　145
マクログロブリン血症　145
マクロファージの異常活性化　222
マントル細胞リンパ腫　128,138
マントル層B細胞　145
末梢血幹細胞　47
慢性ITP　190
慢性リンパ球性白血病　145
慢性リンパ性白血病　137,138,139
慢性炎症による貧血　60
慢性活動性EBウイルス感染症　218
慢性型B細胞性白血病　137
慢性型リンパ球増多症　137
慢性骨髄性白血病（CML）　45,156
　薬物療法　36
慢性骨髄増殖性疾患　163
慢性疾患に伴う貧血　17,82
慢性赤芽球癆　93
慢性的な出血　17
慢性特発性骨髄線維症　168

ミ
ミニ移植　48,123

ム
無トランスフェリン血症　61
無形成発作　79
無効造血　65,106,123

メ
メシル酸カベキサート　179
メシル酸ナファモスタット　179
メタロプロテアーゼ　184
メチルプレドゾロン大量（パルス）療法　90
免疫寛容療法　207
免疫性溶血性貧血　71
免疫抑制療法　89

モ
網状血小板　190
網赤血球　18

ヤ
薬剤性　220
薬物療法の理念　33

ユ
輸血
　血小板——　124,125
　赤血球——　124
輸血後GVHD　124
輸血後移植片対宿主病（GVHD）　125
輸血性ヘモジデローシス　124,125
有毛細胞白血病　138
有棘赤血球　83

ヨ
幼弱リンパ球増多症　155
溶血　71
溶血性尿毒症症候群　83,183
溶血性貧血　18,71,76
　鑑別診断　76
溶血発作　79
葉酸の吸収　66

リ
リウマチ性紫斑病　195
リサーチナース　53
リストセチンコファクター活性　205,210
リストセチン惹起血小板凝集能　210
リンパ球　11
リンパ球サブセット　217
リンパ形質細胞性リンパ腫　138
リンパ節腫大　132,215
　鑑別診断　132
リンパ節生検　133
リンパ増殖症　218

ル
ループスアンチコアグラント　199
涙滴状赤血球　167

レ
レチノイド　35
レチノイン酸　35
レチノイン酸症候群　109
連合脊髄変性症　17

ロ
濾胞型リンパ腫　137,128,138,145

英文索引

13q14 139
6-mercaptopurine (6MP) 34

A

ABVD療法 134
acanthocyte 83
ACD (anemia of chronic disorders) 60,82
ACNU 35
ADAMTS (a disintegrin and metalloproteinases with thrombospondin type I motif) 184
ADAMTS13 187
ADP 184
ADP受容体 186
adriamycin 34
AIDS 11
AIHA (autoimmune hemolytic anemia) 72
ALL (acute lymphoblastic leukemia) 113
all-trans retinoic acid 35
Am 80 35
anemia of chronic disorders 17
aplastic anemia 88
aplastic crisis 94
Ara-C 33
ASO 196
ATG (antithymocyte globulin) 88,89
ATL/L (adult T-cell leukemia/lymphoma) 118
autoimmune hemolytic anaemia 139

B

β2-GPI (β2-glycoprotein I) 199
B-cell LPD 218
B-CLL (chronic lymphocytic leukemia) 139
　　Active diseaseの診断基準 140
　　診断基準 139
bcl-2遺伝子 128
BCR/ABL 156
Bernard-Soulier症候群 210
BHAC 33
BJP型 150
BMDW (bone marrow donor worldwide) 41
BMT (bone marrow transplantation) 44
busulfan 34
Bリンパ球 11
B細胞性腫瘍 138
B症状 128

C

c-myc 128
CAEBV 218
CBC (complete blood cell count) 16
CBSCT (cord blood stem cell transplantation) 44,47
Ccr 82
CD5 137
CD10 137
CD19 137
CD20 137
CD23 137
CD25 137
CD103 137
chlorambucil 35
CHOP療法 129
chronic NK lymphocytosis 142
citrovarum factor 34
CLL (chronic lymphocytic leukemia) 139,145
CML (chronic myelogenous leukemia) 156
CMPD (chronic myeloproliferative disorders) 163
Coombs陰性自己免疫性溶血性貧血 74
Coombs試験
　　間接—— 74,75
　　直接—— 74,75
cyclophosphamide (CY) 34
Cytarabine (Ara-C) 33

D

daunorubicin (DNR) 34
Diamond-Blackfan貧血 94
DIC (disseminated intravascular coagulation) 105,177
　　診断基準 178
DLI (donor lymphocyte infusion) 159
DNAタイピング 39
DNAトポイソメラーゼⅡ阻害薬 34,35
DNR 34
Donath-Landsteiner抗体 72,73
doxorubicine 34
dry tap 167
Durie & Salmon分類 150
DXR 34

E

EBV-associated T/N-cell LPD 218
EBV-AVS 222
EBウイルス 127
EBウイルス抗体価 216
ecchymosis 194
EL (erythroleukemia) 68
enocitabine (BHAC) 33
EPO 6
erythropoietin (EPO) 163
ET (essential thrombocythemia) 172
etoposide (VP-16) 35
Evans症候群 73

F

faggot細胞 108
Fanconi貧血 88
ferritin 219
FFP 185
FLA 34
fludarabine (FLA) 34
fundus paraproteinemia 146

G

G-CSF (granulocyte-colony stimulating factor) 6,47,90,124
G-CSF製剤 151
Glanzmann血小板無力症 210
GPIb 184
GPIIb/IIIa 184
graft rejection 44
GVHD (graft versus host disease) 45
GVT (graft versus tumor) 48

H

HCL (hairy cell leukemia) 141
HCV 127
hemolytic uremic syndrome 83
hemophilia 204
HHV8 127
HLA型 38,39
HLH (hemophago-cytic lymphohistiocytosis) 220
HPS (hemophagocytic syndrome) 220
HS (hereditary spherocytosis) 76
HTLV-1関連疾患 120
Hunter舌炎 16,67
HUS (hemolytic-uremic syndrome) 183
hydroxyurea 34,35
hyperviscosity syndrome 146

I

idarubicin (IDR) 34
IDR 34
IFN-α (interferon-α) 157
IgA腎症 197
IgA免疫複合体 196
IgD型 150
IL-6 174
Imatinib (STI571) 35
informed selection 50
IPI (International prognostic index) 130
IPSS 124
ITP 190

J

JMDP (Japan Marrow Donor Program) 38
JSHCT (Japanese society of hematopoietic cell transplantation) 46

L

L-asparaginase 35
LAHS 222
leukoerythroblastosis 106
leukoerythroblastosis 167
LPD 218

M

M3（APL） 108
MAHA（microangiopathic hemolytic anemia） 183
MALT随伴辺縁帯リンパ腫 138
MCNU 35
MCV 16
MDS（myelodysplastic syndrome） 60,68,87,122
melphalan 35
methotrexate（MTX） 34
MGUS（monoclonal gammopathy of undetermined significance） 152
MHC（Major Histocompatibility complex） 44
MIT 35
mitoxantrone（MIT） 35
MOPP/C-MOPP療法 134
MPD（myeloproliferative disorders） 173
MP療法 151
MRI 87,89
MTX 34
multiple myeloma 149
Mスパイク 145
M蛋白 150
M蛋白質 137

N

NAPスコア 161,163
nimustine（ACNU） 35
NK-GLPD 141
NK細胞 11
nonpalpable purpura 195
NST（non-myeloablative stem cell transplantation） 48

P

PAIgG 190
palpable purpura 195
pancytopenia 106
patenalism 50
PBSC（peripheral blood stem cell） 47
PC（platelet concentrate） 185
PDGF（platelet derived growth factor） 168
Pel-Ebstein型発熱 133
peliosis rheumatica 195
pernicious anemia 67
petechia 194
Ph1陽性型ET 173
plasma cell leukemia 149
plasmapheresis 146
PLL（prolymphocytic leukemia） 141
Plummer-Vinson症候群 16,59
PML/RARαキメラ遺伝子 108
PRCA 141
pseudo-Pelger核異常 87
pure red cell aplasia 93
PV（polycythemia vera） 163

R

ranimustine（MCNU） 35
RB遺伝子 139
REAL分類 129
Reec-Sternberg細胞 133
rhEPO 83
rhEPO抵抗性貧血 84
Richter syndrome 142
Ritaximab 35
Rose & Eldorの点数評価法 185
RT-PCR 159
Rumpel-Leede試験 196

S

schizocyte 83
Schonlein-Henoch紫斑病 195
secondary anemia 82
sIL-2R 219
Southern blot 219
starry sky像 218
STI 571 35,159
subcutaneous hematoma 194

T

T-GLPD 141
T/NK-cell LPD 218
tear drop cell 167
TF（tissue factor） 178
TGF-β（transforming growth factor-β） 168
Th1細胞 11
Th2細胞 11
TMA（thrombotic microangiopathy） 183
TPO（thrombopoietin） 7,174
TPO遺伝子異常症 172
tretinoin 35
trisomy of chromosome 12 139
TTP（thrombotic thrombocytopenic purpura） 183
Type 2N 210
Tリンパ球 11

U

UL-vWFM（unusually large vWFM） 184
USS（Upshaw-Schulman 症候群） 184

V

VAD療法 151
VCR 35
Vincaアルカロイド 35
vincristine（VCR） 35
von Willebrand因子 196
von Willebrand病 204,210,211
　Type 1 211
　Type 2A 211
　Type 2B 211
　Type 2M 211
　Type 2N 211
　Type 3 211
VP-16 35
VWD type 2N 205
vWF（von Willebrand factor） 196,205,210
vWF-cleaving protease 183
vWF-Cpase 183
vWFM 184
VWFインヒビター 212
vWFマルチマー 184
VWF抗原 210
vWF抗原量 205
vWF切断酵素 183

W

WHO分類 129
WMDA（World Marrow Donor Association） 41

<ruby>血液疾患<rt>けつえきしっかん</rt></ruby>を<ruby>探<rt>さぐ</rt></ruby>る シミュレーション内科	ISBN4-8159-1650-0 C3347

平成14年11月25日　初版発行　　　　　＜検印省略＞

編 著 者	———	別　所　正　美
		金　倉　　　譲
発 行 者	———	永　井　忠　雄
印 刷 所	———	株式会社 太　洋　社
発 行 所	———	株式会社 永　井　書　店

〒553-0003　大阪市福島区福島8丁目21番15号
電話(06)6452-1881(代表)/Fax(06)6452-1882

東京店
〒101-0062　東京都千代田区神田駿河台2-4
明治書房ビル
電話(03)3291-9717/Fax(03)3291-9710

Printed in Japan　　　　　©BESSHO Masami & KANAKURA Yuzuru, 2002

- 本書の複製権・翻訳権・上映権・譲渡権・公衆送信権（送信可能化権を含む）は株式会社永井書店が保有します．
- [JCLS] ＜(株)日本著作出版権管理システム委託出版物＞
  本書の無断複写は著作権法上での例外を除き禁じられています．複写される場合には，その都度事前に(株)日本著作出版権管理システム(電話 03-3817-5670, FAX 03-3815-8199)の許諾を得て下さい．